健康与新知
Healthy and New Knowledge Series
系列

UNREAD

抗癌大突破

The

Breakthrough

Immunotherapy and the
Race to Cure Cancer

[美] 查尔斯·格雷伯 著　刘五月 译

Charles Graeber

天津出版传媒集团
天津科学技术出版社

著作权合同登记号：图字 02-2022-276

图书在版编目（CIP）数据

抗癌大突破 / (美) 查尔斯·格雷伯著；刘五月译
. -- 天津：天津科学技术出版社，2023.1
书名原文：THE BREAKTHROUGH
ISBN 978-7-5742-0712-7

Ⅰ.①抗… Ⅱ.①查… ②刘… Ⅲ.①肿瘤免疫疗法
－普及读物 Ⅳ.①R730.51-49

中国版本图书馆CIP数据核字(2022)第234613号

抗癌大突破
KANG AI DA TUPO
选题策划：联合天际·社科人文工作室
责任编辑：马妍吉
特约编辑：姜　文

出　　版：天津出版传媒集团
　　　　　天津科学技术出版社
地　　址：天津市西康路35号
邮　　编：300051
电　　话：（022）23332695
网　　址：www.tjkjcbs.com.cn
发　　行：未读（天津）文化传媒有限公司
印　　刷：三河市冀华印务有限公司

开本 787 × 1000　　1/16　　印张14.75　　字数207 000
2023年1月第1版第1次印刷
定价：78.00元

关注未读好书

客服咨询

献给戴安·沃特伯里·格雷伯
我的母亲和癌症的幸存者

目录

前言

那时我就认为，现在也仍然相信，人体内肯定存在内置的免疫机制，作为对癌症的天然防御。

——路易斯·托马斯，1982 年

癌症是活着的。原本它们也是正常的细胞，但经过了变异和改变，后来继续在人体内不断变化着。

不幸的是，癌症治疗药物并不会变异或变化。

药物或许能短期杀灭癌细胞或阻断其功能，但幸存下来的癌细胞还是会继续变异，只需一个细胞就足够。药物与癌细胞共舞，癌细胞却逃之夭夭。

因此，这类药物在真正治愈癌症上，根本毫无胜算。

但我们的身体中本就存在杀手、哨兵和战士。它们所构建的细胞网络充满活力，远比癌细胞敏捷。这就是我们的免疫系统，自生命存在以来就一直活跃的防御机制。

这个系统有变异和适应能力，能一步步跟随不停变化的疾病不断学习、记忆和匹配。

它是我们治愈癌症最好的工具。

而我们也终于发现了释放其能力的方法。

这就是突破。

简介

优秀的医生治疗疾病，伟大的医生治疗患者。

——威廉·奥斯勒爵士，1849—1919 年

直到如今，治疗癌症都只有 3 个主要方法。其中，手术已至少有 3 000 年的历史。1896 年，放射治疗加入。[1]1946 年，科学家因化学战研究而发现了芥子毒气衍生物能够消灭癌细胞。这些有毒物质就是化疗的基础。

目前，预计"切、烧、毒"的技术可以治疗半数的癌症患者。这已经非常了不起了，堪称真正的医学成就，但这也让另一半癌症患者陷入绝望。2017 年，仅美国就有 60 万人死于癌症。

这场斗争从来都不公平。我们让简单的药物与人体极富创造力、不断变异的细胞相抗衡，想让它们消灭癌细胞，同时保留正常细胞，但却让患者病情加重。而且，这种打法已旷日持久。

如今，我们有了一种与以往不同的全新方式。这种方式不直接针对癌症，而是直接作用于免疫系统。我们的免疫系统经历了 5 亿年的进化，形成了专属的高效天然疾病防御机制。这个复杂的生物机制只有一个看似简单的使命：找到并摧毁不应该出现在人体内的东西。免疫细胞一直在巡逻，数亿免疫细胞在人体内循环，流经各个器官，寻找并摧毁致病入侵细胞以及被感染、变异或丧失功能的细胞，如癌细胞。

那么问题来了：免疫系统为什么还不对癌细胞发起进攻呢？

答案是，其实免疫系统早已展开了斗争，或者说试图发起进攻。但癌细胞巧妙地躲过了免疫系统，关闭了人体的防御机制，避免交战。不改变规则的话，我们根本毫无胜算。

癌症免疫疗法是一种识破癌细胞的把戏、暴露癌细胞、释放免疫系统、重新发起进攻的治疗法。它与我们之前应对癌症的方式有着本质上的区别。癌症免疫疗法根本不对癌细胞采取行动——至少不直接作用于癌细胞——而是释放人体本身免疫系统的杀手细胞，让它们去做该做的事。

癌症就是我们自己，是出了错但能够生存的自体细胞。人体细胞经常失控，如染色体被太阳光子或毒素击落，因病毒、基因、年龄而变异，甚至还有纯粹的随机变异。这些变异大部分都会导致细胞死亡，但其中有一部分细胞能够幸存并继续分裂。

免疫系统有99.999 9%的概率成功识别这些变异细胞并将其消灭。问题就出在那0.000 1%的恶棍细胞上，就是免疫系统没有识别并消灭的入侵者，它们最终可能会杀死我们。[2]

癌症跟别的疾病不一样，不会像感冒或其他疾病那样表现得那么明显，甚至像手上扎了刺的感觉都没有。癌症似乎并不会触发人体内的警报装置，不会激发免疫反应，也不会出现任何免疫对抗的症状：发烧、发炎、淋巴肿大，甚至都不会流点儿鼻涕。癌症的确诊总是很突然，这位不速之客一直在人体内长大、扩散，有时长达数年。通常被发现时，已经太迟。

对很多癌症研究者而言，这种免疫反应的明显缺失意味着"*帮助免疫系统应对癌症*"的目标毫无意义，因为根本无从下手。癌细胞与自体细胞太过相似而无法被识别为"异己"。"癌症免疫治疗"这个概念似乎从根本上就有瑕疵。

但纵观历史，医生记录下了少数癌症自愈的病例。在前科学时代，这种"自发缓解"被认为是魔法或奇迹。但事实上，这是被唤醒的免疫系统的杰作。一百多年来，研究人员不断尝试又不断失败，想通过药物复制这种奇迹，通过疫苗或刺激触发对癌细胞的免疫反应，就像之前应对其他毁灭性疾病一样，例如脊髓灰质炎、天花、流感。尽管过程中曾有过一闪而过的希望，但仍没有可靠的治疗方案出现。直到2000年，癌症免疫治疗专家已在小鼠身上治愈癌症数百次，却无法稳定地将这一成果转移到人类身上。大部分科学家认为这根本不可能实现。

直到最近才发生了翻天覆地的变化。即使在医生看来，这一变化也是近在眼前了才被注意到。当代最优秀的癌症领域作家悉达多·穆克吉在其荣获普利策奖的癌症传记杰作《众病之王》（*The Emperor of All Maladies*）中甚至都没有提及癌症免疫疗法。这本书于2010年出版，短短5个月之后，首批新一代癌症免疫治疗药物便获美国食品药品监督管理局批准。

首批癌症免疫治疗药物被称为"检查点抑制剂"。该药物源于对癌细胞特殊手段——"检查点"——的突破性发现。癌细胞将"检查点"用作秘密握手，告诉免疫系统不要发起攻击。这种全新药物的作用就是抑制检查点，阻断癌细胞的秘密握手。该药物发现者也因此荣获诺贝尔医学奖。

2015年12月，美国前总统吉米·卡特在治疗中使用了第二批检查点抑制剂 [3]，来释放其免疫系统应有的功能。他患有侵袭性癌症，已经扩散至全身。原本毫无生存的希望，但最终，他体内的免疫细胞清理了肝脏和大脑中的癌细胞。这位91岁的老总统奇迹般康复 [4] 的消息震惊了所有人，包括他自己。"吉米·卡特新药"是很多人第一次，也是唯一一次听说癌症免疫治疗。

但真正的突破并非某种治疗或药物，而是拓展人类对自身和癌症理解的一系列科学发现。正是这一系列的科学发现重新定义了治疗的可能性，改变了癌症患者的选择和治疗结果，打开了通往肥沃富饶、无人涉足的医学和科学探索新疆域的大门。

这些新发现为那些与传统"切、烧、毒"概念相左的治疗方式，那些针对病患而非疾病本身的治疗方式提供了合理依据。在整个与癌症的斗争史中，我们第一次认清了对手的真面目，癌症如何在这场战争中瞒天过海，我们又如何才能最终赢得胜利。有些人将其称为我们这个时代的登月计划。甚至最为谨慎的肿瘤学家也开始用那个"c"开头的词：cure（治愈）。

过度宣传可能是危险的，因为虚假的希望更加残酷。人们总是很自然地对全新的科学发现寄予太多希望，尤其是有望扭转疾病局面的科学发现，而这种疾病从某种程度上影响到了每个人的生活。不过，新发现并非夸大其词的理论或传说中的奇迹疗法，而是有充分可靠数据支撑的医学发现。癌症免疫疗法已从梦想变为一门科学。

目前只有少数几种免疫疗法可供选择。不到半数的癌症患者对药物有反应，许多人确实反应明显，效果也极为深远，缓解症状不再以多活几周或几个月来衡量，而是一生。如此变革性的、持久的反应是癌症免疫疗法独有的前景，也是对病患别具吸引力的部分原因。但也要注意，这并不代表每位患者都能保证有一样的结果。在扩大积极反应者数量和寻找"解药"方面，我们还有很多工作要做。不过，大门已经打开，一切都刚刚开始。

我采访过的几位免疫治疗师将首批癌症免疫治疗药物的发现与青霉素的发现进行了比较。[5]作为药物，青霉素可立即降低感染率，治愈细菌性疾病，挽救数百万人的生命。作为科学突破，它为数代药物研究人员重新定义了可能性的边界，开辟了一片全新的肥沃疆域。距离这种结构单一的药物被首次发现近一百年后，抗生素已经成为具有全球影响力的药物，其影响之深远甚至让我们觉得它的存在理所应当。困扰和毒害人类长达数千年的无形罪犯，如今在得来速（drive-through）药房买买药就能被轻松制服。

对癌症欺骗和躲避免疫系统的发现就是免疫疗法的"青霉素时刻"。首个检查点抑制药物全面稳定地改变了癌症患者的治疗效果，该药物的获批也重新定义了科学探索的方向。研究、投资和药物研发的"淘金热"就此开启。在首个也是唯一的检查点抑制剂获批7年后，据悉已有940种"全新"癌症免疫治疗药物在覆盖50多万癌症患者的3 042项临床试验中接受检测，另有1 064种新药在实验室中进行临床前测试。与免疫疗法组合协同效果的试验数量相比，上面的数字简直相形见绌。该领域研发迅猛，数家制药商有好几代药物在同时等待临床试验，就像在拉瓜迪亚等待起飞的飞机一样大排长龙。这些药物急需监管局开放新的"快速通道"，将其认证为"突破性"药物，加快其审批流程，及时提供给那些根本没时间继续等待的癌症患者。癌症研究通常每隔50年才能看到重大进展，而癌症免疫疗法似乎在一夜之间便实现了代际飞跃。在描述接下来的进展时，许多科学家都会微笑着使用"海啸"和"大潮"这样的词语。在现代医学史和人类癌症研究史中，这样的发展速度前所未见。我们有机会从根本上重新定义我们与癌症的关系，而太久以来，主控权都掌握在癌症手中。

"这是人类癌症历史上的里程碑"——诺贝尔奖委员会在将2018年诺贝尔医学奖授予詹姆斯·P.艾利森博士和本庶佑博士的决议中写道。这两位免疫学家发现了癌症逃脱免疫系统的手段，这一突破性的科学发现"革新了癌症治疗，从根本上改变了人类应对癌症的角度"。

这本书以他们的故事和众多协助他们实现突破的人为基础。对于这些突破，我们还在认知其潜力的初始阶段。以免疫学为基础应对癌症的革新式疗法，以及其中所蕴含的洞见，也衍生出了对其他疾病的免疫治疗法，包括糖尿病、狼疮等。本书中所描述的人体内强大的自然防御机制与免疫疗法一样被迅速转化为武器，使人类免疫系统得以对抗SARS CoV-2病毒，并向COVID-19发起反击。

这是关于天才、怀疑论者和真正信徒的故事，还有穷其一生坚持治疗的病患，以及更多献出宝贵生命的病患，他们帮助完善和验证了这一充满希望的新科学。透过那些亲身经历过这一切、使这一切成为可能的人之口，我们共同踏上通向突破的旅程，了解人类如今身处何处、一路如何走来，以及对前路的匆匆一瞥。

1

101006JDS号患者

科学理论最初都源于某种想象。换句话说，它们最初都只是故事而已，而科学论证中的批判和修正过程，则是为了探究这些故事是否与现实相符。

——彼得·梅达瓦，《冥王星的共和国》

杰夫·施瓦茨的故事要从2011年讲起。那年，研究人员发现了癌症欺骗人体免疫细胞的秘密握手。依此制定的新治疗方案阻断了秘密握手，并释放了人体血液中的免疫能力。当时这些药品已应用于临床试验中，但并非所有人都知道它们的存在。

很多肿瘤科医生并不知道这项可能挽救病患生命的医学新发现，另外一些医生则拒绝相信此类突破可以实现，这也就意味着他们的患者连选择这项治疗方案的机会都没有。这样的事情现在仍时有发生，也正因为这样，杰夫·施瓦茨才愿意把自己的故事分享给大家。

杰夫·施瓦茨知道自己的情况算是不幸中的万幸。他的父亲于20世纪90年代死于肺癌，离世之前经历了残酷程度不断升级的治疗，也就是常见的"切、毒、烧"三板斧，即手术、化疗和放疗。2011年春天即将到来的时候，杰夫也被诊断出患有癌症——第4期肾癌。

所以，杰夫认为自己是幸运的，甚至可以说是受到上天眷顾的，或者他不想把这件事说得特别玄幻。总之，他能活下来，并不是因为有某种影响力，或是什么特殊知识之类的。跟成千上万在同一时期已经死于同一种癌症的病患不同的是，杰夫碰巧住在加利福尼亚州，又碰巧在正确的时间走进了正确的那扇门。这也彻底改变了杰夫看待生命和生活的方式。现在，他希望自己的故事能够为人所知，让更多的人不再单凭运气活下去。

我和杰夫在曼哈顿市中心的一家酒店碰面，他的房间在43楼。杰夫看起来有点像机车手版本的比利·乔尔，具体说来是戒了酒，并且和克里斯蒂·布林克利离婚后的那个比利·乔尔。他穿着牛仔裤和蓝色衬衫，衣服遮住了撑起脊柱的钛合金支撑架的坚硬边缘。这是肿瘤侵蚀了他的脊柱之后，外科医生植入的，像金刚狼那样。他跟我聊了支撑架的事，还给我看了刀口。这些都是事实，是他故事的一部分，仅此而已。

杰夫·施瓦茨在皇后区洛克威长大，毕业于公立学校，一边开出租车一边拿到了会计与经济学学位。他的第一份工作是在雷曼兄弟的抵押贷款部门，接着又跳槽到了由几个哈佛工商管理硕士共同经营的日本银行。他觉得这两份工作都不是很合适。杰夫是个音乐人，吉他弹得"挺棒"——这是他的原话。音乐人是他的"秘密身份"，是那种别人在派对上问"你是做什么的"的时候，可以说的另外一个身份："我是会计，但其实我是_____。"除此之外，他还可以聊起他看过的一百多场感恩而死乐队演唱会中的任意一场，或者说起他在成人礼上拿到了欧曼兄弟演唱会的门票，再或是展示他左脚踝上的一圈类似音乐曼陀罗的文身，那是约翰·克特兰《至高无上的爱》前两小节的乐谱。无数个夜晚，杰夫从关闭的交易大厅赶往曼哈顿东村，在朋克地下城和浑水俱乐部酒吧去给传声头像乐队、金发美女乐队、理查德·赫尔和沃伊多伊兹乐队做混音。他尤其骄傲的是参与了《茫然一代》的录制。他说他可能并不酷，但重点是他在现场。

因为棒球，他热爱的音乐成了他的事业。他帮助过一个人，这个人为了表示感谢就送了两张昂贵的球票给他。杰夫一直都是洋基队的死忠粉，但他拿到的票却是大都会队的。球票的位子超级好，但可惜不是他爱的球队。于是，杰夫就把票转送给了朋友，这个朋友又叫上了另一位朋友去观赛。长话短说，这位朋友的朋友给了杰夫一份新工作，在他的公司任一个初级职位，而这家公司专为音乐圈客户提供金融服务。于是杰夫成了那个帮助青年才俊实现梦想的年轻人。他的第一位客户是个叫琼·杰特的新晋女艺人。杰夫在那家公司做得还不错，度过了几年令人激动的时光。最终，他自立门户，搬到了马里布[1]。他的妻子是唱片公司的高管，他们有一个孩子，还有一辆雷克萨斯。他独具一双识英的慧眼，从客户那里抽5%的佣金[2]，如果客户一炮而红，比如Ke$ha、鲁米尼尔乐队、梦龙乐队，杰夫就能赚不少。但这份工作真正的甜头是他能轻松出入一些场合——顺道去看音乐人的现场表演是对他精心制作财务报表和反复确认数据最炫酷的嘉奖。

杰夫欣赏这些音乐人，热爱他们的音乐，但他看问题更加务实。音乐是一种职业，但很多音乐人意识到这点的时候往往为时已晚。"大部分艺人都是昙花一现。他们在宿舍里嗑药，突然想出来一首歌，碰巧还很不错，但就没有然后了，"杰夫说道，"我总是跟我的艺人说，如果你不想认真对待这件事的话，那就是在浪费所有人的时间。去当你的摇滚明星，没问题，但这也是供你买房的工作、是你退休金的来源，很可能在这个过程中你会认识自己的妻子或丈夫。这不是一种生活方式，这是生活本身。"在杰夫看来，你希望自己写出什么歌？就算不是《昨日》（*Yesterday*），也得是《老橡树上的黄丝带》（*Tie a Yellow Ribbon 'round the Old Oak Tree*）。这两首歌除了都在抒发怀念之情以外，还有个更重要的共同点，就是它们作为背景音乐就赚足了十亿美元。[3]

杰夫帮音乐人处理合约、特许权使用费等事宜。不论是制成唱片，还是在苹果数媒播放器、潘多拉、声田等流媒体上的播放都会产生版权费。音乐界在21世纪初飞速变化，必须得盯紧每一个流媒体。音乐的数字化程度越高，就越趋于免费，也就更可能成为国际巡演收益的宣传。将音乐人送上巡演的旅途就像在为辛苦建造多年的全新商船命名。或成或败，不论如何，杰夫都想见证这趟旅途。

所以2011年2月，他就来到了俄勒冈州的波特兰。他一边看着巡演工作人员为Ke$ha新巡演的第一晚做准备，一边琢磨是不是把自己逼得太紧。2011年的"Get $leazy"巡演——作为Ke$ha的商标，巡演名称中的"S"也用美元符号代替，走遍美洲、欧洲、澳大利亚和日本。年轻的Ke$ha还在俱乐部演出时杰夫就开始带她了，后来蕾哈娜签下她为其全球巡演开场，Ke$ha一炮而红。现在23岁的她已经做好"离港"的准备，在时代精神的浪潮中乘风破浪，而杰夫则在甲板上为她的财务掌舵。

杰夫其实没必要一定在现场，但他的出现是对艺人们的提醒。杰夫是在照看他们共同的投资，这笔投资就是艺人本身。艺人们也应该有同样的觉悟。不管身体状况如何，他真的没办法不参加巡演首场。但这次真的很不巧，因为杰夫感觉糟透了。

他最近总是不太舒服，有点虚弱，比平常起床时的身体僵硬更严重——是那种全身疼痛，而且会持续一整天。这些都跟他已经50岁了有关系，他自己心里很清楚，毕竟头发已经花白，头顶发量稀疏。他也已经习惯了，剪短了头发，留着白色山羊胡做搭配。熬夜和不适是换取摇滚灵魂所付出的代价，就像深夜得来速快餐和不锻炼换来的必然是体重飙升一样。不过至少还有一点值得高兴，疼痛和恶心的双重作用下，他的体重在下降。虽然身体疼痛，但他看起来还挺精神。体重降到180磅（约82千克）时，他很高兴地在酒店镜子里看到了自己年轻时的体形。不过，随着体重持续下降，他又有了新感受，一种他无法名状的恐惧。

Ke$ha身着镶有水钻的紧身连衣裤，戴着激光防护太阳镜，躲进聚光灯里。杰夫感觉很冷，身体侧面、腹部或背部感觉到疼痛，痛感来自身体中间的某个地方。当Ke$ha穿着星光熠熠的装束和渔网袜返场献上她的主打歌时，他的感觉也并没有好转。杰夫找了个座位，欣赏替补舞者和乐队，还有那些职业音乐人的表演，他们的服装只能说是"疯狂的麦克斯和史前鸟类"的结合。将近午夜时分，一名观众被用胶带绑在椅子上，Ke$ha在他身上表演了一段大腿舞，伴舞则在他们身边跳着编排好的舞步。

杰夫看了看手表。"安可"声轰轰烈烈。"谢谢你们，俄勒冈州波特兰，晚安。"杰夫想，也许只是需要去躺一下，但痛感跟之前相比已经不是同一个级别的了。对，疼痛并没有消失。Ke$ha的巴士已前往巡演的下一站。杰夫留在后面，安安静静地独自开车去了医院。

医生给他做了检查，检验科医生给他抽了血，看完结果后把他叫回医院并请他坐下。他记得医生告诉他，现在最大的问题就是血红蛋白数低得惊人。这种情况下，他的血液无法将氧气输送到肌肉或大脑。这大概就是他感到精疲力竭的原因。但是什么导致了血红蛋白数如此之低呢？可能是癌症。

带着疑似癌症的诊断，杰夫来到洛杉矶威尔希尔大道的安吉利斯诊所，做了断层扫描还有一轮常规检查。在总统日那周的周末，杰夫被告知患有肾癌，第4期。虽然对期数没什么概念，但他也没听说过有5期。

还有一件事他也不知道——在受到打击的时候可能也不关心——他是当年大约6 300个被诊断出肾癌的美国人之一，而其中只有非常小比例的病患诊断与杰夫一样——这是一种罕见癌症。用癌症专家的话来说，这是一种特别"有意思"的癌症，极具侵略性，被称为肉瘤样肾细胞癌。

"医生们都会跟你说，确诊之后不要上网去搜索相关信息，"杰夫说，相信网上的信息，用它们来预测自己的命运，一点儿好处都没有，"当然，你肯定还是会这么干。"

他走到车前拿出手机开始搜索。数据乍看还可以，5年存活率，就是癌症的一般生存概率，接近74%。"算是及格了，半数以上呢。"杰夫还记得自己当时这么想过。

但接着读下去，他发现数据还取决于其他因素，其中最重要的就是发现得早晚问题。

肾脏是两个拳头大小的过滤器官，位于下背部脊柱两侧，差不多就是初中毕业舞会跳慢舞搂住舞伴的腰时手的位置。这是个结构精妙的过滤器，由数百万个微小的胶囊状肾小球组成，将身体所需的物质和必须代谢掉的废物分离开来。但就像拆迁工人清除废弃建筑物中的石棉一样，这些肾小球深度浸泡在身体摄入的浓缩毒素之中。正因如此，它们更有可能发生基因突变，就像暴露在外的皮肤会吸收更多紫外线辐射，并因此而更容易产生导致黑色素瘤的突变。

杰夫最初看到的存活率是在癌症初期就发现的前提下，也就是肿瘤仅出现在肾脏中没有扩散，而且直径不超过7厘米。

美国人不喜欢公制度量，因此更倾向于换算成坚果和水果，有时还会用鸡蛋和蔬菜来描述肿瘤大小。对于5厘米的第1期癌症，美国癌症协会使用青柠作为尺寸参照；第2期是柠檬或小橙子大小的单一肿块，仍然仅生长在肾脏内；第3期意味着肿瘤已开始在肾脏内扩散——虽然肿瘤发展并扩散，不论是花生、核桃或橙子大小，还仍然仅限于肾脏范围内，因此尤其是手术和放疗等传统治疗方式可以迅速定位。

由于我们大多数人都有两个肾脏，仅依靠一侧功能正常的肾脏就能存活，因此切除一个完整的肾脏是常见的治疗方式。这种治疗方式也称为根治性手术。但杰夫的诊断是第4期，癌细胞已通过血液扩散到其他地方，有可能已经遍及全身。

无论这些突变肾细胞转移到哪儿——可能充斥肺部，或进入并统治肝脏——它们也还是会被称为"肾癌"。（这个命名系统跟用水果描述肿瘤尺寸一样有些过时。2017年，这种命名方式也因癌症免疫疗法而发生改变，这本身也是一项突破。）所以当突变肾细胞开始在杰夫的脊柱上安家落户时，他的诊断仍然是第4期"肾癌"。在他翻盖手机的小屏幕上，第4期肾癌看起来非常可怕。5年生存率仅有令人心惊的5.2%，而且这个数字从20世纪70年代以来就没变过。肾癌治疗的最新科学进展是在30年前。想从这些信息里看到点儿希望几乎不可能。所以，杰夫只能合上手机，坐在车里，等冷静下来再开车离开。

杰夫知道这个诊断来得不是时候。杰夫很忙，不过这种事不管是谁都是没时间应付的。在经历了普遍会有的反应之后，他也意识到了这一点。不过说实在的，他是真的很忙。他的生意蒸蒸日上，艺人们需要他，而且他还有两个孩子——一个3岁，另一个只有1岁。他不会因病停工，也不会搞多大的阵仗。他只告知了那些真正需要知道、需要做出职业决定的客户。他也跟Ke$ha说了自己生病的事，但没说有多严重。"应该没什么问题。"最重要的是，他决定向前看。

接下来，杰夫转诊进入更大的附属医院治疗。这就像是回到了母舰，由那里的肾病专家为他治疗。也可能是杰夫自己的情绪问题，但他觉得这里的医生"都是混蛋"。

我们暂且称他为K医生。他看了杰夫的病历报告，第4期肾癌几乎等于死刑，尤其是这种罕见的侵袭性癌症，但总还是有机会。K医生开始让杰夫服用一种叫作索坦的药物。如药物说明所述，索坦让杰夫出现了极度恶心、食欲不振和每天干呕的常见症状。

与此同时，他的扫描结果也出来了。他右肾中的癌症正向脊柱蔓延，肿瘤像孩子抢棒球棍一样争先恐后。他们安排了手术以查看具体状况，当外科医生切开杰夫的身体后，发现肿瘤已经侵蚀进入了骨骼。多个拳头大小的致密组织撕裂了他的脊椎和神经系统，危险的触手伸进了他的脊髓神经网中。脊柱结构本就脆弱，再加上癌症的发展，要不了多久，要么肿瘤吞没并侵占脊神经，要么就是日益脆弱的脊椎不堪负荷他的体重，最终让他像世贸中心大楼那样彻底坍塌。再或者，两种情况同时发生。

癌症发展速度很快，无论哪种情况，最好的结果都是四肢瘫痪。医生需要立即稳定脊椎结构。癌症深不可测、无法治愈、精密复杂，但稳定脊椎是外科医生可以用刀完成的、看得见摸得着的体力劳动。医生需切除杰夫的多处脊椎骨，旋入钛棒取而代之，这会让杰夫像弗兰肯斯坦那样含胸驼背。由于神经将暴露在外，他还将不得不忍受如同底噪般一刻不停的疼痛。这些神经受到坍塌椎骨的压迫，将永久地固定在植入的钛棒结构上，就像吉他弦固定在指板上那样。但这样做，他至少不会瘫痪，这就是代价。1个月后，杰夫再次接受手术，终于取出了患病的肾脏。

手术难度和痛感几乎都已经到达人类极限。"我从未停止工作，"杰夫说，"我试图向所有人隐瞒。"他仍然每天早上起床，然后淋浴，刮胡子，穿好衣服，系紧腰带防止裤子从皮包骨头的腰上滑落，然后坐进他的雷克萨斯，像往常一样向高速公路驶去——去上班。

"但我从来没去过办公室"，他会开到马里布以南的某个地方，到路边麦当劳得来速点个鸡蛋麦松饼，在开回大路之前就强行把它吞下。之后，他就在太平洋高速公路上这么来回开，在车里接电话。"每隔一段时间，我就会靠边停车，把手机调成静音，头伸出窗外呕吐，然后接着打电话。"他说。麦当劳的麦芬帮了大忙，它们很柔软，比干呕要好得多。

他有两个医生：K医生是肾脏专家，另一位是外科医生Z。K医生给杰夫开索坦，几周后再由外科医生随访。两位医生都看过相同的扫描结果，但说法却不同。"外科医生让我别再想做化疗的事了，"杰夫说，"他认为我应该放弃战胜病魔的想法，试着享受所剩无几的时间，不用受副作用的折磨。"这等于是让患者放弃K医生的治疗方案，因此K医生对这位外科大夫很不满。

杰夫认为，并不是K医生不赞同外科医生的预后，他也认为杰夫没救了。但是杰夫每做一次化疗，医生都有钱赚，因此只要杰夫还活着能做化疗，K医生就想让这种收费治疗继续下去。

到了9月份，K医生终于给了杰夫最终预后。"他告诉我还剩6个月的时间，最多。"杰夫说。现在看起来，给他这么长时间还挺令人惊讶的。杰夫的体重当时已经下降到约67千克，肿瘤占的比重还越来越大。

"那家伙告诉我去处理好自己的财务，"杰夫说，"他真的是个烂人，毫不在乎患者的感受，一点儿同情心都没有。"杰夫对这种行为的解读是："对他们，我已经没有利用价值了，所以他们也放弃了。"

杰夫认为这是因为医生已经没有收费项目可开了，他就是这么想的。出于经理人和会计师的职业习惯，他这么想或许也无可厚非，但事实并非如此。医生也只是人，虽然他们中的一些佼佼者能够在各个方面都非常出色，有些也能在某几个方面很擅长，不过既可以作为患者身体的专家医生，又能同时扮演哲学家和牧师的角色引导病患面对死亡，这样的医生就不好找了。这种想法也来自身患绝症的人面对死亡这位暴君时的绝望和愤怒。一群穿着白大褂的人看起来正像是这位暴君的代言人。不管怎么看这件事都很艰难，坏消息对任何人来说都还是坏消息。

无论哪种方式，对那些大规模破坏杰夫身体的东西，医生们的认知远远超出了杰夫的理解范围。医生已经无能为力，别无选择，只能放弃。杰夫也只能听从专家指导放弃治疗，这是唯一合乎逻辑的做法。[4]

安吉利斯诊所给杰夫转诊的医生彼得·博斯伯格还有别的主意。他知道有一项临床研究正在进行中，或许可以帮助杰夫参加这个项目。"或许"在那个时候听起来就已经非常好了。被测试的药物并不直接攻击肿瘤，而是针对肿瘤关闭自然免疫反应的能力发起进攻。这种药物被称为检查点抑制剂。该药物的研究人员认为在针对具有高度突变的癌症时，这种药物能够最高效地产生强效免疫反应。这些高度突变的癌症就包括肾癌，也就是杰夫所患的癌症。

~

关于研究参数的所有决定权都在肿瘤免疫学家、医学博士丹尼尔·陈手中。他也是研发该药物的公司——基因泰克——癌症免疫治疗研发团队的负责人。有潜在资格参与研究的患者会被以匿名申请的方式交给他，每位申请者都被简化为字母和数字组成的代号，并附带他们的病史。杰夫·施瓦茨现在是101006JDS号申请病患。

最初，该研究的目的是确定该药物对实体肿瘤的有效性，后来作用对象扩展到包括黑色素瘤、膀胱癌、肾癌等类型。杰夫有资格参与研究吗？单看申请资料，答案并不明显。

如果陈博士不想让病患参加研究，就肯定可以找到理由排除101006JDS号患者，但这并不是正确的决定。病患是否获得加入资格是根据癌症类型判断的，其中并没有专门提到101006JDS号患者所患的这种罕见肾癌类型——但它毕竟也是肾癌。陈博士有强烈的预感，101006JDS的罕见癌症与他们相信会对候选癌症免疫疗法——一种全新的检查点抑制剂——反应良好的癌症之间有很多相似点。坏消息是，这种罕见的侵袭性癌症现已植根于骨骼深处，免疫系统很难渗透其中。但这位患者符合条件，陈博士也觉得他可能会从实验药物中受益。如果药物已经获批并随时可用，陈博士肯定会立即安排他接受治疗并希望有所帮助，更何况其他治疗都已经没有用了。但在2011年，这种免疫疗法还不是肿瘤专家的常规选择，癌症患者获得这种药物的唯一途径是实验性临床试验。

这让101006JDS号患者成了道难题，陈博士知道第4期肾癌通常的预后走向。作为医生和一个富有同情心的人，他想说，如果101006JDS所患病种符合条件就可以加入。但作为大规模阶段性研究的科学家和部门负责人，这就是个难题。根据申请书上的信息，101006JDS号患者的健康状况太差，不适合接受对身体要求非常严苛的临床试验，他的加入很可能会威胁到整个试验进程。对于这道难题，没有任何算法、图表或PPT能帮他做决定，陈博士只能靠自己的头脑和直觉权衡和取舍。

~

关于这件事，杰夫不知道如何把握机遇，不知道应该抱多大希望，也不知道如何面对下一阶段的人生。一方面，他并不一定能加入这个免疫治疗实验性药物的临床试验，应该做好心理准备才是。但另一方面，如果他绝处逢生，绿灯通行，就必须得当场接受。这就意味着他不能再接受其他治疗——终止化疗，默默等待。化疗让他感觉生不如死，也没能阻止肿瘤继续发展，但却是唯一可用的治疗。没人知道如果不再积极主动"毒害"肿瘤，它们会以多快的速度发展。恶化速度放缓，让杰夫能与家人再多几天或者几周的时光，这很可能都是化疗的功劳。放弃这种可能性，他换来的是微乎其微的机会——*可能开始新的、实验性的、可能有效可能无效的治疗*——这笔交易风险极高，像是为了不吸入毒气而屏住呼吸。

~

好多年后，丹尼尔·陈博士还记得关于101006JDS号病患的一切——作为潜在研究对象的档案、对治疗的应答情况，甚至病号编码，他都记得清清楚楚。作为测试自己首个免疫治疗药物的科学家，陈博士肯定没那么容易就忘了第一个应答者。用陈博士的话来说，101006JDS最后被证明是一个"非常、非常特别的案例"。让他尤为特别的是，即便现在已经知道结局，但从采集数据的角度来看，还是不应该允许101006JDS号病患加入任何一项医学研究。

"最初，也就是我只看过他档案的时候，我的第一反应是：'你在开玩笑吗？为什么要把这样的患者档案发给我？'"陈博士在做的研究正处于第一阶段，即首次人体试验，他的团队已经火烧屁股，必须快马加鞭完成任务。他们在免疫治疗研究中起步算晚的。虽然基因泰克里的癌症免疫学家并不少，但他们就像秘密间谍一样，直到公司相信规模更大的制药公司能够改变其研究方向，才允许这些免疫学家进入这个未经证实的药物研究领域。已经比别人晚了好多年的他们得从零开始开展全新的药品研发项目。

　　在加入基因泰克之前，陈博士一边在斯坦福大学的实验室中研究癌症免疫疗法，一边与斯坦福大学癌症中心的患者们在一起。那些早期治疗方案并没能有效对抗癌症。尽管经历了各种疫苗的失败和给患者注射白细胞介素-2和干扰素等强免疫刺激剂带来参差不齐、有时甚至是令人困扰的效果，研究人员还是看到了一线希望。对陈博士和其他癌症免疫学研究者而言，这一线希望来自虽然罕见但却真实的阳性应答者，还有来自世界各地屈指可数的实验室报告。大多数肿瘤学家，甚至大多数科学家都认为癌症免疫学是个死胡同，充斥着庸医和把希望错当成优质科学的盲目信徒。但陈博士，还有少数仍致力于免疫治疗研究的人相信，这些阳性应答绝非被误读的轶事。*这项药物研究或许能够证明。

　　101006JDS号患者会对研究有所帮助吗？陈博士不那么肯定。"他的病灶数量很多，位置也很不好，其中就包括了骨骼，这让癌症免疫疗法更难起效。"陈博士回忆道。雪上加霜的是，他的"体能状态"糟糕透顶。

　　*体能状态*的意思是："你的一天一般怎么过？能不能起床？还是因为整天吐而吃不下东西，所以起不来床？"陈博士和其他肿瘤学家使用体能状态来预测患者的病情，在临床试验和传统癌症治疗中都是这样。相当于确认"你好吗"，只不过更加严苛。101006JDS不太好。

　　"如果无法起床活动，那结果通常很糟糕，"陈说，"有时患者状态会像这样恶化——"他伸出手比画了一个俯冲的动作，"很难逆转他们的病情。所以让已经在这条下滑轨迹上的病患接受试验并不是确定药物是否安全的好方法。"

　　这就是第一期临床试验的重点——通过低剂量测试来评估潜在新药的安全性，在这里失败就满盘皆输。测试的意义在于最真实地反映药物的安全性。从这个角度来看，101006JDS号患者并不是理想的试验对象。这类病患太过虚弱、

———————————
* 详见附录B。

病情太过严重，不论给他们什么药物都无法通过测试，但测试失败将归因于药物，而不是患者自身。遭殃的也不仅仅有杰夫，还有整个研究项目，甚至整整一代患者。

不过"你好吗"的测试多少有些主观，所以成为研究对象最主要的条件就是标准化和实验指标。"必须满足我们的实验室指标。"陈博士解释说。所有参与研究的主要研究人员手上都有这个实验室指标，他们的患者需要达到或超过这些指标才能考虑。

101006JDS号病患的实验室指标很差。他的蛋白、白细胞数量都"不好"。作为免疫治疗药物研究候选病患而言，这些都是极为负面的指标。

"首先，必须得有白细胞，"陈博士说，"必须得有T细胞。虽然我们当时对这种药物知之甚少，但如果一开始就没有T细胞，我们为什么要给你用与T细胞发生反应的药物？"这是试验中最重要的数据，而杰夫的指标低于阈值。"肯定行不通"。

终止化疗两个月后，杰夫病得比以往任何时候都更重。他的状态已经太过糟糕，无法满足安吉利斯诊所研究资格的要求。[5]于是双方的拉锯战开始了，杰夫的医生们，也就是陈博士手下的主要研究人员在中间周旋。

"他们有临床方案，"杰夫说，"我的血红蛋白必须达到一定水平。他们给我抽血，我会说：'再抽一次。'"也许杰夫的血红蛋白水平在波动，"所以他们试着在一天中的不同时间抽血，"他说，"我每天都疯狂吃西蓝花，希望能提高血红蛋白水平。"

"我知道他们已经尽其所能，"陈博士说，"还有一个古老的观察研究，说摩擦耳垂能挤出更多白细胞——这是约翰霍普金斯大学的研究，也确实存在，称为'耳垂淋巴细胞增多'。"所以他们也尝试了摩擦耳垂的方法。杰夫会在晚上坐在车里揉耳垂，在抽血前也揉耳垂。但这也没能提升他的化验指标。

11月，安吉利斯的肿瘤专家博斯伯格医生不得不告知杰夫，他没能获得参加这项研究的资格。"我知道这就是给我判了死刑。"杰夫说。他还没有放弃，但也不可能靠意志力就让自己的免疫系统恢复健康。"他们提议让我参加别的药物试验。"他说。不是免疫疗法，而杰夫已经化疗过了，不仅没有效果，还难受至极。他或许只有几个月的生命了，真的愿意再经历一次那样的折磨吗？

当然，只要还有机会就得尝试，这就是杰夫的态度。他之前没有试过这次试验的药物，所以至少可以把它当成 B 计划。但他也担心，这可能根本算不上什么计划，只是死马当成活马医。

尝试戴着积极的面具、顺其自然、做个听话的患者、不去考虑可能会发生什么或者将要发生什么，这样的癌症患者到处都是，像肺癌诊所里挤满了戒了烟的烟民。对杰夫而言，重要的是继续前进，但又很难忽视自己其实正站在两条路的分岔口，也很难不承认 B 计划是个错误的选择。医生想给他的、或许对他有效的治疗，杰夫得不到。B 计划显然是马后炮，但也许他就是需要这种只是为了消磨时间的治疗——或许有效果呢。杰夫绝不放弃，绝不屈从于命运。

唯一的问题是杰夫并不安心。他不停地扭头看向另一条路。现在他要做个艰难的决定：接受现在能做的研究意味着放弃检查点抑制剂研究以及它创造奇迹的可能性，但现有研究这辆车也马上就要开走了。选择等，他就得留在十字路口，可能一无所获，而能获得的也很可能是进入临终关怀的消息。

~

与此同时，在基因泰克的旧金山园区，丹尼尔·陈也遇到了一个问题。其实是很多个问题，是每个肿瘤学家都面临的问题。工作性质使然，癌症治疗通常都没什么好消息。要想成为优秀的医生和研究人员，就必须接受人终有一死的现实以及疾病造成的可怕后果，还要接受即使每天都积极奋战，也往往徒劳无功的事实。

丹尼尔不得不接受的是101006JDS号申请病患的命运。他的档案看起来很糟糕，但已经在临界线附近摇摆了太长时间，即使隐藏在病号编码背后，他也已经不再是个冷冰冰的案例。丹尼尔希望这位朋友能有个好结果——此时丹尼尔已经知道他是男性——但他也希望他的药物和所有癌症患者都能有个好结果。

"圣诞节假期马上就要到了，到时候大家就都放假休息了。"陈说。公司会休息、一些医生可能会短暂休假、患者自己也可能会去看望远方的朋友和家人，有些可能也是见最后一面了。这就是现实。这意味着药物的开发和测试、面向病患和市场的药物供给都将受到重大延误。"所以我必须面对的现实就是，如果不在假期前确定测试组名单，整个试验就会被延迟。"陈博士说。这会产生连锁反应，后果不堪设想。测试组名单确定之前，名单上的其他患者也无法开始治疗。在该药物通过临床试验并在最理想的情况下获得美国食品药品监督管理局的审批认证之前，没有患者能获得这种药，或者有理由相信这种药物值得一试。测试组名单中的空位成了试验推进路上的绊脚石。

如果101006JDS号患者还有机会的话，那只能是现在。

~

杰夫·施瓦茨B计划的临床药物研究定于12月17日开始。那天的清晨、汽车、高速公路，他都历历在目。驱车前往威尔希尔大道的诊所就像去接受绞刑，开车的就是死刑犯本人。他的雷克萨斯车窗紧闭，外面的空气完全无法进入。暖气调到了约27摄氏度，为了防止他颤抖得太厉害而无法开车。

"我没跟任何人说，但——真是太可怕了，"杰夫说，"我有点儿认命了。我也想继续战斗，但……"杰夫没再说下去。那天他也没有想得更远，至少没有想过他自己，因为在他看来，自己已经完蛋了。剩下的事就是信托。"我赚的每一分钱都在确保我的孩子们有积蓄，"他说，"我预付了租金，因为不知道下一个付款日我还在不在。我没有得到精神上的东西，癌症并没有改变这一点。但死亡、预见死亡、死亡的结局——"杰夫停下来考虑了一会儿接着说，"嗯，会改变你思考的方式。"

杰夫开车穿过大门，停下车，用尽全力从车里出来，在前台登记，用廉价的笔填写表格。护士走了出来，叫他的名字，等着他，然后微笑、转身。他跟着她穿过门进入房间，里面有张舒适的椅子。头顶的灯光很亮。他的名字被转录成一个ID，再与静脉注射液匹配。研究必须是双盲的，避免偏见或情绪的影响。为了科学，患者被剥夺了身份——这对科学有益，对活生生的人而言却并不容易。流程是：拿出点滴，对照液体上的编码和患者手环上的编号，在表格中输入数字，挂上液体，走表计时。101006JDS号病患，"曾用名"杰夫，已准备就绪。他的袖子被卷起，导管针插入胳膊再用胶带固定。后来研究人员发现，[6]这种药物的确有用，可以让部分肾癌患者多活几个月，但对于像杰夫这样的患者，几乎可以确定，毫无用处。

~

旧金山以北八百多千米以外，太阳升起时，丹尼尔·陈正在他的办公室里。7点30分，他的电话响了，突如其来的声音吓了他一跳。电话内容是关于101006JDS号患者的最新化验指标。丹尼尔也不知道具体原因，也许是揉耳朵起了作用，也许纯粹是意志力起了作用。不管是什么，患者的化验结果突然达标了。

数据可能无法持续，但他们还是测了，而且达标了。这是个硬指标线，他成功跨过了这条线。这部分已经不再是主观判断了，而是基于实验规范的。丹尼尔下一步就是要打电话给诊所：能让这个人进入临床试验吗？

丹尼尔还记得当天的光线，从旧金山湾冰冷的灰色海浪反射进房间，整个氛围都不一样了。他顺着光线看向窗外。

"这不仅事关这一个人，"陈博士说，"试验会影响到很多人。这个人的加入会不会是毁灭性的？"他会不会破坏试验，影响其他病患？陈博士让这个人加入的决定到底是对是错？

这一切都是几分钟之内发生的事——告知化验结果的电话、他的决定，但那天的光线——也许是看了太多电影，他总觉得这是圣诞奇迹，就是那种每个人在一年中某个时候都可能会有的感觉。也许只是善意，即使善意可能被误导。丹尼尔拿起电话，拨通了诊所号码。线路忙。他放下电话，查看号码，重新再打，也还是一样。难道这是天意？但也可能是单纯占线。他又试了一次，打通了。他提供了病患号码，说："让他加入吧。"然后是短暂的沉默和喧哗，夹杂些许恐慌，听起来像有人在奔跑。

~

"我就坐在那儿，"杰夫说，"注射的准备工作都已妥当，一切已成定局。液体也已经挂好，他们只需要执行完工作就行了。一个护士跑进来说，'等等'，就像我的血出了什么问题。"

然后医生走进来。"他们打电话来了。"他说。杰夫的淋巴细胞数达到了研究标准，可以接受临床试验。

"有1 100还是多少来着，"杰夫说，"我的癌症还和之前一样，没有好转，但指标好了。"根据验血结果，他的淋巴细胞终于出现了。"也许是奇迹，但到底发生了什么——我也不知道。"他知道的是，他们撤走了液体，松开了血管。

医生收到了陈博士的最后一条信息。"他说信息内容是：'代我问候患者圣诞快乐。'"

3天后，也就是12月20日，杰夫成为12人研究组中的第12号患者。他自己开车到了研究中心。这是进行这项研究的临床医生第一次会见他们的受试者。他的病情比医生想象中还要严重，重到医生得打电话确认这个人是否真的应该在这里接受试验。

杰夫经历了与以前一样的流程：填写表格、贴纸和臂章、卷起的袖子和针。但这次，给他注射的是实验性检查点抑制剂免疫治疗药物。

这是杰夫接受的第一个实验性药物，名为MPDL3280A。对于疯狂的科学家来说，*实验性药物令人兴奋*，但也有点可怕。MPDL3280A在小鼠模型中有效，但90%对小鼠起作用的抗癌药物在人体试验中都会失败。"我问他们：'嘿，你给我打的这东西——会不会让我惊喜？'他们说：'我们要是知道就好了。'我是第一个吃螃蟹的人！"

药物虽然没有给他惊喜，但确实有些效果。"我很快就恢复了活力，"杰夫说，"那感觉很奇怪。"是真的有效果了吗？还是心理作用而已？他只打了一剂，而且是低剂量——这是一期试验的目标之一，即确定新药的"最低有效剂量"。立竿见影的效果似乎不太可能。

杰夫知道安慰剂效应，他知道信心和希望对一个人的健康甚至治疗结果的影响。他为自己的客户做过很多这样的事，夸赞他们什么的——信念的力量重要而真实，但它没能治愈癌症。他还意识到，终止化疗的时间已经足够长了。无论如何，他都不会再感觉那么恶心。

两周后，他再次接受了注射。这一次，他又立刻感觉好多了，而且是明显好多了。他从没放下工作，甚至快死的时候都没有。现在他觉得自己甚至可以做工作以外的事情了，带着5岁的儿子去海洋世界也没问题。

"我在那里，感到臀部有个凸起——是我的髋骨。癌症已经吃透了骨头，直接从髋骨窝里钻了出来。"这对他的体能状态没有任何好处，治疗遭受挫败。他又做了一次手术，但只是一次手术，不是新的癌症，只是老毛病返场。不用担心老毛病，阻止新肿瘤才是目标。再次会诊时，杰夫又注射了实验性药物。这一次，他不只是觉得，而是*非常确定*自己现在好多了。

几周后在家里，杰夫的儿子问他："爸爸，你怎么了？"杰夫不明白，他儿子说，以为爸爸再也不能跟他玩举高高了。但他正在把儿子高举向空中，看着他高兴地尖叫。杰夫根本没想过这件事，但他的儿子注意到了。*一些*方面的确已经有所改善，之后的断层扫描也证实了这一点。

2012年3月15日，丹尼尔收到了来自试验诊所医生的电子邮件，汇报最新情况。陈博士送来的那个需要反复确认、极度疲劳、腹膜后淋巴结疼痛、不能工作也无法抱起年幼孩子的101006JDS号患者——诊所想让陈博士知道，他已经"复活"。

~

杰夫知道自己是多么幸运，他想见见那些让他能够接受治疗的医生。他知道这项研究的全球领导者是陈博士，在旧金山生物技术大楼里工作。杰夫希望能跟他通个电话，如果能跟整个团队一起就更好了。杰夫只是想对所有人说声谢谢。

"7月，医生告诉我洛杉矶有个会议，陈博士会参加。我一直在想象这位神秘的陈博士是什么样子——你知道的，我想象里他是个戴着金丝框眼镜的'极客'。等我见到他的时候，他看起来简直就是'GQ先生'。"

杰夫发现陈博士出人意料地迷人且随和。后来，陈博士把杰夫带到了旧金山的办公室，然后带他参观了实验室。杰夫有种参观威利·旺卡巧克力工厂的感觉。"这个地方有一面标着E.COLI，另一面标着CHO的标志。"杰夫说，"我问他：'CHO是什么？'他说是'中国仓鼠卵巢'！然后我们来到一个大钢桶前面。他问我：'知道这是什么吗？'我说：'看起来像在酿造什么。'丹说：'没错，正在酿造蛋白质。'"

最后，杰夫见到了4位帮助开发药物和构建蛋白质的研究人员。[7] "我们见到、认识了彼此，他们几乎要热泪盈眶了，"杰夫说，"因为这些家伙是天才，但又都是书呆子，从不离开实验室。"他们为免疫治疗药物付出了那么多，免疫治疗药物几十年都没能挽救患者。但在经历了这一切之后，一个从死亡边缘被拉回、重返健康的人站在他们面前，这还是第一次。

"这些家伙，我都不知道他们是怎么做到的。他们整天被拒绝，所做的努力曾被全盘否定，患者一个接一个死去。你能想象这些人的生活吗？陈博士是肿瘤学家，主攻黑色素瘤，他的那些患者的情况，他每天要经历的一切，你能想象吗？"

丹尼尔·陈帮了杰夫一把——帮了他一个天大的忙，所以杰夫也想为丹尼尔做点什么。"陈博士不认识我，我们没有交情。他认识的我只是研究病历中的姓名首字母。所以他不知道我在音乐行业。"丹尼尔有个十几岁的女儿，[8] "那她最喜欢的乐队是什么？"陈博士说是个叫梦龙的乐队。杰夫微笑着回忆道："那下次乐队在旧金山演出时，门票我帮她搞定，再带她去后台，她还能去舞台上扔气球——很好玩儿的！她肯定会特别高兴。丹尼尔说：'谢谢。'我则对他说：'嘿，谢谢你让我还活着！'"

~

杰夫现在感觉很好，几乎能像往常一样生活，包括周末去小学体育馆看儿子打篮球赛。"妻子和我在一起，她说：'你看到对面是谁吗？'"我看过去，简直不敢相信自己的眼睛——是K医生，那个混蛋K医生。

"于是我立刻走过去问他：'你还记得我吗？'他说不记得。我说：'好吧，我认识你，你就是那个说我只能再活5个月的混蛋！'"

"6个月后我又见到了他——我们的孩子同龄，在同一所学校就读，我们肯定能碰上。于是我*再次*主动上前，告诉他——我必须得说点儿什么。我必须要告诉他：'听着，患者把每一个字都放在心上。*每一个字*。你告诉我没剩几天，告诉我只能活5个月，我的世界就这样被彻底毁了。'"

杰夫还记得他病情加重但还没找到临床试验时，他的另一位医生是怎么跟他说的。博斯伯格医生亲眼见过新免疫疗法药物试验和它变革性的治疗效果，这是他们从未想象过的。他知道新药很快会出现。"我现在可能参加不了研究，"杰夫说，"但他告诉我：'坚持住，马上就会有新药问世。'"

在2011年，这可是个罕见又激进的观点，不是每个肿瘤学家都知道癌症免疫治疗最终何去何从。当时对于以免疫为基础的癌症治疗法，绝大多数人还认为它来自那段糟糕的历史，充斥着虚假承诺和无效疫苗。杰夫很幸运，他遇到了这样一位医生，这位医生又与安吉利斯诊所这样的地方有联系，而诊所里的肿瘤学家又对癌症免疫疗法的潜力持开放态度并致力于临床试验。当然，他走到这一步也只是因为他的癌症对其他任何治疗都没有应答。从这个意义上来看，他就没那么幸运了。

20多岁时，杰夫觉得癌症是老人才会得的病，从没太认真琢磨过。那时的他还是毛头小子，从市中心夜场出来时耳膜还在嗡嗡作响，看着雪花从昏黄的路灯下飘落。他并不想多愁善感，但那段无忧无虑的时光确实就像发生在昨天，就像歌里唱的那样。他还能想起雪落在他的黑色皮夹克上，像一片片蕾丝，然后消失不见。那时的他有的是时间。

"想想所有死去的人，还有那些等待着的人，"杰夫说，"他们只是时机不够成熟，或者是因为医生说已经没救了就放弃了，就是这样。"他本可能也是其中之一，但最终成功逃离了那样的命运。为什么？

杰夫不知道。但有一部分肯定是运气，一部分是纯粹的意志力。答案还有一部分发生在100多年前，在杰夫青年时代生活过的同一条市中心街道上，一位纽约外科医生在移民贫民窟里追寻医学之谜并带着治愈癌症的秘方荣归故里。

2

一个简单的想法

真正的发现不在于寻找新风景，而在于拥有新眼光。

——马塞尔·普鲁斯特，1923 年

在现代西医的历史中，利用人体自身免疫系统杀灭肿瘤的想法可以追溯到19世纪末一个名叫伊丽莎白·达希尔的17岁女孩身上。她小名叫"贝希"，是一位中西部地区部长的遗孤，美丽而沉着。她也是美孚石油公司创始人约翰·D. 洛克菲勒同名独子（小约翰·D.洛克菲勒）的密友。他们并非情侣——洛克菲勒称她为妹妹或灵魂伴侣，但他们稳定不间断的信件往来以及沿着哈德孙河悠长的马车同行，无不绽放着青春的炙热感情。1890年夏天，贝希离开纽约，踏上横越全国的火车旅行，别离让这份感情愈加强烈。[1]

贝希8月下旬返回，受了一点小伤，有些抱怨。她的右手被铂尔曼列车的座椅控制杆夹住，肿胀变色，[2]疼得无法入睡。最后，小约翰的家人介绍她去了纽约医院[3]。贝希在那里接受了刚从哈佛医学院毕业的28岁骨科专家兼外科医生威廉·科利[4]的检查。

科利是冉冉升起的外科新星。他临床技术娴熟，充满爱心，对新思想充满年轻人的热忱。新思想包括细菌理论和约瑟夫·李斯特关于消毒技术和严格洗手流程控制感染的最新研究。[5]这些现代观念使外科手术中患者的存活率大幅提升，也让这位年轻的外科医生更加关注身边虽不可见但却令人惊叹的微生物世界，更让他可以预见即将到来的科学新发展。科利认为他进入医学领域的时机

"千载难逢"。

年轻的外科医生检查了贝希·达希尔的手。[6]他注意到"半个橄榄大小"的轻微肿胀，就像她的掌骨与小指连接处多长了一个指关节。他用拇指压了压肿胀部位，没动但很软，女孩疼得缩了一下手。科利仔细地摸了摸贝希的下巴和腋窝，没发现什么异常。淋巴结没有肿大，说明不是感染，因为没有免疫反应。

作为骨科专家和外科医生，科利的最佳推断是，她的疼痛和肿胀是覆盖在小指骨头上的鞘状囊发炎所致。为了明确诊断，必须开刀。科利拿起手术刀在女孩的手指上划开了一条缝，将肉和薄膜分开直到骨骼。他本以为会看到因感染而产生的大量脓液，但没有看到，而且薄膜坚硬且呈灰色。他的诊断是骨膜炎，一种亚急性骨病。威廉·T.布尔医生——他的导师、被称为手术室"时髦人士"的传奇外科医生——同意了他的诊断。年轻女孩被送回家，让时间来治愈伤口。但在接下来几周里，贝希·达希尔夹伤的部位继续恶化。这实在说不通。如果所有症状都是由最初骨骼受伤引起的，就不应该逐步恶化。

科利给达希尔做了第二次探查性手术，从骨骼上刮出更多坚硬灰质。但肿胀和疼痛继续加重，达希尔的一根手指开始失去知觉，之后扩散到其他手指。现在，科利不得不考虑更可怕的诊断和再次手术。这次科利从贝希的手指上切下了一块坚硬的灰质进行分析。几天后，来自纽约肿瘤医院病理学家的一份报告证实了他的怀疑：在显微镜下，科利从贝希·达希尔的骨骼上刮下的"颗粒状"灰色物质被证实是肿瘤。具体来说，它是一种肉瘤并且正在持续扩散。贝希手指上仅存的微弱知觉至此都已变成了疼痛。科利给她开了吗啡镇痛。

肉瘤是一种相对罕见的癌症。这种疾病会影响身体的连接组织，如肌腱、关节和韧带。它不同于通常所说的癌，后者基本上会影响身体的各个方面。1890年[7]的癌症治疗方案，尤其是对骨癌的治疗，极为有限。外科医生知道的唯一治疗方式就是手部截肢。

科利希望能尽量超出病灶边缘进行切除，同时给女孩保留可用的手臂长度，但是肿瘤已经扩散。最初只长在小指上的东西，如今在她年轻的身体里肆意横行。她的一侧乳房开始出现像铅弹一样的小结节，随后又出现在另一侧乳房。很快，肿瘤就进入了肝脏。科利能感觉到一个巨大的固体肿块在年轻女孩的子宫上方生长，他一反常态地将其描述为"小孩脑袋"那么大。[8]

贝希·达希尔的病情以惊人的速度恶化。12月，这个年轻女孩原本如陶瓷般的皮肤上长满了硬块。她肝脏肿大、心脏衰竭、骨瘦如柴，只能靠白兰地和麻醉剂苟延残喘。几乎看不出这个身体虚弱、靠镇痛剂苟活的人与两个月前刚越野冒险回来、走进他办公室的美丽勇敢的年轻女孩有任何联系。年轻的外科医生别无选择，只能眼睁睁看着她日益衰弱，给她开阿片类药物，带来些许舒适。达希尔于1891年1月23日上午在家中去世，科利就在她的床边。

科利后来承认，她的死令他"相当震惊"。一部分是因为她的年轻，而作为职场新人的他，只比达希尔大10岁。另一部分原因是疾病发展速度之快和他面对疾病的无助挣扎。也许是他的手术将疾病"刮进"了她的血液，加快了疾病发展的速度。也许正是因为救她，才让她承受了更深的痛苦。

尽管科利拥有现代外科手术技能和学位，但他能为贝希·达希尔做的少之又少，几乎跟街边理发店的人给她开刀，或是在酒吧麻木买醉没什么区别。他下定决心要找到更好的办法。科技进步迅速引领着新世纪的到来，每份晨报似乎都在讲述一项惊人的科学进步。在过去的10年里，卡尔·本茨发明了以汽油为动力的汽车，查尔斯·帕森斯发明了汽轮机，乔治·伊士曼开发了塑料摄影胶片。在距离科利办公室不到1英里（约1.6千米）的地方，尼古拉·特斯拉和托马斯·爱迪生正在激烈竞争，建造能够照亮整座城市街区的发电站。似乎整个世界即将被全然照亮，无知的阴影将消失得无影无踪。

所有走进医院大门的人，不论是自己走进去的，还是一瘸一拐进去的，再或是被人抬进去的，都手写备案在超大的铜版纸医院记录中。科利翻动厚重的记录册，浏览了所有跟贝希·达希尔病情类似的患者病例。这是一项乏味的工作，记录按时间顺序排列，一页又一页，一本又一本。科利觉得，如果能让自己完全沉浸在癌症患者的共同经历和他们的陈述中，他就有可能更多地了解贝希癌症的治疗失败过程。如果幸运的话，还可能会发现例外。

查了7年的病例后，科利注意到了一个不寻常的病历，患者名叫弗雷德·斯坦，31岁，德国移民，房屋油漆工。1881年冬天，他来纽约医院就医，因为左脸颊靠下的地方长了个鸡蛋大小的肿块，这几乎令他毁容。[9]这比贝希·达希尔手上的那个大得多，却是同一种肉瘤。

纽约癌症医院的首席外科医生威廉·T.布尔曾为斯坦做手术切除了肿块。[10]但肿瘤卷土重来，布尔再次为其做手术。然而它再次出现并持续长大，直至一个男人拳头的大小。这名男子在3年里接受了布尔操刀的5次手术。肿瘤不可能被完全清除，这个病例被认为"毫无希望"。布尔也曾尝试为其皮肤移植，但没能成功。于是留下了一个开放的伤口，斯坦很快就感染了丹毒。

丹毒是由化脓性链球菌引起的感染，是19世纪医院的宿敌。显微镜下，这种细菌的形态像是一段小链条，类似于切成小段的珠子项链。[11]病房里，它们由风或床褥携带，寄生在开放性伤口上，并在人体血液中繁衍生息。被感染的患者会开始从面部和颈部长出火红色的皮疹并迅速蔓延，随后出现高烧、发冷、发炎等症状。最终也是最常见的结果，就是死亡。[12]

丹毒是19世纪医院里最致命的术后杀手，自中世纪以来直至现在都被称为不祥的"圣安东尼之火"。[13]这个名字代表了其感染传播的速度和烧伤般的症状，还有只能祈祷奇迹发生的感染者的绝望。

弗雷德·斯坦患有无法手术治愈、致死率极高的肿瘤，颈部因手术而留有开放性伤口，并因此感染了丹毒。他的死亡已没有悬念。然而，随着"圣安东尼之火"的不断蔓延及其引发的高烧，外科医生们注意到了不寻常的现象，他的肿瘤似乎正在融化消失。

根据他的医院记录，斯坦挺过了高烧但几天后又复发，病情就这样持续反复。每当再次发烧时，他剩余的肿瘤块似乎都在萎缩和变小。四个半月后，感染和癌症都消失了，斯坦就这样出院了。他可能回到了纽约下东区移民贫民窟的家中，但医院记录中没有他的地址。已经过去7年了，没人会去关心斯坦和他的癌症后来怎么样了。他存在过和"奇迹般"被治愈的唯一证据只有医院的病例。

这激发了科利的好奇心。这两名患有相同疾病的患者，在同一家医院由相同的医师以相同方法治疗，最终的结果却截然不同。达希尔的手术很顺利，但还是没能躲过死亡。斯坦因手术效果不佳，被感染却活了下来。这太不符合逻辑了，其中的因果关系令人着迷。难道是感染救了斯坦一命？

要么是对斯坦的观察有出入，要么这种不一致让某些未知事物露出了冰山一角。了解更多信息的唯一方法是对弗雷德·斯坦本人进行检查。大家最后一次看到弗雷德·斯坦走出纽约医院的石门已经是7年前的事了。现在他可能在任何地方，也可能已安息九泉。威廉·科利踏上了医学探险之旅，历史将向我们证明，这正是他的过人之处。

与很多19世纪后期的同辈人一样，科利相信重大科学问题的答案就在某个地方，等待着被发现。这种想法与当代科学家使用超级计算机从大量旧数据中挖掘新发现的思路并没有太大不同——只是19世纪后期的答案更可能通过大砍刀或显微镜来揭开。1896年，科学家发现了辐射和X射线，元素周期表中也添了几个新元素。[14]弗里德约夫·南森正试图到达北极。理查德·伯顿爵士则带回了非洲中部海洋大小的湖泊的传奇故事。现在轮到科利了，他年轻力壮、训练有素、蓄势待发。科利不是安安静静坐下来按部就班进行学术研究的人，征途正等待着他。

科利来自古老的新英格兰家庭，是美国康涅狄格人，但他对19世纪90年代移民美国的新面孔并不完全陌生。学生时代的他曾在一艘双桅帆船上工作。这艘船穿行在亚速尔群岛与罗德岛沿岸，以及马萨诸塞州的羊毛厂之间，在波涛汹涌的大西洋航道上乘风破浪。他在纽约医院治疗过的无数患者也来自世界各地，其中很多人住在曼哈顿下东区的公寓里。这里是贫民窟，虽然第十四街强行将其与上城区分割开来，但它其实就在医院南边。

换班后，科利（作为洛克菲勒的私人外科医生）乘坐双轮马车来到下城区。他身着定制英式西装从马车里钻出来，走在大街上。街道因摄影师雅各布·里斯1890年出版的著作《另一半人怎样生活》（*How the Other Half Lives*）而在上城区贫民窟的游客中声名鹊起。科利本人几乎没有记录他寻找弗雷德·斯坦的经历，因此很难想象过程是欢乐有趣还是充满戏剧性，或许两者兼具。他花了好几周的时间，排查一间间公寓，上楼下楼、敲门、描述、打手势。最终，不可思议的是，他敲响二楼一间公寓的门时，给威廉·科利开门的正是斯坦本人。

科利在医学文献上发表的报告中展示了弗雷德·斯坦的照片，照片中的他高大而憔悴，像旧约时代的隐士一样瘦骨嶙峋。他头发乌黑，刘海儿离眉毛很远，剪得很短，像用小孩的安全剪刀剪出来的；高耸、光滑的颧骨下面，山羊胡从鼻子延伸到衣领，像一面黑色窗帘，生长多年的胡须被修剪成方形。嘴巴的位置只能靠猜；留着"鲻鱼头"，只有后面的头发很长，遮盖了部分疾病、手术和感染留下的皱褶疤痕。

科利没说自己是否感到惊喜，但真正的惊喜是斯坦不仅活着，而且显然身体还很健康。在初次见面的尴尬和几句简单德语交流之后，科利说服斯坦和他一起回到纽约医院，再次接受最初为他治疗的威廉·T.布尔医生的检查。布尔确认了这是同一位弗雷德·斯坦，就是那个他在1885年记录下晚期预后和同意出院的斯坦。

某些东西改变了斯坦的癌症，也颠覆了他的命运。在斯坦的癌症手术失败和令人难以置信的康复之间，唯一可以观察到的就是细菌感染。科利后来写道，假设这种感染以某种方式治愈了"确诊的肉瘤"，"……如果可以人工制造丹毒，那么在类似病例中也会产生同样良性作用的假设似乎也可以成立"。[15]

科利迫不及待地想成为这个人工制造丹毒的人。

~

科利的观察敏锐且意义重大，但并非独一无二。数千年来，医生们一直在讲述疾病自发消退的案例，其中也包括癌症。很多观察都表明在与原有疾病不同的新疾病（包括丹毒）进入患者身体系统时，会发生某些巧合，甚至可能产生反应。科利在观察斯坦的感染时，这种想法早已经常出现在一些奇闻轶事式的医学假说中。就在两年前，俄罗斯医生兼剧作家安东·契诃夫曾向一位朋友描述过这一众所周知的现象。

"癌症不是微生物，"1890年，莫斯科的契诃夫在写给他同事阿列克谢·苏沃林的信中这样说道，"它是一种生长在错误位置的组织，就像一株毒草扼杀了所有相邻的组织……很久以前就有观察表明，随着丹毒的发展，恶性肿瘤的生长暂时受到抑制。"[16]

200多年前，弗里德里希·霍夫曼在1675年的医学论文《全集》（*Opera Omnia*）——一本声称涵盖万物的六卷本著作——中指出，"圣安东尼之火"驱赶走了患者身上的其他已存疾病，就像火可以清除患病的森林一样。法国医生亚森-伊伯特·沃捷和S.L.潭舟也曾声称，通过用其他感染者曾用过的脏绷带包扎患者伤口，从而引起感染，进而成功治疗了数百例乳腺癌。成功获得所需感染的迹象是"有益的脓液"像植物汁水般从伤口流出。

这样的离奇故事在整个医学史中随处可见。[17]数百年来也仍然如此——故事令人信服，科学上却难以解释。尽管如此，它们还是足以引起偶尔的猜测和实验。结局往往是不符合伦理的疯狂科学免疫疗法——没有系统的方法、问责制度或后续的人体实验。大多数是对贫困妇女进行手术——使乳腺癌患者感染坏疽，或者在患有子宫癌妇女的子宫中注入充满梅毒的皮下注射液。（后者由比利时医生于1851年进行，并以不知道这些妓女患有子宫癌这一可疑主张为其行为正当性辩护。）[18]

19世纪90年代，这些不断出现的癌症自发缓解医学观察重新引起了国际科学界的兴趣。[19]事实上，就在科利制订计划准备刻意复制斯坦的意外丹毒感染时，一位名叫弗里德里希·费莱森的医生已经开始了自己的实验。

在找到斯坦的1个月内，科利在外国医学杂志上看到了费莱森的数据。费莱森已经明确了导致丹毒的特定细菌菌株，并在5名患者身上注射了这种细菌。他对其中的可能性充满热情。科利读到了这篇文章，更加确信正是这种术后细菌感染使弗雷德·斯坦摆脱了晚期癌症。他显然不知道后来的事情，即费莱森的实验导致多名患者死亡，这也断送了费莱森的医学生涯。[20]证明这种治疗有效的唯一方法是在另一位心甘情愿、身处绝境的患者身上重现类似的效果。科利在一位名叫"佐拉先生"的意大利移民身上找到了他想要的东西。

~

当佐拉先生走下移民船前往纽约码头时，明显的吗啡成瘾对他来说已经无关紧要，这是他当时唯一的缓解剂。1891年3月，佐拉因颈部复发性肉瘤到科利的医院就诊。在家乡罗马，他已经接受过外科医生的切除手术。[21]癌症很快卷土重来并扩散，还在他的喉咙中新出现了一个"鸡蛋大小"的肿瘤，使他无法说话、进食，甚至吞咽。他有干咳症状（很可能是同样的癌症转移到了肺部），除了去纽约医院的慈善病房外，他别无选择。在那里，他接受了威廉·布尔操刀的手术。布尔切除了一块颈部肿瘤，"大约一个橘子大小"，[22]但要想彻底切除干净，患者的性命就不保了。布尔判定佐拉已经毫无希望，科利估计佐拉最多只能活几个星期。显然，佐拉也相信了。不然很难想象在其他任何情况下，他会心甘情愿地让自己感染致命细菌。

一般不会有人刻意培养丹毒。在狭小、通风不良和床单不足的穷人病房里，它才能繁衍生息。尽管威廉·布尔和佐拉都同意进行这项实验，但由于风险太大而无法在医院内进行。所以佐拉的感染是在他家里进行的。[23]

科利在实验数据收集方面并不挑剔，但作为外科医生的他训练有素、天赋异禀，观察力也十分敏锐。他很执着，也相当幸运。任何药物的现代临床试验都有标准化方案，以确保其可重复操作，并将原因与结果联系起来。但科利更像是即兴发挥了。他的实验与其说是临床试验，不如说是对直观生物机制的"肆意破坏"。他想要的是治愈佐拉的癌症而不是写论文，论文总会有的。

因此，在给佐拉测试细菌的过程中，科利在由两种不同来源制备的细菌菌株之间切换，以两种不同的方式给药。起初，他在患者身上做了一些小切口，然后把在明胶上培养的细菌直接涂在切口上，但他很快发现这种方法不合适，于是中途放弃。之后，他在牛肉汤中培养了其他细菌样本，并在切口旁边的随意位置注射了0.5~2克，但这两种方法都只让佐拉轻微发烧、脉搏加快和轻微发冷——完全没有出现弗雷德·斯坦遇到的"圣安东尼之火"般的可怕症状。

最后，科利认为问题可能出在他使用的细菌菌株的毒性上，他请哥伦比亚大学内外科医学院的两名同事调制了一种更强的配方。他将大剂量的细菌直接注射到佐拉未愈合的颈部伤口和皮肤上的其他地方。几小时后，佐拉的身体出现了局部红肿。[24]佐拉仍然说不出话，因为肿瘤阻塞了他的喉咙，但他可以抽搐，并抱住疼痛的头。发冷和呕吐不言自明，但38.3摄氏度的体温也仅比使用科利的第一批细菌时高了0.5摄氏度。

尽管如此，科利仍然相信治疗是有效的，并继续对他的患者进行治疗。经过1个月的持续注射，佐拉颈部和喉咙中的肿瘤似乎"缩小"了——有时尺寸"明显缩小"。[25]这很好，但并不是他所认知的斯坦的自愈过程。科利没有气馁，决定继续努力，使用更强的毒素。

1891年夏天，科利甚至决定放弃短暂的假期，继续留在城里给他的患者注射细菌毒素。与此同时，他在医院的同事法夸尔·弗格森准备用自己的假期来一场短暂但盛大的旅行，去体验欧洲大陆的文化。科利想让弗格森给他带一件纪念品——来自柏林的新鲜致命病毒。

正如黛布拉·扬·比贝尔在1988年出版的著作《免疫学里程碑：历史探索》（*Milestones in Immunology: A Historical Exploration*）中所言，我们观察世界的视角通常是由我们使用的镜头塑造的。19世纪后期，生物学的视角是由全新而强大的字面意义上的显微镜镜头塑造的，科学技术突然使人们可以窥探到惊奇的细菌世界。

突然间，人们意识到导致疾病、感染和制造啤酒的物质原来是活生生的生物。人们相信，不同类型的细菌会产生不同类型的毒药或毒素。身体的治疗反应是用某种抗毒素（后来被称为抗体）来消除毒素。[26]*

在细菌时代，罗伯特·科赫的名字几乎家喻户晓，他是收集致命毒素的"怪人"。最著名的事迹是在位于柏林的实验室，他分离出导致炭疽病的致命细菌。如果说有什么人能给科利提供致命剂量的丹毒，那肯定非他莫属。

弗格森于10月初回到纽约，他带回的非同寻常的纪念品就装在科赫实验室精心包装的玻璃瓶中。科赫没有让人失望，他的丹毒样本是在弗格森来访前几天直接从尸体上采集的，这是有效而新鲜的好东西。科利一分钟也没有浪费，10月8日，他回到佐拉位于下东区的房间，将5分克（0.5克）的新型德国细菌毒素装入注射器，然后直接注射到佐拉颈部的肿瘤中。

这确实是好东西，佐拉的体温开始迅速攀升，不出1个小时就达到了约40.6摄氏度。与此同时，感染在佐拉注射部位的皮肤下沸腾，颜色逐渐加深，像火焰燃烧纸张一样蔓延到他的上肢。

佐拉正在挑战身体耐力的极限，但到了发烧的第二天，汗流浃背、浑身颤

---

* 详见附录 C。

抖的他终于出现了科利一直期望的结果。佐拉的肿瘤似乎在生理上"瓦解"了。很快，肿瘤就像恐怖版的冰淇淋球在他脖子上融化。"肿瘤分解出的组织不断释放，一直持续到感染结束。"科利写道。两周后，科利报告说，"颈部的肿瘤消失了"。

佐拉扁桃体上的肿瘤还在，但尺寸已经小到不再影响进食，患者的"体重和体力都迅速回升"。佐拉很快就恢复了健康，可以下床，回归了原本的生活，也包括科利在他病历报告最后指出的"在接种之前已经染上的吗啡习惯"。

两年后，科利给佐拉做了检查，5年后再次检查，发现他仍然很健康。（不久之后，他回到了家乡意大利，在接受注射治疗8年半后去世，原因不明。）科利在佐拉身上看到的并不是典型的反应。事实上，这种特定细菌"毒素"的成功从未得到充分解释。[27]但的确有*什么东西*发挥了作用，而且绝对不是魔法。

对感染后所谓的癌症自愈的观察，与对造成该结果的复杂、微观、尚未成型的免疫生物学猜想的科学理解之间的差距，将是未来100年癌症免疫治疗研究人员最主要的敌人。在这个领域中，实验和观察一次又一次地超越了人们对免疫系统或癌症复杂性的浅薄认知。因此，癌症免疫疗法保留了一种自然主义者的气质，是科学与传奇故事并存的领域，观察治疗对有些人有效而对另一些人无效，效果难以复制。免疫反应可以治愈小鼠或培养皿中的癌症，但对人类毫无作用。这在科学上都无法解释。正如斯蒂芬·S.霍尔在1997年的免疫学著作《血液中的骚动》（*A Commotion in the Blood*）中所说："轶事的暴虐——免疫治疗干预的利弊，已正式开始。"[28]

~

佐拉是个案，过于不规范，不确定性太高，无法被看作合规的科学研究，也不能用来支持任何理论。而科利一心想复制之前的成功，一个接一个患者，一种方法接另一种方法。截至目前，为了研究致命细菌，他已经搬到过上城区106街、中央公园西区，以及纽约癌症医院[29]（后来更名为综合纪念医院，也就是我们今天熟知的斯隆-凯特琳癌症中心）通风良好的哥特式高塔中。科利尝试过直接注射、将细菌揉进病患身体、划痕感染技术，以及多种手段的组合和重复。在3年高强度科研过程中，科利对12名患有各种癌症的患者进行多次接种。失败多于成功。[30]他成功使4名患者产生预期的发烧反应[31]，另外4名（包括佐拉）出现阳性肿瘤反应。所有反应者均为肉瘤患者。4名患者死亡，其中2名死于科利主动引发的细菌感染。科利无法预测谁会对细菌毒素或给定的剂量产生什么反应。也就是说，他无法预测能帮到谁，又可能会意外杀死谁。这已经让他无法忍受，更不用说风险和道德的问题了。他进行的实验对自己医师生涯的威胁不亚于对患者生命的威胁。[32]

用活性细菌感染患者的风险太大，不过科利追求的也并不是完整的活微生物，而是他认为有摧毁肿瘤能力的"有毒物质"。到这个阶段，他已经开始制订"分离和利用细菌有效成分"的计划。[33]

这个想法是基于当代生物学以血清为核心的观点，以及疫苗接种的基础理论——为患者接种死亡或非活性形式的细菌。

那年夏天，一种致命性极强的细菌菌株在实验室中生长。活性细菌经过加热灭活处理，[34]之后用陶瓷过滤器对液体培养基进行过滤，以除去本身已死亡的细菌。从过滤器另一端流出的红宝石色汁液被认为是细菌的"毒素"。肯定就是了。科利将这种新制剂注入了一组新加入的晚期肉瘤患者体内。血清制造了一些预期效果——轻度发热、皮疹和发冷——但还不够。

此时，科利陷入了困境。他需要找到毒性过强和过弱之间的平衡点。又一次，幸运之神眷顾了他。就在他产生这样的疑问时，一家法国医学杂志碰巧刊登了一项提供确切答案的新研究。[35]

研究表明，科利使用的丹毒细菌与另一种名为"灵杆菌"的细菌菌株在同一个培养箱中一起培养时更具危害性，产生的毒素也更强。[36]科利希望通过这个配方能最终找到致命毒素和无效毒素之间的折中方案。他其实也是偶然发现了完美的细菌组合，产生了协同毒性效应。

正如其名称所暗示的那样，灵杆菌是一种奇妙的小芽孢杆菌，其产生的毒素对人体免疫系统具有独特的影响力。（这种毒素如今正被作为癌症疗法重新评估，部分正在临床试验阶段。）[37]科利现在需要的是测试这个强效新细菌组合毒素的对象。

1893年，科利终于等到了这个机会。患者是一位16岁的男孩，肚子里长了一个茄子大小的肉瘤，看起来像怀孕了一样。与科利的大多数受试者一样，约翰·菲肯已经别无选择。巨大的肿瘤已侵入了他的腹壁、骨盆和膀胱。活检提示是恶性肿瘤。

科利用低剂量的新毒素开始了对菲肯的治疗。起初治疗还比较温和，菲肯没有什么反应，科利开始加大剂量，先是半毫升，然后每隔几天就增加更多剂量。终于有一天，男孩出现了科利用之前病毒制造出的经典反应——圣安东尼之火。

治疗从1月24日开始，持续了10周。5月13日科利停止注射时，肿瘤已经缩小了80%。1个月后，肉眼已经看不出来，但仍然可以触摸到。几周后，科利将男孩送回家。菲肯感觉良好，看起来很正常。尽管肿瘤消失了，但体重增加了。

当然，菲肯最终还是去世了——在中央车站外的地铁车厢里因心脏病发作而亡。那一年他47岁。科利的细菌混合物——后来还以"科利毒素"的名称注册了专利——治愈了菲肯的癌症，至少为他延长了31年的寿命。

~

科利在常规医学期刊上发表了研究结果后，也许有些兴奋，也许有些不耐烦，他在1895年撰写了关于肉瘤疗法的专著，并将其带到东十二街的特罗印刷和装订公司的办公室。该专著部分是学术医学日志，部分是见证书，跟宗教小册子或博物馆指南的尺寸一样。（这仍旧是一些住院医生快速指南的非官方标准尺寸，因为正好能放进他们白大褂的口袋里。）

"我知道无法进行手术的肿瘤治疗是个陈腐的话题，"科利的专著是这样开篇的，"但考虑到自这种疾病首次被发现以来，该领域几乎没有取得任何进展，所以即使我只向前迈出了一步，也并不用感到抱歉。"[38]

事实上，科利确信自己不是迈出了一小步，而是实现了飞跃。

"1894年5月31日，在华盛顿举行的美国外科协会最近一次会议上，我详细报告了过去3年中用毒素治疗的35例无法手术的肿瘤，"科利写道，"在此我仅做简要介绍。"之后，科利分享了他"自制毒素"的配方。

该配方需要一磅（约0.5千克）瘦肉，切碎，在1000毫升水中放置过夜。早上取出肉，留下来的就是作为培养基的肉汤。之后将肉汤过滤，煮沸并再次过滤，加入盐和蛋白胨（一种部分消化的蛋白质，被酶分解成较短的氨基酸以便被简单的细菌消化；可理解为微生物的食物）。再次过滤并再次煮沸，在留下来的清汤中加入致命的细菌，就可以为人类所用了。

~

科利一生中至少使用了15个版本的毒素。（帕克·戴维斯公司制造了使用最广泛的商业版本；梅奥诊所为患者制造了另一个版本，并在其他人退出该领域后继续使用了很久。）科利的确通过刻意免疫治疗创造了有时会起效的癌症解药，虽然他当时还没有意识到这一点。[39]如果科利的研究结果能够引发对该现象的进一步系统性研究，并推动其背后的基础科学发展，那么他的成就或许就能称得上突破了。但事与愿违，科利的研究结果比能够解释它的基础科学超前了近一个世纪，最后落得被解读成骗术的下场。

科利对有效物质提出了一些理论，但对免疫系统或癌症的本质没有真正的了解，更不用说基因、突变、抗原或其他任何必要的生物学知识了。这些才能够真正弥合他的观察和类似实验科学之间的鸿沟。免疫细胞识别疾病的机制尚未被发现，甚至免疫细胞本身都还没有被发现。尽管如此，在接下来的40年里，科利还是继续用他的毒素治疗了数百名患者。

更为近期的对科利治疗有效性的科学评估结论各不相同。科利的女儿查阅了科利的1000多份病历报告，发现大约有500例得到缓解。一份20世纪60年代的对照研究报告发现，在93名患者中有20名出现了与佐拉类似的结果。[40]可见数据出入很大而且大部分方法论都值得怀疑，但是当阅读所有学术分析并回顾更近期的实验时，结论却总是一样的——科利绝不是庸医。

对患者发烧的谨慎控制是非常辛苦且需要一对一看护的工作，这或许是科利成功的关键。这个因素以及其他医生可用的毒素配方和毒性强度等重大变量使科利的治疗结果难以复制。但这并没有改变普遍共识，即在科利手中，他的毒素有时的确有效，有时效果还特别好。[41]现在人们认为，这种疗法之所以有效，是因为它以某种方式触发了免疫反应，或释放了之前被阻断的免疫反应。

作为药物，科利毒素无法长存。[42]帕克·戴维斯公司于1952年停产该药。到1963年，美国食品药品监督管理局也不再承认科利毒素是已认证的癌症疗法。[43]两年后，科利的免疫疗法愿景遭到致命打击，美国癌症协会将这些液体列入了"未经证实的癌症管理法"名单，相当于"庸医名单"。

10年后，美国癌症协会撤销该决议，并将科利毒素从这份耻辱名单中删除，但伤害已经造成。[44]与最初的耻辱相比，撤销并没有引起什么关注。科利的名字就算有人知道，也跟煤气灯时代的辐射漱液和成药等荒谬医学奇迹脱不开干系。他所提供的免疫系统和癌症之间或许存在的某种相互作用的线索，现在看来还是像一场误会或骗局。

思想可以像病毒般强大，像森林大火一样蔓延，也可以像蜡烛一样被轻易熄灭。一种思想被遗忘只需要一代人的时间。整整一代研究人员、科学家和医生在接受培训时对科利闻所未闻，也从没有听说过关于免疫系统巨大潜能的虽然神秘但却大获成功的故事——主动激发免疫使其与癌症相互作用，以此抵御癌症。30年来，肿瘤学家几乎对科利一无所知也从未听说过他的方法，而且正如霍尔所写的那样，听说过的人也"将它们与诸如克瑞拜赞、苦杏仁苷、槲寄生和能量塔等极具争议的癌症疗法混为一谈"[45]。优秀的肿瘤学家期待着更现代和更有前景的科学疗法，比如放疗和化疗。这些医生在训练下一代医生和研究员时，教授的也是同样的东西。如果你聪明、有科学头脑、在20世纪八九十年代长大，那么接受的训练肯定不会教你认同科利的研究。

如果没有科利女儿海伦的努力，科利的遗产可能会随他一起消失。海伦·科利·诺茨曾与父亲一起参加过许多演讲，目睹了他功成名就，也目睹了他的陨落。诺茨理解父亲的工作，即使在科利自己都不甚理解的时候。在这个过程中，她帮助父亲把他的想法传承给了当代科学家。

接近尾声时，海伦亲眼看着父亲在会议上据理力争，驳斥那些对他数据的攻击和对他的人身攻击。其中最猛烈的来自斯隆–凯特琳癌症中心——科利曾一手扶持建立的癌症中心。他的癌症治疗法也是最先在这里被放射疗法所取代的。放射疗法被认为是更现代、更可量化的科学成果。尽管放射治疗所需的镭当时被认为是地球上最稀缺的资源之一，但并不妨碍癌症中心当时的主要捐助者为魅力非凡且实力强大的院长詹姆斯·尤因博士提供其所需的所有镭资源，因为捐助者是矿主。据报道，癌症中心的8克库存中还包括居里夫人最初获得的镭，这也是当时地球已知镭资源中的绝大部分。

尤因和科利一起将纪念医院变成了世界首家癌症研究中心。[46]尤因成了科利的老板，也是他的主要批评者。他公开谴责科利毒素是欺诈和销售计谋。不久，每位因骨病来到癌症中心的患者都开始接受全剂量的尤因独家放射治疗。结果当然是灾难性的——死亡率几乎是100%。

根据当时的考量，科利要求对毒素疫苗进行为期5年的试验，评估其对肉瘤这类骨癌的有效性。科利当时没有统计数据证明他的治疗是有效的，但是放射治疗和截肢倡导者也同样没有数据。不过科利治疗法是有幸存者的，而放射治疗没有。

科利没有得到那5年的试验机会，他在提出要求后1年内就去世了，但他的女儿从未忘记。1938年，她前往位于康涅狄格州沙伦的家族庄园，在那里找到了父亲的所有论文——大约15 000份。它们被打成捆存放在庄园边缘的谷仓里。科利不是没有数据，只是没有把数据整理出来。

诺茨不知疲倦地工作（部分资金来自纳尔逊·洛克菲勒的小额捐赠。纳尔逊·洛克菲勒是她父亲的赞助人、贝希·达希尔的灵魂伴侣小约翰·D.洛克菲勒的儿子和继承人），重新整理她父亲大量的观察笔记、通信和记录，使其更有条理性和学术性。诺茨只受过高中教育，但终生接受主治医师的直接指导并进行过数千小时的仔细研究，她开始尝试去说服任何愿意了解"使用细菌产品治疗恶性疾病"的人，说服他们这种方法至少值得接受更审慎的调查研究。

~

威廉·科利相信，他培养的细菌产生的"毒素"是一种对抗癌症的毒药——一种天然的化学疗法。到20世纪40年代，尤因去世后，纪念医院的抗癌疗法已从"放疗"转变为化疗——使用化学毒药。诺茨希望与医院的新院长、著名医生科尼利厄斯·罗德斯一起继续父亲的研究。"二战"期间，他曾担任美国军队战时化学武器研究所负责人。研究所发现芥子气具有作为癌症化疗药物的潜力。罗德斯成了化疗发展最重要的推动者，使得一种全新的癌症治疗方法迅速普及，至今仍为常规治疗手段。但罗德斯对科利毒素也不感兴趣。

诺茨没有接受过正规医学训练，无法解释为什么父亲的药有效果。但她手上有数据，也有关于其背后机制的理论。

她认为，科利毒素根本不是毒素，而是一种刺激性物质。这种物质不直接作用于肿瘤，而是以某种方式"通过刺激网状内皮系统"产生效果。[47]她提到的系统就是我们现在所说的免疫系统。广义上来说，她的说法完全正确。但罗德斯仍然不感兴趣。[48]

最终，1953年，诺茨再次向她父亲捐助者的儿子纳尔逊·洛克菲勒请求救援。父辈的友谊和因失去"领养妹妹"贝希·达希尔的心碎令洛克菲勒一生都致力于癌症慈善事业，他支持威廉·科利的研究，创建洛克菲勒大学并资助科利和尤因建立了全美首家癌症医院。现在，年轻的洛克菲勒向诺茨捐助2 000美元，她和她的同事老奥利弗·R.格蕾丝用这笔钱成立了研究机构。诺茨希望这个机构能够让父亲的癌症治疗法传承下去并资助其他有相同追求的人。这个机构就是癌症研究所，位于曼哈顿下城的百老汇。现在仍然存在。

癌症研究所是首个致力于推广癌症免疫治疗理念的机构。多年来，那里的电话从未响起。

3

黑暗中的一线光明

血液是一种非常特殊的汁液。

——歌德

回溯过去，我们对自己身体的无知以及这种无知持续的时长，都令人惊讶不已。我们先对太阳系中的行星和月球岩石的成分有了非常清晰的认知，之后才了解了自己血液中发生的一切。

免疫生物学的研究始于显微镜，以及生物学家用陶瓷过滤器从血液中滤出的一堆细胞。其中红色的被认为是"红细胞"，负责在身体中运送氧气。非红色的细胞被称为"白细胞"，就像非红葡萄酒被称为白葡萄酒一样。白色的细胞也被称为 leukocytes。（希腊语中，词根 leuk 意为"白色"，cyt 意为"细胞"。）这个词现在仍然指代所有属于免疫系统的细胞。

免疫细胞最初被认为都是相同的。然而，人类血液实际上是由多位"职业玩家"在一个精巧而强大的个人防御体系中构成的奇特生态系统，想要弄清楚这些，只依靠简单的显微镜是无法实现的。

~

19世纪生物学家掌握到的关于免疫反应的第一个方面是个人防御系统，它最古老、最原始并拥有5亿年历史。我们称之为"先天"免疫系统。[1]

先天免疫系统犹如神赐，欺骗性也直截了当。它们恰好有足够大的细胞，可以在显微镜下看到它们摆动和"进食"。这包括类似变形虫的细胞，它们擅长在身体细胞之间挤来挤去并在周边巡逻（从里到外，表面积甚至超过了双打网球场），寻找不应该存在的东西并杀死它。

这些细胞包括看起来像小斑点智能巡逻队的树突细胞（记住这个词，之后还会遇到）和形状类似但更大一些的巨噬细胞（字面意思"大食客"）。除其他工作外，这些细胞主要充当免疫系统的垃圾工。它们吃的大多是退役身体细胞——到达期限并会自我毁灭的正常细胞，也吃"坏蛋"细胞。

巨噬细胞具有识别简单入侵者的先天能力。外来细胞或异己细胞可以被识别出来，因为它们看起来不同。也就是说，它们表面上的蛋白质化学排列"指纹"是不同的。巨噬细胞会寻找它们认为是异物的所有东西，然后抓住并吞噬它。

这些细胞最终也会保存它们杀死的入侵细胞的小片段，为免疫系统的其余部分创造展示和讲述的机会。（近期研究还表明，有些先天免疫细胞不仅是简单的捕食者和杀手，似乎还是更大免疫系统的大脑。）

先天免疫细胞能够识别常见的可疑事物——与人类共同进化的细菌、病毒、真菌和寄生虫，也是最主要的防御对象。

有一个入侵者的地方就可能会有更多入侵者，因此先天免疫系统的细胞也可以请求局部增援。求救以化学方式完成，以一种被称为*细胞因子*的激素样蛋白质的形式出现。细胞因子像遇险信标一样防止反应过度，它们只有有限的作用范围和寿命。细胞因子有许多不同的种类，传达不同的信息。每个细胞因子都可在人体内启动一串编排复杂的链式防御反应。

它们共同造就了复杂程度惊人的化学通讯，提升供血需求并加快毛细血管渗漏，这样液体和增援部队就会在缝隙（我们称之为炎症）之间泛滥，甚至刺激局部神经发出额外的疼痛信号（提醒你更加关注这个问题，或许让你记住不要再这样做）。

地球上几乎所有生命的免疫系统都是这样。它可以很好地识别和杀死常见的疾病"嫌疑犯"，提供粗略但随时就绪的免疫反应，短短几天就足以清除大多数入侵威胁。

但是，生命之树上进化距今较近的生物——像我们一样有颚的脊椎动物——还有一套额外的免疫系统，能适应新的挑战。这就是"适应性"免疫系统，它能面对、对抗并记住不寻常的可疑物，即身体之前从未遇到过的入侵者。

适应性免疫系统中，主要发挥作用的是两种类型独特的细胞，随血液流遍全身并具备特有的防御功能。[2]它们就是B细胞和T细胞。

疾病会进化和适应。大自然无时无刻不在创造新疾病。B细胞和T细胞是不断适应对抗疾病的系统中的一部分。就攻击癌症而言，人们更关注的是T细胞。但B细胞和T细胞在癌症免疫治疗中都扮演着重要的角色。

~

疫苗是免疫疗法中最成功的一种，人们对它的了解已有数百年。其生物学机制便依赖于适应性免疫系统。

疫苗使用未来将会出现的无害疾病样本对免疫系统细胞进行训练。这样，免疫系统就能够对任何看起来跟样本类似的入侵者建立防御机制。之后，一旦活体病毒出现，免疫大军就会严阵以待。[3]

B细胞和T细胞都参与免疫力的创建。B细胞先被发现，也就先获得了知名度。

免疫细胞在进入血液之前，会先在骨髓干细胞中发育成熟。B细胞[4]有一种独特的方法使我们免受致病因素的侵害。它们不直接杀死疾病细胞，而是制造抗体。抗体是一种黏性"Y"形分子，能够紧紧抓住外来或异己细胞，并给它们画上死亡标记。

抗体最初被称为抗毒素，因为它们被认为是血液中可以中和毒素的物质——为病毒量身定制的小型解毒剂，像钥匙开锁一样将毒素一一消灭。

B细胞（和T细胞）需要做好准备识别任何异己物质，而这种做法之所以有效，是因为异己、外来或病变的细胞看起来与正常人体细胞不同，至少有辨别力的免疫系统可以识别出来。它们表面上就有区别，即细胞的外部结构不同。外来或病变细胞的表面有外来蛋白质。分子标记是一种独特的坏细胞指纹。这些外来蛋白质在异己细胞表面暴露身份的指纹排列被称为*抗原*。

通过设计精妙的基因随机混合匹配，B细胞能创造出1亿种不同的变异抗体，从而能识别有不可知威胁的抗原指纹。如此多样性足以确保至少有一种能匹配有数百万种蛋白质排列可能的外来抗原。每个B细胞都能产生抗体以适应随机分配的抗原类型，这像是以类似彩票的方式识别随机的陌生人。每个可能的组合都被一个或另一个B细胞覆盖。只需一个抗体识别出一个外来抗原，免疫反应就可以启动。

工作原理如下：

约有30亿个B细胞在血液中游荡，每个细胞外层都覆盖着黏性抗体，用来与它可能永远不会遇到甚至可能不存在的疾病抗原相匹配。[5]B细胞短暂生命中的大部分时间都在四处游荡，直到碰巧遇到与其相匹配的病原体（如陌生的细菌、病毒、真菌或寄生虫）的独特抗原。

如果B细胞遇到的抗原恰好与其抗体的独特抗原受体（抗原受体就像圣诞火腿上的丁香那样扎在B细胞表面）完全匹配，那么B细胞就会立即行动，克隆自己，创造出与自己完全一样的"孩子们"——其所有细胞都有相同的"正确"抗体。

仅需12个小时，该B细胞就可以创造出两万个自己的克隆副本，这个过程会持续一周。B细胞克隆大军的每个新成员也会成为新的"工厂"，继续生产针对该疾病细胞的抗体。

到了进攻的时候，B细胞表面的抗体像黏性导弹一样以每秒2 000枚的速度飞出。每个抗体导弹都只有一个目标：外来细胞上独特的异己抗原，其他的它们无暇顾及。抗体会发现并黏住这些抗原，像黏在狗身上的毛刺一样，开始不断累积。这不仅能牵制住疾病细胞，更让它像个闪烁的霓虹灯，吸引游荡在周围斑点状的巨噬细胞的注意，让它们来大快朵颐。抗体也会黏在巨噬细胞上，将它们跟自己的晚餐绑在一起。这似乎还能进一步刺激这些"自然的小清洁工"的食欲。（这个过程被称为*调理吞噬作用*，源于德语的"准备进食"。）外来入侵细胞则会被困在这里，慢慢被吞噬殆尽。

这是一种极其优雅且复杂的防御方式，可在大约一周内增强对新疾病的反应。威胁解除后，B细胞军队的大部分也会消失，只留一个小军团，记住发生过的一切，准备好在威胁再度出现时采取行动。

这就是所谓的免疫。

B细胞和T细胞在光学显微镜下看起来几乎相同。（这也是20世纪的大部分时间人们没有发现T细胞的部分原因。）与B细胞一样，T细胞也会识别外来抗原并制造克隆大军对其发起进攻。但T细胞识别和消灭致病细胞的方式完全不同。

~

最终，生物学家才明白，所有这些在显微镜下看起来如此相似的白细胞其实外观和功能并不完全相同。到20世纪50年代，人们已经观察到一些小淋巴细胞（免疫细胞）在人体中的传播方式也不同。

B细胞源于骨髓，在血液中传播一段时间就会死亡。但其中一些类B细胞会绕个弯路进入位于人类胸骨后侧的神秘蝴蝶状腺体，也就是胸腺。人们观察到这些细胞有很多从胸腺返回到血液中。更奇怪的是，出来的比进去的还多。它们的数量是B细胞总数的4倍还多，然而人体内淋巴细胞的总数似乎保持不变。

那这些细胞去哪里了呢？淋巴细胞消失的谜团直到1968年才被解开，一项实验追踪了这些细胞，并发现从胸腺流入血液的奇怪类B细胞与后来通过胸腺循环返回的细胞相同，有一部分细胞还有去无回，就好像它们在这个奇怪的腺体[6]中被制造、回收和改造一样。

实验表明，通过胸腺循环的淋巴细胞实际上与我们熟悉的B细胞非常不同。这些细胞似乎专门负责免疫反应的特定方面，例如外科移植后的器官排斥反应。

认为所有淋巴细胞都像B细胞一样源于骨髓的生物学模型与新观察结果不符。这就引出了一个问题：是否存在一种不同的淋巴细胞，来自胸腺而非骨髓？参与适应性免疫的白细胞有可能不是B细胞？如果是这样，这种源于胸腺的细胞应该叫什么呢？

这是一个极具争议的问题。年轻研究员J.F.A.P.米勒在1968年的免疫学会议上向同事提出假设，也许应该考虑到淋巴细胞有两种不同类型——来自骨髓的B细胞产生抗体，和来自胸腺的T细胞以其他某种方式工作——他得到的公开回应是B和T是"bullshit"（胡说八道）的首尾字母。[7]

但是，米勒当然是正确的。直到1970年人们才普遍认为这些T淋巴细胞不同于制造抗体的B细胞。

5年之后，情况变得更加复杂——或换个角度来看，也可以说是更清晰了——因为后来人们意识到，T细胞也分为很多类型。

免疫学家将两种具有典型特质的主要细胞定义为"CD8"和"CD4"，但它们更广为人知的名字分别是"杀手"和"帮手"。[8]*杀手T细胞*是免疫团队中专心致志的出击者，而*帮手T细胞*则担任团队的四分卫，通过传播一系列复杂化学信号或细胞因子来"辅助"协调更广泛的免疫防御计划。[9]

更大的免疫版图终于解释得通了。T细胞是一直缺失的一块，它的发现为人类对病症和疾病反应的大部分观察提供了可行的解释。

解释是这样的。

先天免疫系统的细胞对熟悉的入侵者（常见嫌疑犯）反应迅速。通常它们完全能胜任这项工作。有时它们能在请求增援的同时阻止入侵者，但有时入侵者并非常见疾病，这就需要做出适应性反应。

同时，适应性免疫系统的B细胞和T细胞已经开始制造数十亿个自身副本来增强反应。这是一支碰巧识别了外来抗原的克隆细胞大军。这个过程需要5~7天。

有时，防御就像摔角游戏。B细胞抗体困住细菌和病毒这些通过皮肤和黏膜进入血液的坏家伙，类似于蜘蛛侠用蛛网把坏人困住，便于之后集中处理。它们把入侵细胞打包并标记，等待巨噬细胞来饱餐一顿。

但B细胞并不能总是及时阻止所有入侵者。有时，病原体会侵入人体，冲破防御系统并感染体内细胞。

病毒将其DNA注入人体细胞。一旦成功，B细胞用抗体阻止就为时已晚。被感染的体细胞最终成为病毒的工厂，制造更多病毒，为疾病增援。为预防这种情况并保护身体，就需要杀死受感染的细胞。

如果病毒成功进入正常的人体细胞并将其感染，那么该人体细胞就会发生变化。它会开始在细胞表面表达出不同的蛋白质，外观变得不同，成为异己细胞。

此时，需要由T细胞识别出受感染的自体细胞产生的新外来抗原，并近距离、一对一地将其消灭。识别病体细胞、锁定外来抗原并杀死病体细胞是T细胞的专长。

击败入侵者后，大部分免疫克隆军队也随之消失，仍旧留下一部分细胞作为记录。如果入侵者再次出现，就不需要再用一周的时间来克隆一支新防御军队。因为身体已经准备好了。

这才是免疫。

关于免疫的版图还并不完整。（它还更复杂、更有趣，人类还在持续探索。

可以说免疫系统是一片广袤而奇异的珊瑚礁生态系统，而这里描述的不过是个小金鱼缸罢了。）但对于试图弄清楚免疫系统如何运作的科学家来说，这种B细胞和T细胞的新模型几乎能够匹配目前已观察到的所有疾病，除了一个过度刺眼的可怕特例。

~

癌症就是特例。它是病态的体细胞，已经不再是自体细胞。但这些细胞没有被感染，而是发生了变异。这是一种T细胞似乎无法识别的疾病。

大多数科学家认为，免疫系统无法将其识别为外来细胞的原因是癌细胞与正常的自体细胞太相似。这种观念得到大多数癌症研究人员、肿瘤学家和免疫学家的认同，也与大多数关于癌症的观察结果非常吻合。免疫系统并不会攻击癌细胞。直到癌症不受控制地蔓延挤压到了重要器官，患者才会感到不适。在那之前，没有任何击退入侵病菌的常见症状——没有发烧、炎症，甚至都不流鼻涕。这是规则，没有例外。

这意味着，想要帮助免疫系统完成其本职工作，识别并杀死癌细胞的想法是行不通的。

~

关于这一点的科学共识已经相当完善并难以反驳。癌症疫苗失败了。患者在镜子中发现肿瘤的速度都比免疫系统快。

有些人在理论上相信在突变细胞成为癌症之前，免疫系统已识别并杀死了其中大部分，而即使是他们也承认"对于癌症，几乎没理由乐观"[10]和"免疫监视概念的最大问题是它在动物实验中不能被证明"[11]。

也没有其他数据或证据。

却有各种故事。

古往今来，历史学家和医生都惊叹于这些癌症的"自发缓解"[12]案例，例如13世纪基督徒佩莱格灵的神奇治愈[13]，他后来还被封为癌症守护神。这些故事看似是奇迹或魔法，但对少数有幸亲眼见证它们的科学家来说，这些突然彻底治愈癌症的方法太过诱人，需要科学解释。

1891年，威廉·科利遇到了弗雷德·斯坦。

1968年，史蒂文·罗森伯格则遇到了詹姆斯·德安吉洛。[14]

~

治疗成功的最初希望来自对无辅助的自然完成治疗效率的观察……这些案例虽然罕见，却是我们的希望之光。

——阿尔弗雷德·皮尔斯·古尔德，《布拉德肖癌症演讲》，1910年

1968年的一个夏日，一位63岁的朝鲜战争老兵走进马萨诸塞州西罗克斯伯里的退伍军人医院急诊室，说自己腹部剧痛。史蒂文·罗森伯格医生当时28岁，是外科住院医师，负责处理所有门诊患者。起初在他看来，詹姆斯·德安吉洛只是个满脸胡茬、需要常规胆囊手术的老兵。但在体检过程中，罗森伯格发现患者腹部有个巨大的疤痕，还有令人费解的病史。

11年前，詹姆斯·德安吉洛曾因胃癌在同一家医院接受过治疗。他的外科医生切除了一个橙子大小的肿瘤，却在他的肝脏和腹部发现了像鹿弹一样的小囊肿——这在1957年相当于被判了死刑，在1968年也同样如此。肆虐的术后细菌感染令德安吉洛的预后更加悲观。最后，德安吉洛被送回家时，60%的胃都已被切除。这位一周四瓶酒、一天两包烟的癌症4期患者，活过一年的希望都很

渺茫。[15]然而11年后，他出现在罗森伯格的检查台上，生龙活虎。

罗森伯格要求退伍军人医院的病理学家从仓库中取出德安吉洛当时的活检切片。诊断无误，德安吉洛的确患有胃癌——极具侵略性和致命性的癌症。

癌症是不是还在？在不重要的器官中缓慢生长？因为要切除德安吉洛的胆囊，所以年轻的罗森伯格医生可以亲自寻找。他在腹壁上没发现什么，在柔软、充满弹性的肝脏中也没有收获。"用触摸的方法很容易识别肿瘤。它与正常组织的质地不同——坚韧、扎实、没弹性，甚至有些格格不入。"他后来写道。[16]根据详细的手术记录，11年前，肝脏里有几个大而致密的肿瘤。现在一个都没有，也没有藏在其他器官中。罗森伯格于是从零开始复查，但是癌症真的消失了。

"这位男性患有无法治愈的致命癌症，本应很快就会被夺去生命，"他写道，"他没有接受我们或其他任何机构的治疗，但他痊愈了。"[17]德安吉洛战胜了自己的癌症，这只有一种可能——他的免疫系统。

罗森伯格指出，这正是免疫系统的分内工作。[18]免疫细胞将属于身体的细胞（自体细胞）与不属于身体的细胞（外来或异己细胞）区分开来。如果免疫系统反应过度，那就是过敏。如果它误将正常自体细胞识别成外来细胞并开展攻击，那就是自身免疫性疾病。那就糟糕了。癌症因被认为与正常自体细胞太相似而无法被免疫系统识别。这些罗森伯格在攻读医学博士学位期间已经研究过了，但德安吉洛的案例却暗示着别的可能性。他没有自身免疫性疾病，但他的免疫系统以某种方式注意到了癌症并战胜了它。除此之外，没有别的解释。

"假设他的免疫系统摧毁了癌症，"罗森伯格写道，"那其他人的免疫系统是否也可以？"德安吉洛的血液似乎携带着神秘的免疫物质，"不仅是白细胞，还有许多结合起来产生免疫反应的物质"。罗森伯格开始怀疑，是否有可能将这些免疫反应元素转移到另一名患者身上？

罗森伯格接下来所做的一切放在今天是后果不堪设想的，但参与的两名患者都欣然同意，而且罗森伯格一心只关注治疗结果，而且越快越好。他搜索了医院记录，发现了另一名与德安吉洛血型相同的胃癌患者。罗森伯格记得，当他向德安吉洛解释他的计划时，德安吉洛笑了。"他经历过比这糟糕百倍的事情，而且也没帮到什么人。他很乐意尝试，而且发自肺腑地希望能有效。"胃癌晚期患者的希望不止于此。另一位患者身穿浴袍，气喘吁吁、瘦弱不堪、形容枯槁，曾经是个赌徒。"他苦笑着开玩笑说，他一生都在碰运气，但运气从来没来过，他觉得这次可能是时候了。"罗森伯格回忆道。如果另一个人的血可以治愈他，他愿意再赌这一次。

但没有成功。输入的血液没有任何作用，患者很快死于癌症。罗森伯格的实验失败了。不过，他并不怀疑自己所看到的一切。

"有些东西开始在我心中燃烧，"他写道，"一种从未熄灭的东西。"

1974年7月1日，也就是他结束外科住院医师生涯的第二天，罗森伯格成为马里兰州贝塞斯达国家癌症研究所的外科主任，拥有近100名员工和一个实验室。他将致力于复制1968年亲眼所见的基于免疫的癌症治疗法。[19]

罗森伯格并不是唯一关注基于免疫的癌症疗法的研究人员。但在那些年里，很少有人像罗森伯格那样努力或取得过如此巨大的成就。更重要的是，没有人能从国会获得资金支持，大部分是空头支票，而这对吸引世界各地最为优秀的科学人才大有裨益。在接下来的几十年里，美国国立卫生研究院繁忙的国家癌症研究所实验室里，科学家们兢兢业业地维持着癌症免疫治疗领域的活力，推动其不断向前发展。令首席外科医生保持活力并继续前进的动力来源似乎是强大的内心、烧焦的咖啡和攻克癌症的专注力。生于布朗克斯、在波兰大屠杀中幸存的他，在34岁时雄心勃勃，急于成名并改变世界。他要战胜癌症。这是份没有节假日的工作，只有这一条路可以走。他确信成功的关键是使免疫细胞识别肿瘤抗原。

当时，科学界已达成共识，认为这是误导和徒劳，但也有人相信这种机制存在于人体内并等待被唤醒，罗森伯格就是其中一员。从内科角度看，他知道免疫系统受损的人比免疫系统正常的人患癌症的概率更高。作为移植外科医生，他曾见过癌症——可能只有少数隐形的细胞在捐赠的肾脏上移动——在免疫抑制的器官接受者体内突然大量繁殖，直到免疫系统恢复后才被消灭。他见识过移植物抗宿主病的可怕，即患者的免疫系统认为移植器官是异物而排斥它。虽然这很可怕，但它显示了免疫系统的力量。这种力量如果能被用来对抗癌症，将多么美妙。

世界各地的其他实验室也在试图激发这种美妙的反应。其中几个实验室[20]正在寻求类似科利[21]的方法进行免疫治疗。其中一种是将与结核病相关的名为卡介苗[22]的细菌注射到肿瘤中，引发对外来细菌蛋白质的广泛免疫反应，从而攻击肿瘤本身。这种做法取得了一些成功。

但这种方法对罗森伯格没有太大吸引力。他认为毒素和卡介苗是一种"宽泛"和"生硬"的方法，是一种"几乎没有真正理论原理"的免疫疗法，跟高呼"万福马利亚"以求获得庇佑没什么区别。他的想法是通过基于对T淋巴细胞的最新科学认知的机制，专注于针对肿瘤抗原的治疗方案。

罗森伯格最初从事医学工作时，免疫学教科书甚至没有*淋巴细胞*这个词。现在，人们已经知道其有两种类型，B细胞产生抗体，T细胞识别供体器官细胞上的陌生蛋白质，也会导致器官排斥和移植物抗宿主病。如果T细胞能区分不同宿主，那它们肯定也能区分健康自体细胞与其癌变的"表亲"。

一些小鼠研究表明，T细胞或许可以识别癌细胞上的抗原，罗森伯格认同该结论。[23]还有研究表明，T细胞可以通过手术转移到另一只植入相同肿瘤的小鼠身上，并杀死其体内的肿瘤，就像杀死原宿主体内的肿瘤一样。罗森伯格也认同该研究结果。

6年前，罗森伯格曾试图在罗克斯伯里退伍军人医院用人类而不是小鼠复制该实验。但实验失败，而且是惨败。尽管如此，他仍然对该原理深信不疑。

罗森伯格认为，德安吉洛的T细胞可以识别他的胃癌抗原，就像免疫系统接种了某种癌症疫苗一样。通过输血将其转移给另一名患者时，这种癌症疫苗显然没有完成同样的工作，但这两名患者的肿瘤也并不完全相同，抗原指纹并不完全一致。但是，如果他能够培养出针对患者肿瘤的T细胞，又会怎么样呢？

在美国国立卫生研究院国家癌症研究所，他和他的同事正对此进行尝试，试验的对象是猪。[24]罗森伯格回忆说，这是一项艰苦的工作——程序包括"将猪吊到手术台上，对它们进行麻醉和插管，像进行所有杀菌手术一样彻底消毒"。然后外科医生将取自人类患者的小块肿瘤样本植入猪的肠道内壁。

几周后，猪对外来的人类癌细胞抗原产生了免疫反应，并建立了T细胞克隆大军，数十亿个细胞都能识别肿瘤抗原并杀死这些肿瘤。然后，罗森伯格的团队采集了猪的脾脏和最靠近植入肿瘤的淋巴结——T细胞大军最集中的部位——并将其带回实验室，在过滤器中提取淋巴细胞。第一个接受实验的患者是一位来自宾夕法尼亚州的24岁女性[25]，她患有侵袭性恶性肿瘤并且没有更好的治疗选择，甚至腿部截肢手术也没有阻止癌症扩散。

1977年11月15日，经国家癌症研究所临床研究委员会的批准，罗森伯格团队为她注射了5毫升的T细胞。这些T细胞由医生团队提前使用她的肿瘤切片在猪体内繁殖产生。她对该测试剂量耐受，于是继续加大剂量。最终在1小时内注入了约50亿个细胞。她开始发高烧并出现荨麻疹，但很快就稳定了。研究小组希望这种反应意味着她的身体会产生针对癌症的免疫反应。但当她几周后回来复查时，计算机断层扫描结果显示癌症仍在肆虐，治疗效果不佳。两年的酝酿换回的是毁灭性的失败。

在实验室一直忙于用猪做实验的同时，同属国家癌症研究所[26]的另外三名研究员[27]发表了一篇论文，概述了一项结果出乎意料的实验。这些研究员一直致力于人类血液和骨髓中的癌症——白血病——的研究。他们曾试图在实验室培养这种疾病，但当他们检查培养槽时却发现意外培养出了大量健康的人类T细胞。

后续调查表明，这起幸运的意外是由免疫细胞产生的化学信使——细胞因子——引发的。细胞因子似乎充当了T细胞的生长血清，因此研究人员也称其为"T细胞生长因子"。最终，它会以白细胞介素–2或IL-2[28]闻名。对专注于研究T细胞的人员来说，IL-2似乎正是他们所需要的"肥料"。

如果肿瘤细胞确实具有人类T细胞可以识别的抗原，它们就应该能像其他任何病态细胞或异己细胞一样，成为众矢之的直至被消灭。肯定有什么东西阻止了这一程序的发生。罗森伯格实验室不知道它到底是什么——没人知道——但他们想知道是否可以用海啸般的T细胞来压倒这种抵抗。

每个人都有大约3 000亿个T细胞在体内循环，每个T细胞都是一张彩票，随机调整到任一可能的抗原识别组合。虽然听起来是个庞大的数字，但只有那些识别受感染或患病细胞抗原指纹的T细胞才会激活反应。免疫系统无法预测抗原指纹是什么。因此，这3 000亿种组合需要负责可能出现的每一种潜在抗原，并具备与之配备的潜力。这意味着面对抗原"彩票"，这3 000亿种可能的组合中最多只有几十个T细胞能"中奖"——在抗原碰巧出现的时候，具备识别抗原的正确受体。

但是，如果通过增加T细胞的数量来增加概率呢？3 000亿个T细胞中肯定有一个具有与肿瘤抗原相匹配的"中奖"受体。理想情况下，研究人员找出了匹配的那个，并用白细胞介素–2肥料制作10亿份复制品，再将其输回患者体内。至少，如果能诱导这3 000亿个T细胞进行复制，那么最终会得到所有可能组合的更多版本——包括恰好与肿瘤抗原匹配的那个版本的更多副本。这就意味着得到了1 200万张中奖彩票，而不是12张。

罗森伯格会见了IL-2研究报告的作者。1977年9月26日，他按照借来的用小鼠制造IL-2的配方在自己的实验室中进行了尝试。他的实验室将这种强大的药剂添加到10 000个T细胞培养皿中。5天后，他们观察到培养物已经增加到120万个细胞。

多一些固然是好的，但它们还是杀手细胞吗？它们是否还能够识别并消灭癌症？除了在试管中，在活体动物体内，它们仍然能扮演杀手角色吗？最后这个问题是多年来抹杀免疫疗法希望的障碍。另一个终极障碍是：这一切在人类身上适用吗？

对来到过这个国家资助实验室的众多才华横溢的年轻研究员来说，这个问题将耗费掉他们多年的时光。由于难以获得足够量的IL-2，研究进度也大大放缓。这是个耗时的科研项目，相对于研究人员，时间问题对小鼠来说更加严峻。到20世纪80年代初，随着基因工程和分子生物学新技术的出现，状况发生了变化。研究人员第一次可以操纵细菌的DNA蓝图，插入基因使它们变成活的化工厂。许多生物技术公司也加入了利用重组DNA生产特效药的竞赛。IL-2是再之后的想法了，当时的目标是大规模生产叫作"干扰素"的细胞因子。

~

像大多数科学故事一样，干扰素的故事始于一个神秘的观察：被病毒A（裂谷热病毒）感染的猴子后来对病毒B（黄热病病毒）的感染产生了抵抗能力。

接种疫苗的概念早已为人们所熟知，但1937年在这些猴子身上观察到的却是新现象。与接种疫苗并不相同，这两种病毒之间似乎没有关联，像是不同的生物机制在起作用。后续实验表明，这种神秘现象不仅限于这些猴子或这些病毒，在各种细胞、各种动物中都存在。接触一种病毒（通常是一种较弱的、非致命的病毒）会在某种程度上干扰另一种可能致命的病毒感染宿主细胞的能力。

病毒本质上只是存在于微小的透明圆柱体中的遗传物质。它们不能自行繁殖，只能将基因有效载入宿主细胞。病毒的基因蓝图会重新编写该细胞的遗传机制，以停止制造有助于宿主的蛋白质，转而开始生产病毒。实验表明，事先接触病毒总会以某种方式干扰总体规划，就像大型无线电塔挤掉小电台一样，人们把这种现象称为"干扰"。

整个20世纪四五十年代，对病毒干扰本质的探索是生物学中最有趣的事情，吸引了一代年轻科学家进行研究。如果这种"干扰素"以类似激素的液体形式存在，人们希望它拥有战胜疾病的力量。

终于，1957年，研究人员艾力克·伊萨克斯和让·林登曼找到了这种类似激素的液体。他们巧妙地用流感病毒感染了鸡的细胞膜，然后发现了这种液体。[29]由此产生的清澈、强效的糖浆状物质被证明是一种之前没有被观察到的蛋白质，是动物细胞为应对病毒攻击——以及某些情况下的肿瘤——而产生的三大类细胞因子之一。

干扰素是第一个被高度评价为对抗疾病（包括癌症）时可以作为万用子弹的细胞因子（也有人认为是炒作），而且不会是最后一个。[30]芬兰血库收集的大量捐献血液通过离心技术分离出白细胞，第一批干扰素就是从这些白细胞中被非常费力地挤压出来的，再被越来越细的陶瓷过滤器捣碎，装在眼药水瓶大小的瓶子里。处理流程虽然繁复，成果却一度是世界上最珍贵的产品。

这种情况随着DNA重组技术的发明而改变。到1980年，科学家们已经可以有效操控酵母细胞的DNA蓝图，像生产啤酒一样抽取干扰素蛋白。最终，研究人员有了充足供应，开始测试干扰素的真实性，直面近40年来的炒作传言。人们对《时代》杂志在1980年3月31日的封面故事《癌症的青霉素》中的承诺寄予厚望。

干扰素永远无法满足人们对其压抑已久的热情。研究呈现了优良的科学知识，并提供了重要的生物化学新见解[31]，甚至一些实际的医学应用。但最终公众记住的是它与"癌症的青霉素"的称号距离有多远。最后，《时代》杂志新一轮的报道令公众对干扰素过高的期望彻底破灭。免疫疗法历经坎坷的历史又多了一次令人失望的、过早出现的"尤里卡"*呼喊。

但在1980年，这种失望几乎是无法想象的。干扰素带来的兴奋推动了少数

---

* 原文为"eureka"，意为"我发现了，我找到了"。

可以设计和生产有价值物质的生物技术公司的投机热潮。这些公司很快就开始寻找其他稀缺的生物化学品进行大规模生产。当时，没有什么比罗森伯格实验室里才华横溢的年轻博士后所要求的东西——IL-2——更稀缺、更重要或更有利可图。

~

IL-2是一种非常强大的细胞因子，即使以1∶400 000（一份IL-2比400 000份惰性溶液）的比例稀释也仍然有效。IL-2也会快速降解，防止某场激烈免疫战斗的指令在作战结束之后还在体内危险地回响。它的半衰期不到3分钟，[32]根本不够完成罗森伯格和他的同事们计划的工作。为了继续进行为免疫细胞提供生长信号的实验，特别是在肿瘤抗原识别并激活后的关键时期，还需要更多IL-2。这就意味着更长的实验时间和更多的小鼠。最后，1983年6月12日，斯坦福生物技术衍生公司赛特斯生物科技的首席研究员给罗森伯格送去了惊喜。罗森伯格在参加完会议准备登机离开时，收到了一个来自赛特斯的试管，里面是用基因重组技术生产的IL-2。他把这个地球上最珍贵的小瓶放在上衣口袋里。"我试图隐藏我的兴奋。"他回忆道。他小心翼翼登机的样子让这句话没有任何说服力，要知道，他口袋里的IL-2含量让之前所有的供给量都相形见绌。

小瓶在旅途中安然无恙，推动T细胞增长的实验发展到了之前根本无法想象的程度。更重要的是，罗森伯格还得到承诺，很快就会有更大量的IL-2可供他使用。随着产量的增加，试管变成烧瓶，然后是大桶。研究人员保罗·施皮斯后来计算，试管底部未被使用而浪费掉的基因重组IL-2的量相当于之前牺牲9亿只小鼠才能生产出的天然IL-2的量。

"我感觉好像有一台强大的机器可供我使用，引擎已经蓄势待发，但我却找不到它的钥匙，"罗森伯格后来回忆道，"我曾想过IL-2是否就是那把钥匙，现在我要开始寻找答案了。"

正如被承诺的那样，他的实验室有条不紊地开展实验，并以T细胞可以识别人类癌细胞抗原这一尚未被证实的理论为前提。他们有两种主要的方法来使用IL–2培养可能战胜癌症的T细胞军队。一种方法是提取患者的T细胞，用IL–2给它们"施肥"，然后将T细胞的强化部队重新注入患者体内；另一种方法是将IL–2直接注入患者的血液中，以促进和支持免疫系统开始自然启动的反应。

在剂量足够的前提下，这两种方法在小鼠身上都有效。但到1984年11月，实验再次证明，在小鼠模型中起作用的疗法无法转换为人类的治疗方案。[33]

"这也许是第一次，有一部分的我开始怀疑自己选择的这条路。"罗森伯格后来接受了自己的怀疑。这是这位强硬的外科主任对自我怀疑的罕见坦白，也是对人类利益和严峻失败的轻描淡写。国会希望花在抗癌战争上的数亿美元能有成果。罗森伯格在政府实验室，把巨额公款都花在了小鼠和猪的身上，有过连续66次的"失败"记录——66个他渐渐熟识、试图救助，但换了一种又一种方法也未能拯救的患者。

终于在1984年11月29日，他急切地想要成功，于是尝试了两种方法并用的方案，同时将这种强效细胞因子的剂量提高到之前的两倍。

研究小组将一团IL–2强化后的T细胞注射回病患——名为琳达·泰勒的女性——体内，她是前海军士兵和武官，患有恶性黑色素瘤，对其他治疗均无反应。在近1小时的时间里，34亿个细胞通过注射进入她体内。之后她接受了大量IL–2注射以维持免疫作用，每天超4 000万单位，持续6天。

泰勒对联合治疗有了反应。几周内，肿瘤开始变小和变软，在显微镜下，可以看到坏死的组织，死亡的肿瘤。到次年3月，泰勒的扫描结果显示她根本没有癌症。"癌症彻底消失了。"罗森伯格在报告中写道。成功了。他有一种全新的紧迫感，想"更极力地"让更多患者接受这种联合疗法。

更大范围的研究结果喜忧参半。治疗仍然对大多数患者没有帮助，而且副作用可能会使人衰弱甚至死亡。罗森伯格对自己和员工的描述是，回访一位有反应的患者会很兴奋，但很快会因隔壁床毫无反应的患者而冷静下来，他们不仅毫无反应，甚至还因副作用而奄奄一息。至于为什么治疗在有些患者身上有效而在其他患者身上完全无效，罗森伯格毫无头绪。因此，虽然治疗提供了一些数据并帮助到了一部分患者，但并没有明确证明任何理论。IL-2治疗法似乎可以清除一些患者的癌症，但对其他患者来说却绝对致命。这个结果不论在情感上还是身体上，都令人筋疲力尽。甚至一些幸存下来的病患，多年后也依旧活在创伤性的痛苦回忆中。

但罗森伯格坚持认为，这些数据在癌症临床试验中并不少见。试验中的患者都知道，虽然试验药物肯定存在风险，但相对而言，不接受任何治疗的死亡率是100%。尽管如此，国家癌症研究所中的一部分人还是想停止治疗。罗森伯格发誓绝不会停止，"除非他们强迫我终止"。最终，他们的确采取了强制措施。

这对罗森伯格来说是一段黑暗时期，但他仍然坚信要继续测试这种疗法的可能性并公布结果，无论好坏。此外，美国国家癌症研究所主席、化疗先驱文森特·T.德维塔博士[34]还要面对来自国会的巨大压力，被要求提供成功的证据来说明投入数百万美元的抗癌斗争的合理性。那年秋天，《新英格兰医学杂志》接受了罗森伯格等人的一篇论文，该论文谨慎报告了23名患者的结果。论文原定于1985年12月发表，但发表前需提前一周发给卫生记者做准备。罗森伯格后来写道，这是个错误。

罗森伯格的科学论文被《财富》杂志的一篇专题报道抢了先。封面是标有"赛特斯公司抗肿瘤白细胞介素-2"的医用液体试管。

封面大标题写着：抗癌突破。

罗森伯格说他差点儿中风。"抗癌突破"，他大声说道，这正是严肃科学家最想要避免的那种夸张说辞。《财富》杂志的封面不负责任且具有误导性。的确，一小部分患者对治疗产生了完全积极的反应，但无法预测谁会是这些幸运儿，以及为什么治疗对某些患者和某些癌症有效，而在其他患者身上会失败。还有一些应答者的复发是致命性的。"我们还没有治愈癌症，"罗森伯格称，"我们只是在石头表面发现了一条裂缝。"

不论如何，在《财富》封面和《新英格兰医学杂志》"特刊"发布的一周后，名为"突破"的精灵就已经从瓶子里出来了。所有主流电视网都在晚间新闻中报道了这一突破性发现。第二天，这则消息登上了《纽约时报》《洛杉矶时报》《今日美国》《华盛顿邮报》《芝加哥论坛报》，以及世界各地数百家报纸的头版。罗森伯格同意和汤姆·布罗考一起巡视病房，希望能纠正耸人听闻的《财富》封面报道，然而报道已经奠定了"突破"的基调。各新闻周刊紧随其后，《时代》杂志进行了大量报道，《新闻周刊》封面上史蒂文·罗森伯格医生慈祥地微笑着。

国家癌症研究所每天都在被记者的采访请求和世界各地癌症患者的无数电话狂轰滥炸。全国各地癌症中心的电话总机很快就被充满希望又走投无路的患者占领。回顾这段炒作，罗森伯格感到困惑不已。他只是发表了工作成果，但从未宣称取得了突破。也许媒体的狂热是因为他已经是晚间新闻上的一张面孔——不仅是国家癌症研究所的外科主任，还是给罗纳德·里根总统做过手术的外科医生。他还在电视直播中直言不讳地告诉全国人民："总统患有癌症。"这是新闻秘书都不敢说的实话。那次新闻发布会和公众对他直率诚实的强烈反对让他感到惊讶。而这次还要糟糕得多。

"随着紧迫感的增强，我试图淡化期望。"罗森伯格后来写道。但罗森伯格为他的工作而活，他的几个同事觉得，即使在他浇灭火焰的同时，似乎也至少有些享受报道带来的热度和光芒。这也是情理之中，报道将他的毕生心血放在了聚光灯下并引起了人们的注意。《人物》杂志将罗森伯格评为"年度人物"之一，他曾将他实验室的发现称为"30年来癌症研究的最大进展"。即使他拒绝了"突破"这种说法，但有时也会使用这个词。

一个星期天的早上，罗森伯格和德维塔空出了几个小时，在哥伦比亚广播公司的《面对国家》节目中露面。在节目录制前与工作人员的谈话中，德维塔提到了一个艰难且私人的病患死亡案例。他觉得需要适当缓和一下当前过于神化该疗法的报道。罗森伯格在《新英格兰医学杂志》发表的涉及23名患者的报告没有提及该死亡案例，之前的新闻报道也从未涉及。简言之，这是独家新闻。几分钟后，节目主持人莱斯利·斯塔尔突然进来打招呼，随口问是否真的发生过与IL-2相关的死亡事件。

罗森伯格从未公开过这个名叫加里·福克的患者。他认为"向媒体公开病患的记分卡"是很冒犯的，他也并不相信媒体能真正理解癌症治疗——任何一种癌症治疗，尤其是实验性治疗——的危险性。日间电视节目当然不是发布科学信息的地方。尽管如此，他也确实没有在任何报道中谈及死亡或可怕的副作用。[35]

罗森伯格说，他决定在斯塔尔提问之前就先发制人，主动讲述福克先生在临床试验中的死亡。但伤害已经造成。关于罗森伯格实验结果的轰动一时的头条新闻让世界上的大多数人第一次接触到了癌症免疫疗法。尽管公众对那次曝光寄予厚望，但它现在突然报复式地重回地球。

"科学家们在公开讨论科学发展时需要寻求一种平衡——在公众的知情权和科学家担心因公众缺乏专业知识而导致误解或不切实际的期望之间取得平衡，"罗森伯格后来反思道，"但在那种情况下，我没能实现这样的平衡。"

但是新闻报道的高峰和低谷并没有改变数据，罗森伯格的实验室从癌症患者身上得出的结果也从未改变。因此，尽管对其确切的生物学机制尚不确定，1992年1月16日，美国食品药品监督管理局还是批准IL-2为晚期肾癌患者的治疗药物。这不是治愈方法，甚至不是首选方法。但罗森伯格自豪地指出，这是美国首次批准仅通过刺激患者免疫系统而起作用的癌症治疗方法。[36]许多研究人员现在认为，结合最新的癌症免疫学进展，例如检查点抑制剂，或许可以证明

IL-2比罗森伯格当时意识到的更重要。但也许最重要的是国家癌症研究所实验室的证据带给世界的一线希望。癌症免疫疗法或许有效，事实上也确实起了作用，但人们对治疗之下的基础科学仍然知之甚少。事实证明，罗森伯格的方法和成功率难以复制，[37]而且大量基础免疫学研究仍尚未开展。尽管如此，癌症免疫治疗就在眼前，在白纸黑字的数据中，也存在于活体患者中。罗森伯格在评估IL-2研究的影响时化用了温斯顿·丘吉尔的话，这既不是结束，也不是开始，而是癌症免疫治疗故事开端的结束。

这一线希望吸引了少数才华横溢的年轻研究员进入该领域，也成功留住了这些少数派。在接下来的几十年里，在国家癌症研究所实验室任职过（或还在任职）的科学家们将在癌症免疫学研究领域成为名震四方的领军人物。

但是对其他所有人——那些"科利"还是一个肮脏词语的时期接受医学训练的肿瘤学家；对不可重复的结果持怀疑态度的研究人员；尤其是面对罗森伯格作为"代言人"、白细胞介素-2的承诺而把它们作为绝症救赎的公众——而言，这是一场灾难。癌症免疫学成为一门太过经常在《时代》封面上高呼"突破"的科学。免疫疗法的高光时刻来了又去，对它的关注也随之而去。

20世纪90年代，基因操作成为潜在癌症治疗最显而易见的未来。致癌基因，即突变时会增加细胞变为癌症可能性的基因，已被识别。抑制基因也已被识别，它们对破坏稳定的突变起作用。研究人员试图将其作为研究目标。很快，又有了靶向治疗和"途径抑制"[38]等尝试。后者是指一种小分子抑制肿瘤血液供应或为生长和分裂提供养分的新陈代谢途径。这些癌症疗法和放疗、化疗以及手术一样，直接针对疾病而不是作用于免疫系统。这很好理解，而且在一定程度上也确实有效。新科学技术的发展使这些药物的制造比以前更容易、更便宜，也更成功，使癌症患者的生命延长数周或数月。这些药物还登上了头条新闻，使免疫疗法研究黯然失色，所获研发资金也远远超越免疫疗法。"突破"之后，"胸部"成了免疫疗法的下一个故事主线。

"我们总寻向有光的地方。"歌德曾说过。癌症免疫疗法的希望仍然只是黑暗中偶尔闪现的光芒。对最优秀、最聪明的年轻科学家来说，癌症免疫治疗显然是职业选择的禁区。大多数20世纪80年代末和90年代毕业的人都被吸引到资金更充足、更有希望的科学领域。一些人开始研发新的化疗或放疗方法。许多人加入了"途径抑制学"的研究。癌症医生坚持着传统的切、烧、毒疗法，这是他们唯一真正信任的武器。

只有少数真正的信徒在坚持基本但必不可少的免疫疗法研究，像罗伊德·欧德、拉尔夫·斯坦曼等研究者。与此同时，罗森伯格在菲尔·格林伯格医生的领导下，已经从IL-2转移到新的靶点和技术上，寻找更好更新的方法来培养和移植可以识别和杀死肿瘤的T细胞大军。[39]虽然年复一年，全国癌症会议上的免疫疗法报告寥寥无几，出席的也都是熟悉的面孔，这些人通常来自资金不足的实验室，但令人想不到的是，还是有很多成功进行癌症免疫治疗的新途径值得一试。这些途径的大致共同点是癌症免疫学家仍然认为T细胞可以识别肿瘤抗原并杀死癌症。[40]

这便引出了我们已经非常熟悉的问题：如果T细胞能够识别癌症抗原（它们的确可以），如果格林伯格和其他人能够培养并刺激T细胞大军，使其识别肿瘤抗原并攻击癌症（他们也确实做到了），为什么癌症患者在没有这种干预的情况下不会对癌症产生免疫反应？如果免疫系统可以看到并杀死肿瘤，为什么不采取行动？我们为什么还会得癌症呢？

有两种可能：要么免疫治疗的结论是错的，要么这个等式中还缺少什么。

问题都很有趣，而罗森伯格更感兴趣的是尽快将实验理论投入临床实践，即使这意味着超越有确切结果的基础免疫学研究。但很明显，这中间缺失了一些环节，有一些未被发现的东西，像是拼图丢了一块。这种东西阻止T细胞被"激活"以对抗癌症，或者在它们完成工作之前就将其关闭。这不是对免疫系统或一般疾病的观察。这种神秘现象似乎只发生在免疫系统与癌细胞相互作用时。

接受过化疗教育的肿瘤学家或分子生物学家会认为这种难以捉摸的*某种东西*听起来很古怪且不科学。[41]这也就意味着癌症免疫疗法根本称不上是科学。信或者不信都取决于你的选择和解读方式。

免疫疗法的怀疑论者（大部分是从事癌症或免疫系统工作的人）认为，阻止免疫疗法起作用的难以捉摸的"某种东西"叫"现实"：癌症和免疫系统没有相互作用，彼此无话可说，也无法强迫这种交流发生。干扰素、IL-2或卡介苗有抗癌效果只是因为T细胞识别到了病毒抗原，而该病毒抗原感染了自体细胞并导致了癌症。没人认为T细胞无法识别被病毒感染的细胞——它们可以。而且的确有些癌症在被病毒（如人乳头状瘤病毒）感染后更容易出现。[42]这符合事实，符合奥卡姆剃刀定律。他们坚持认为，罗森伯格只是对自己的观察进行了错误解读。癌细胞的抗原还不足以被T细胞识别为异物。如果能识别，人们早就可以成功研制出癌症疫苗。然而，这样的疫苗并不存在。

癌症免疫学家可以为此争论不休，也可以指出那一线希望。但归根结底，没有生物学证据来支撑论点。事实上也只有一个能成功的反驳：找到可以解释癌症免疫疗法，使T细胞能可靠识别、定位和杀死癌细胞的*某种东西*。在这场"找东西"大赛中，最成功的将是那些并没有参赛的人。

4

得克萨斯州的尤里卡

机会偏爱有准备的头脑。

——路易斯·巴斯德

最终找到*某种东西*的是一个生活艰难、吹着口琴的得克萨斯人。他甚至不是搞癌症研究的。

吉姆·艾利森（詹姆斯·艾利森）像是介于杰里·加西亚和本·富兰克林之间的人物，兼具音乐家和科学家气质，他用啤酒鼻音和幽默来掩饰自己的急躁和无知。最重要的是，他是个好奇而细心的观察者，除此之外的很多事情他都满不在乎——一个基础科学研究员，心甘情愿犯错99次，只为能对1次。正是这点为他赢得了2018年的诺贝尔奖。

艾利森高中时就已与自己的家乡——得克萨斯州艾丽斯——格格不入。[1]他为了上一门"胆敢提及查尔斯·达尔文的高级生物学课程"而被迫接受函授。那门课在奥斯汀进行，奥斯汀有得克萨斯州最好的公立大学，也有最引人注目的音乐现场。这里非常适合吉姆·艾利森，高中毕业后他就搬了过来，17岁的他注定要成为像他父亲一样的乡村医生。

在奥斯汀，1965年到1973年是热爱音乐的年轻人的好时光。[2]吉姆的蓝调竖琴弹得很好，也很受欢迎。他会在镇上演奏酒吧音乐，或者在卢肯巴赫为孤星乐队伴奏。卢肯巴赫也是威利·尼尔森和威伦·杰宁斯等放浪不羁的新生代乡村歌手游历的地方。[3]那是一段快乐的时光，而医学预科看起来却像是毫无意义的机械记忆。

1965年，吉姆转学生物化学，不再靠机械记忆，而是进入了生物化学实验室，攻读博士学位，研究对象是酶。他正在研究的酶碰巧分解了一种助长小鼠白血病的化学物质。[4]作为生物化学博士候选人，艾利森理应弄清楚这些酶的生物化学机理。[5]但他也很好奇肿瘤发生了什么。

"于是我开始到图书馆阅读这些免疫学资料。"艾利森说。[6]在实验中，酶最终夺走了肿瘤的所有燃料，肿瘤坏死并"消失"——成为一团被巨噬细胞和树突细胞清除的死亡细胞。但从阅读中，艾利森了解到那些像变形虫的斑点状细胞并不都是"垃圾清洁工"，最近的研究表明，它们中有一部分也是"前线记者"，携带着与疾病不断斗争的更新信息。这些更新信息存储在被它们吞噬成短蛋白质片段的死亡和患病细胞中，即疾病细胞残留的独特抗原。巨噬细胞（和树突细胞）冲在最前面，无处不在，嵌入其中。发现异样时，它们会把吞下的异己蛋白质碎片带回淋巴结，四处展示。（淋巴结就像《卡萨布兰卡》里的瑞克咖啡馆。好人、坏人、记者、士兵，巨噬细胞、树突细胞、T细胞、B细胞，甚至病变细胞，都会去瑞克咖啡馆。）[7]就是这样，B细胞和T细胞才能找到它们的抗原并被激活。

巨噬细胞对小鼠的死亡肿瘤组织所做的一切让艾利森想到：这不是跟疫苗发挥作用的模式差不多吗？疫苗将疾病的死亡形式通过接种引入免疫系统，这样免疫系统就可以做好应对疾病的准备，建立一支针对该疾病的T细胞克隆大军，即使疾病侵袭性极强也能与之抗衡。这不就跟他杀死被巨噬细胞清除的肿瘤的做法有异曲同工之妙吗？死亡的肿瘤细胞被巨噬细胞吞噬并四处展示，不就跟疫苗一样吗？所以，他想知道，这是否意味着他的实验以一种迂回的方式为小鼠接种了疫苗？而且疫苗针对的是特殊类型的血癌。这些小鼠是否已经对这种癌症"免疫"了？

"为了进一步研究，我设计了另一个实验。既然小鼠已经被治愈，它们也只是坐着吃东西，不如再次给它们注入肿瘤，但这次不用酶来治疗，看看会发生什么。"但这不是正规实验——没有任何许可，没有写实验方案，什么都没有。他只是在它们屁股上打了一针。然后发生了什么？什么都没发生。"它们没有再患癌症，"艾利森说，"我又给它们注射了10倍的肿瘤剂量，它们仍然没有再次患病。我又注射了5次，仍然安然无恙！肯定发生了什么，而且是非常了不起的事！"

作为一次偶然的尝试，这个实验证明不了什么（"有人说可以在人类身上做一样的事，把自己的肿瘤捣碎然后注射回去之类的，但事情没那么简单"），但这让艾利森第一次看到了免疫系统的神奇和潜力。这是他见过最有趣的事情，也成了他想要研究的课题。他先是在圣地亚哥斯克里普斯研究所做博士后，[8]然后去了得克萨斯州史密斯维尔镇附近的一个小实验室，MD安德森癌症中心。"这是州长批准的经济刺激措施。"艾利森说。场地是捐助的，用的是国家资金。

"这很奇怪，"艾利森说，"实验室在一个约7.3公顷的州立公园中间，[9]这里刚刚建成了一些实验大楼，聘了6名教职员工。我们应该研究的领域是致癌作用（即癌症的起源）。我对此一无所知。"但他已经掌握了一些有助于这些实验工作的免疫学技术。与此同时，艾利森说，MD安德森几乎把他们忘了。[10]"所以他们几乎不管我们。"无论如何，这地方很对艾利森的胃口，至少目前是这样。他的同事跟他同龄，最大的也才三十几岁，是一群聪明、充满激情的科学家。他们在实验室里放着啤酒，经常工作到很晚，在实验中互相帮助，集思广益。

这里完全没有教学或行政职责，配有一辆诺顿突击队850摩托车，还有美国国立卫生研究院和国家癌症研究所提供的充足资金，在这里艾利森可以研究自己真正感兴趣的东西——最近被发现的T细胞。

"那是科学界的一段美好时光，因为人们对免疫学知之甚少，"他说，"我是说，所有人都知道我们有免疫系统，因为有疫苗，却没人知道任何细节。"

没人知道T细胞最初是如何识别病变细胞的。艾利森阅读了他能找到的所有相关学术文献，以及这些文献中引用的文献。"起初，我想说我真是个白痴，完全看不懂。后来我发现，不，他们才是白痴——他们根本不知道自己在说些什么！"

关于T细胞如何识别抗原有很多理论。[11] 其中一种盛行的理论是每个T细胞都拥有独特的受体（从T细胞表面延伸出的特定蛋白质序列）。这些受体能"看到"病变细胞表达的特定抗原，瞄准并与之适配，类似于一把钥匙配一把锁的概念。这是个合理的理论，但实际上没有任何人发现过受体。如果存在，那么应该有很多才对。它们应该散布在T细胞表面黏附的不计其数的蛋白质中。（数量之庞大以至于新发现的都被编了号，像新发现的恒星那样。）[12] 这些"受体"蛋白质理应是某种双链结构的分子。有些实验室非常确信这些受体跟在B细胞上的一样。但艾利森认为这种想法很蠢。

"来自哈佛大学、约翰霍普金斯大学、耶鲁大学和斯坦福大学的很多人声称自己找到的分子就是T细胞受体，"艾利森回忆道，"其中大部分人认为，因为B细胞能生产抗体，所以在T细胞中，受体也肯定是一种类似抗体的东西。"[13]

不管它是什么样子，只要能找到它，理论上就能操控它。如果能控制T细胞受体，就能控制免疫系统杀戮时瞄准的目标。这样的结果可能会对人类产生巨大影响，也会让发现者声名鹊起。

艾利森认为T细胞不仅仅是B细胞的相似版本，也绝非简单的杀手B细胞。如果T细胞存在（确实存在）并且不同于B细胞（的确不同），那么这些差异就是重点。T细胞受体的分子结构使T细胞能"看到"其特定的抗原靶点，这是它区别于B细胞受体的关键之一。它们的外观应该有所不同，因为它们的工作方式不同，完成的工作也不同。

有一次他坐在后排听一位常春藤大学访问学者就此课题的演讲时，有个想法一闪而过。突然间，解决方案似乎那么显而易见：如果能找到一种比较B细胞和T细胞的方法，设计一个实验，将两者放在一起并让它们表面的多余蛋白质相互抵消，那么受体就应该是没有被抵消的分子。像在干草堆里找一根针，他的办法相当于点燃干草堆，然后筛掉灰烬，剩下的就是他要找的针。

他急忙赶到实验室开始工作。"这是第一次成功，"他说，"我找到了一个东西，它只存在于 T 细胞，B 细胞上没有，其他任何细胞上都没有。[14] 所以它肯定就是 T 细胞受体！"他展示了受体的双链结构——一个 α 链和一个 β 链，并写进了论文。

艾利森希望论文能在同行评议的领先科研期刊上发表。[15] 但不论是《细胞》还是《自然》，或是任何一流同行评审期刊都不愿意发表这位来自得克萨斯州史密斯维尔的初级学者的研究结果。"最后，我将研究结果发表在了名为《免疫学杂志》的新期刊上。"虽然不是《科学》或《新英格兰医学杂志》，但至少是印刷品，而且在世界范围内发行。[16]

"在论文的最后，我写道，'这可能是细胞抗原受体，下面是我认为它是 T 细胞抗原受体的原因'，然后我就把所有理由一一列了出来。"这是对免疫学研究中最大课题的大胆声明。"没有人注意到这篇文章，"艾利森说，"除了一个实验室。"

该实验室由加利福尼亚大学圣地亚哥分校的著名生物学家菲丽帕·马拉克领导。她的实验室（与丈夫约翰·卡普勒博士共享）尚未鉴定出 T 细胞受体，但他们拥有一项技术可以验证艾利森的结果是否正确。马拉克博士复制了艾利森的实验，并准确命中了艾利森识别出的蛋白质，而且仅限该蛋白质。这个结果令人震惊，尤其是它还来自马拉克从未听说过的实验室。艾利森说她打电话过来告知自己正在组织戈登会议——精英闭门会议，相当于科学界的达沃斯。马拉克博士邀请他出席，艾利森顿时有种自己被邀请进入大联盟的感觉。

戈登会议帮助这位傲慢的年轻科学家登上了学术版图，并为他赢得了斯坦福大学客座教授的职位。既然已经鉴定出了 T 细胞抗原受体，也明确了其双链分子结构，那么接下来争夺更大奖项的竞赛就是绘制这些蛋白质的基因蓝图，即 T

细胞脱氧核糖核酸中的基因编码。

"当时人们刚刚找到办法处理脱氧核糖核酸并克隆基因，所以大家都在尝试克隆这种'T细胞受体蛋白'的基因，"艾利森说，"20年，甚至25年来，这一直是免疫学的圣杯，没人解决过这个问题。所有人都你争我夺，场面真的很难看。因为每个人都意识到，这场战役最终的战利品就是诺贝尔奖。"

那年8月，斯坦福大学免疫学家马克·戴维斯在三年一度的免疫学世界大会（举办地为日本）上发表了计划外的演讲，宣布他的实验室已经在小鼠体内找到了T细胞受体β链的基因。次年，他在著名英国杂志《自然》上发表了经证实的细节，紧接着，加拿大著名遗传学家和生物学家麦德华就发表了论文，阐述如何在人体内成功识别出T细胞受体β链基因。这样就只剩T细胞受体基因的另一半了，即α链。麻省理工学院免疫学家利根川进宣讲这一成就时，戴维斯和他的合作伙伴兼妻子简月秀博士也坐在观众席。[17]几年前，戴维斯与利根川进分享了自己实验室的基因克隆技术，现在他觉得自己为此付出了代价。在回家的飞机上，简告诉丈夫，她认为在利根川进幻灯片中类似条形码的"指纹"应该就是α链。戴维斯嗅到了机会的味道。他们冲回实验室，对利根川进幻灯片中似乎已经明确的基因连续不断地研究，撰写论文，并于晚上7点用敦豪航空货运寄往伦敦，由专人送到《自然》杂志编辑的书桌上。几天后，利根川进自己关于α链基因的论文也出现在了同一张桌子上。

这两篇标题几乎相同并宣布相同发现的论文在1984年11月的期刊上接连发表。[18]但严格来说，戴维斯和简的论文先出现在编辑办公室，因此他们获得了终身在生物学教科书中被引用的殊荣。[19]两年后，利根川进以其早期在B细胞基因方面的突破性成就而获得1987年诺贝尔医学奖。此前，还没有人因T细胞受体基因而获诺贝尔奖。之后，利根川进脱离了免疫学研究，转而研究人类记忆的分子基础，即人们记住什么和如何记住，以及人们忘记什么和如何忘记。

~

"总而言之，我们克隆了很多东西，"艾利森说，"但没有一个是对的。最后，我受邀到加利福尼亚大学伯克利分校主持研讨会。当时这还有点争议，因为我从没在大实验室工作过，没上过哈佛，没有像伯克利的大多数教员那样的出身。"所以，两周后伯克利给他了一份全职工作，[20] 所需经费由霍华德休斯医学研究所承担，这让他大吃一惊。艾利森将拥有实验室，享受博士后的薪水，他可以想研究什么就研究什么，还不需要授课。这笔资金或许可以无条件地永远持续下去。他唯一的义务是每三年去一次霍华德休斯医学研究所总部，在50位全球顶尖科学家面前发表25分钟的演讲，并展示他在T细胞研究方面的工作成果。[21]

与10年前他刚开始关注T细胞时相比，艾利森在伯克利的工作使他对T细胞有了更深入的了解。现在人们已经普遍认同有不同种类的T细胞，它们各有所长，协调对抗疾病的免疫反应。一些T细胞通过细胞因子发出的化学指令来"帮助"免疫反应，就像橄榄球队里的四分卫。另一些T细胞，如杀手T细胞，会一对一地杀死受感染的细胞——通常是通过化学指令让这些细胞自杀。上述程序以及更多其他程序仅在T细胞被"激活"时才会启动。激活是对疾病的适应性免疫反应的开端，在此之前，T细胞只是漂浮在周围等待着。那么，是什么激活了T细胞？是什么动员它们起来对抗疾病？

"我们当时认为T细胞抗原受体是启动开关。"艾利森说，这是很自然的假设。

直到T细胞受体明确后，他们才意识到这种假设也不太对。[22]T细胞受体可以"看到"患病细胞的外来抗原，也会像锁和钥匙一样匹配绑定。但抗原这把钥匙不足以激活T细胞。[23]它并不是"启动"信号。

"刚知道的时候，我说，'哇，这太酷了，T细胞甚至更复杂'，你知道吗？

它给拼图带来了更多谜团，让一切变得更有趣了。"

如果用抗原激活T细胞受体不是激活T细胞所需的唯一信号，那就意味着还需要另一种分子，也许是几种，来共同刺激。[24] 也许T细胞需要两个信号，就像开保险箱需要两把钥匙，也像启动汽车时需要先用钥匙点火，再踩油门，车才能行驶。但T细胞的"油门"在哪儿？[25] 短短3年后，"油门"就被找到了，它是T细胞表面的另一种分子CD28。[26] CD的意思是"分化群"，相当于"与周围其他相似物明显不同的东西"。

CD28[27] 是激活T细胞的第二个信号。[28] 这很重要，但艾利森和其他研究人员很快发现，事情并非如此简单。向T细胞受体提供正确的抗原钥匙，*并且*在CD28的共同刺激下，的确可以激活T细胞，但是在小鼠模型中重复该反应时，T细胞通常会停滞不前。就好像已经找到了点火器钥匙和油门踏板，但仍需要*第三个*信号才能让T细胞"启动"。所以研究人员的新任务就是去寻找第三个信号。

艾利森的博士后学生马修·"麦克斯"·克鲁梅尔将蛋白质CD28的结构与其他分子进行了比较，在电脑处理过的分子照片书中寻找类似的东西——"我们当时把它叫作基因库。"艾利森说。那时的想法是，如果能找到看起来相似的分子，也许它们就有相同的功能并具有一定相关性。克鲁梅尔很快发现了另一种与CD28伸出细胞外的部分（受体部分）有密切家族相似性的分子。[29] 该分子当时刚被鉴定、命名和编号不久。[30] 它是在这一批细胞中被发现的第四种细胞毒性（杀手细胞）T细胞（淋巴细胞）。因此发现它的研究人员皮埃尔·戈尔茨坦将其称为"细胞毒性T淋巴细胞相关蛋白4号"，简称CTLA-4。[31]

与此同时，研究人员杰夫·莱德贝特和彼得·林斯利正在西雅图的百时美施贵宝科研园区研究第三个信号问题。"林斯利制造了一种阻断CTLA-4的抗体。"艾利森回忆道。该科研小组发表了一篇论文，结论认为CTLA-4是第三个"启动"信号，T细胞上的另一个油门踏板，必须被激活才能产生免疫反应。[32]

被其他研究人员赶在他们之前制造出了抗体令克鲁梅尔尤其沮丧，他已经花了3年时间研究抗体，这是他的论文项目。不过艾利森决定不管怎样都要进行更多CTLA–4实验。总有更多东西需要探索。另外，他也并不完全相信林斯利等人彻底揭开了T细胞激活之谜。

"我知道有两种方法可以让车跑得更快，"艾利森说，"一种是踩油门，另一种是松开刹车。"艾利森说，林斯利的科研小组只设计了将CTLA–4看作另一个"开始"信号的实验，本质上是将其看作另一个CD28。"我们将CTLA–4看作'关闭'信号来设计实验，"艾利森说，"果然，实验结果跟我们假设的一致。CTLA–4是'关闭'信号。"[33]

此后，艾利森的实验室对抵抗疾病的T细胞激活所需的步骤有了相对完整的认识。首先，T细胞需通过独特的蛋白质指纹识别患病细胞。换句话说，T细胞需要的是与其细胞受体相匹配的抗原。通常呈递的工作由树突细胞或巨噬细胞完成。与抗原的结合就像转动钥匙发动汽车。

另外两个信号（CD28和CTLA–4）就像汽车的油门和刹车。CTLA–4相当于刹车，而且也是两者中更强大的一个。可以同时踩下刹车和油门（在实验中，克鲁梅尔发现这是一种可以大致控制激活率的方法），但是如果同时踩死，刹车会取代油门，不论发生什么，T细胞也不会被激活。CTLA–4如果受到足够刺激，免疫反应就会停止。

如果这一切听起来很复杂，那是因为它本就复杂，而且是有意为之。艾利森的实验室发现了精细的安全机制，这是更大的制衡框架的一部分，可以防止免疫系统过度运转进而攻击健康的身体细胞。每个安全机制都类似保险丝，如果容易被触发的T细胞被分配给错误的抗原（如正常体细胞上的抗原），保险丝就会熔断。就像是在T细胞变成杀人机器之前，有个声音一直不停问它，*你确定吗？你确定吗？你确定吗？*

正确触发针对病原体的免疫反应可以让人保持健康。然而，针对自体细胞发起的"踩足油门"的免疫反应就是自体免疫疾病：多发性硬化症、克罗恩病、部分类型的糖尿病、类风湿性关节炎、狼疮，还有100多种其他疾病。即使存在这个精心设计的反馈系统，这类疾病也时有发生。因此，T细胞激活的双重检查、双重信号机制只是内置免疫反应中众多冗余和无故障反馈回路中的一个。那些T细胞激活的"检查点"还没被猜到。[34]但是艾利森的实验室，以及芝加哥大学杰夫·布鲁斯通的实验室，同时找到了其中一个检查点。[35]布鲁斯通专注于将这一新发现运用在器官移植和糖尿病的场景下，以抑制不必要的免疫反应。但艾利森对其应用有不一样的想法。

生物学很有意思，疾病奇怪而迷人，免疫学很酷。但艾利森承认，癌症"让我愤怒"。[36]癌症夺走母亲生命的时候，他还是个孩子。[37]她走的时候，他还牵着她的手。他甚至都不知道妈妈得的是什么病，也不知道为什么会有灼伤，只知道她走了。最终，他以这种方式失去了大部分家人，尽管他从未大声说出来，甚至没有对自己说过，但在他内心深处，癌症一直是他原本纯粹科学研究的一个潜在的、实际的结果。现在，他在这里，已经构思了另一个实验，一条通向情感终点站的理性道路。

"我的实验室一直致力于基础免疫学，只有一半内容——甚至更少——跟肿瘤相关，"艾利森说，"但我有个做过一些肿瘤研究的博士后——德纳·李奇。夏末，我写完了实验计划。我说，你要给部分小鼠注射肿瘤细胞，然后注射这种'CTLA-4阻断'抗体。给另一部分小鼠也注射肿瘤细胞，但不注射CTLA-4阻断抗体，看看会怎么样。"11月，博士后返回了结果：获得CTLA-4阻断抗体的小鼠，癌症痊愈，肿瘤消失。而没有被阻断CTLA-4的小鼠，肿瘤则继续生长。

艾利森很吃惊，结果甚至不像是实验数据。"数据显示，这是一个'完美'的实验。100%的存活率和100%的死亡率。天啊，当然我是有所期待的，但比率居然是100%。要么是我们治愈了癌症，要么就是实验出了问题。"

艾利森认为必须重新做一次实验。"我们必须重做一次。当时是感恩节,而实验需要几个月的时间。"但艾利森说他的博士后不愿意放弃圣诞假期的欧洲之旅,至少不能是为了一群小鼠。

艾利森让他重置实验。"那你给所有小鼠完成注射,然后想去哪儿就去哪儿。"为了确保观察尽可能不带偏见,艾利森让他的博士后给笼子贴上A、B、C、D的标签。"我来检查小鼠,不要告诉我任何信息。"他说。艾利森负责检查每个对照组,但在结束前,他始终不知道它们具体是哪个组。

"那真是像耕地一样辛苦。"艾利森回忆道。他每天都来,会看到A笼里小鼠的肿瘤似乎越来越大。他会用卡尺测量每个肿瘤,然后在方格纸上记录结果,接着发现B笼的小鼠也一样,肿瘤持续长大。C笼和D笼的小鼠也一样。好多小鼠,好多数据,但趋势似乎一样。这次看起来是100%的失败。

是不是他爱休假的博士后搞砸了实验?艾利森觉得自己的研究受到重创。最后,平安夜他在实验室里盯着4个笼子里的小鼠,所有小鼠的肿瘤都在稳步变大。"我说,'去他的,我再也不量了。我要休息一下'。"

4天后回到实验室,他发现笼子里小鼠的情况发生了巨大变化。有两个笼子里的小鼠肿瘤正在缩小,而另外两个笼子里的小鼠肿瘤则继续生长。揭盲后,他就非常确定了。免疫反应需要时间,像接种疫苗一样,但它的确发生了。一天又一天,这一趋势不断延续,而且速度惊人。最终结果也跟之前一样——100%,完美的实验。

一开始,他也不知道实验最终导向哪里,然而就这样抵达了终点。他们发现了困扰人们几十年的数据背后的生物学机制。肿瘤利用T细胞内置的安全机制,阻止了人体对它们的免疫反应。这是进化,是癌症的生存技巧,或其中之一。如果艾利森可以在小鼠身上阻断这种作用,或许也可以在人体中实现。"突破"并非笼子里的实验结果,而是数据揭示的全新世界观。科学界的尤里卡时刻通常不会像电影里那样激动人心、瞬间发生,这次却和电影一样,T细胞能识别癌症，癌症用一些技巧抑制了T细胞的完全反应，而我们可以对其进行阻断。

还有什么可能性？这个问题和由此产生的新希望才是关键所在。这才是真正的突破。

~

CTLA-4最终被确认为T细胞激活时的"检查点"，是T细胞表面凸起的内置切断开关，是自然母亲的杰作，防止体内的杀手细胞失控。艾利森发现它被癌症劫持，被迫关闭（或"下调"）针对癌症的免疫反应。

艾利森实验室制造的抗体能找到并匹配CTLA-4受体，就像断在锁里的钥匙。它阻断了检查点，癌症就无法再利用它。所以有些生物学家将这种检查点抑制剂的作用比喻成在飞驰汽车的刹车踏板下塞一块砖头。

检查点抑制技术与之前癌症免疫疗法的成功案例不同，后者试图诱导、增强或"加速"对癌症的免疫反应。检查点抑制则是阻止癌症关闭身体对它的天然免疫反应。

数十年来，面对始终无法找到可靠的癌症免疫疗法这一问题，研究人员一直在苦苦追寻答案。很多人都认为问题出在了T细胞无法识别癌症抗原上，这意味着癌症的免疫治疗从最开始就毫无意义。艾利森实验室却给出了不一样的答案。T细胞可以识别癌症，但CTLA-4受体像刹车一样阻止了免疫反应。用抗体来阻断或抑制检查点可能是癌症免疫学家一直在寻找的那块拼图。[38]

艾利森的实验室[39]已经有了阻断T细胞中CTLA-4受体的抗体。他们相信能够赶在癌症关闭T细胞激活机制之前阻止癌细胞。理论上，这是一种可能帮助到癌症患者的潜力药物。为了实现这种潜力，甚至只为了知道它是否奏效，都需要进一步的测试。而规模性测试首先需要的就是大规模生产，但艾利森找不到对此感兴趣的制药公司。

第一个问题在于那是1996年，艾利森四处寻觅的是大部分药品制造商都没有能力生产的药物。最简单也最常见的是小分子药物，量产相对简单。相比于艾利森要求的CTLA-4阻断药物，这类小分子药物的生产过程也简单得多。大部分抗癌药物都是小分子药物，不能治愈癌症，只能攻击癌症，至少可以维持一段时间。"这是当时推动制药业发展的动力，"克鲁梅尔说，"接下来的15年都是如此。"

另一个问题是，虽然CTLA-4阻断药物是一种"抗癌药"，但它的治疗逻辑是不直接作用于癌症，而是作用于免疫系统，释放其能量，使其完成本职工作。

换句话说，就是癌症免疫疗法。之前的癌症免疫疗法都被证明是高风险赌博，生产、测试、营销和分销此类药物（或任何药物）都需要数百万美元的资金和多年的时间。这是大部分公司不愿意或无法承受的，而且大多数肿瘤学家并不信任这种癌症疗法。

现在，艾利森还发现了第三个问题。在CTLA-4首次被发现到艾利森和布鲁斯通的实验室弄明白它的工作原理和功能之间的这些年里，制药巨头百时美施贵宝已经对其申请了临时专利，时间先于艾利森，但基于对CTLA-4工作原理的错误认知。

百时美施贵宝把CTLA-4当作油门来申请专利。专利声称其抗体能作为兴奋剂与CTLA-4结合，提高T细胞活性。艾利森和布鲁斯通的突破性发现是CTLA-4其实是刹车，作用是下调免疫激活。艾利森的独有专利是一种阻断刹车的抗体，用于癌症治疗。艾利森的理论是正确的，而百时美施贵宝是错误的。艾利森和他的博士后们最终会获胜。但就当时而言，与价值数十亿美元的公司意见相左，对他们的销售宣传百害而无一利。

"刚开始是兴奋激动，然后就是像广播里的那种突然安静，"克鲁梅尔说，"安静到能听见果园里蜜蜂的嗡嗡声。"

他们奔波游说了两年才找到大本营，一家位于新泽西的小型制药公司，由达特茅斯医学院[40]的免疫学家团队创立。梅德雷克斯公司不大，不像百时美施贵宝或罗氏制药那么财力雄厚，但他们改造了小鼠基因，使其产生人类抗体（非小鼠抗体）。[41]加上艾利森的专利，他们的小鼠可以成为活体药品生产厂，生产足够用于第一批人体临床试验的CTLA–4抑制剂，这甚至可能成为抗癌药物，帮助全人类。但这个"*可能*"还有15年的漫漫长路要走。更有可能的是，它们只是再次治愈了小鼠的癌症而已。

5

三个E

如果改变看事物的角度，那么所看的事物也会改变。

——马克斯·普朗克

新的发现是CTLA–4是T细胞的检查点，是阻止免疫反应的刹车。阻断检查点就能阻止刹车。艾利森发现，这样做似乎改变了T细胞应对肿瘤的方式，至少在小鼠身上是这样。

更重要的启示是，T细胞上的检查点或许是之前免疫系统一直遗失的一块重要拼图，而完整且成功的免疫系统能对癌症及其他疾病产生免疫反应。免疫反应中有很多重要演员，但在消灭肿瘤方面，T细胞是名副其实的动作明星。大部分癌症免疫疗法都是试图让这位明星大显身手，但大部分都以失败告终。罗森伯格、格林伯格和其他研究人员都希望能增强T细胞的能量，原始数量再加上IL–2的助力就能实现。癌症疫苗则是给T细胞提供它们本应识别并杀灭的癌细胞身上的独特蛋白质。这些方法都基于一个科学前提，即T细胞*可以*将肿瘤识别为异己细胞，识别后就立即采取行动，复制自己然后攻击癌细胞。这似乎并不会规律性地发生在抗癌作战中，IL–2、疫苗和其他尝试的表现也并不稳定。多年来困扰人们的问题都是，为什么会这样呢？

"我找到了，"艾利森后来说道，既是找到了这个问题的答案，也是找到了阻止T细胞激活与攻击的检查点之一，[1]"但我还没有证据。"

证据还在其他科学家的实验室里缓慢成型，他们深陷免疫系统和癌症交错的战壕中。实验跟艾利森个人没有丝毫关系，也跟CTLA-4完全无关，却将艾利森在伯克利对检查点分子的研究放入了已延续数亿年的生物学叙事中。他们把一个发现，即"是什么"，变成"为什么"和"然后呢"。艾利森找到了一块独一无二的拼图，同时其他科学家发现了一整幅进化图，而这幅图正好缺了艾利森那块。

~

随便跟过去50年做癌症免疫学研究的人聊天，你一定会反复听到一些名字，但很少有人比罗伊德·欧德博士更虔诚。[2]在癌症免疫学最黑暗的岁月里，欧德可以说是它的代言人。他就职于纽约的斯隆-凯特琳癌症中心，是训练有素的免疫学专家，也是广受尊敬的学者和研究员。他投身声誉良好的科学研究，也不忘科学界的"红发继子"。[3]欧德并没有继承科利的研究，但在科利女儿海伦创办的癌症研究所的部分支持下，他尊重并改进了科利尚未清晰表达的假设。他一直是一流的癌症免疫学领军人物，直至2011年去世。[4]50年间，他逐步将新人才引入该领域，对于武装免疫系统以对抗癌症的各种策略，他改进了其测试手段，使其更标准化和科学合理。[5]

其中许多方法都涉及他创造的名为"Meth A"的肿瘤毒株。这是他用于试验的模型肿瘤，可以对抗各种可能与免疫反应相关的蛋白质。

其中一种蛋白质是化学信使，他认为这种化学信使是杀死肿瘤的潜在重要因素，因此称之为肿瘤坏死因子（TNF）。现在我们知道TNF是一种细胞因子，是数十种强大的化学警报之一，可以启动对疾病的免疫反应的特定步骤。TNF是T细胞发送给目标细胞的死亡指令之一。指令就是让那个细胞利落地杀掉自己。

我们体内陈旧或受损的细胞不断脱落，新细胞取而代之。这种细胞自我毁灭（古希腊语*apoptosis*，意思是"脱落"）的自然过程是细胞固有的特质，像是细胞的春季大扫除。在一年的时间里，我们每个人都会脱落大量自毁细胞，其重量大约等于我们的体重。身体利用这一自然过程来清除受损、感染或突变的细胞。甚至在我们出生之前，细胞凋亡就在子宫内婴儿发育的早期阶段起着至关重要的作用。一些导致癌症的突变会使细胞的自毁能力失效，因此突变体停止自毁，也不会被健康细胞取代，而是不受控制地继续分裂和繁殖。对细胞凋亡的抵抗是所谓癌症的关键特征之一。欧德的实验旨在更好地理解这个过程，试图让这个"短路"短路。

TNF似乎参与了细胞凋亡过程。欧德发现在小鼠模型中，增加TNF能够诱导免疫系统破坏Meth A肿瘤细胞。可以想象成癌症研究版本的"瓮中捉鳖"。

但要真正了解TNF在免疫反应中的作用，还需要从系统中移除细胞因子——移除或阻断链条中的这个环节，看看会发生什么，或者不发生什么。

同时，远在半个国家之外的罗伯特·施赖伯博士[6]正在进行这样的测试。作为纽约州罗彻斯特市圣路易斯华盛顿大学医学院的本土免疫学研究负责人，施赖伯并没有试图让免疫系统做任何具体的事情，当然也没有尝试让它对癌症有任何帮助。和他的前同事吉姆·艾利森（两人在斯克里普斯读博士后期间曾有交集）一样，他只是想尽可能多地了解免疫系统，一个问题一个问题地、一步一步地推动科学向前发展。这是一个复杂且相对未开发的领域，其中的问题足以让研究人员奋斗一生。

当时，罗伯特·施赖伯的实验室有15名研究员致力于免疫系统的信使化学物质（细胞因子）的研究。他们已经确定了几种，每种细胞因子似乎都参与了发信号、行动和反应的复杂程序。施赖伯的实验室开发了许多专有抗体，他们巧妙地在亚美尼亚仓鼠身上培育这些抗体。[7]每种抗体都与特定的细胞因子相匹配。事实证明，它们特别擅长在不影响其他信号的情况下屏蔽另一个信号。每种抗体都能剔除更大的免疫连锁反应中的一个环节。[8]施赖伯的实验室非常出色，在这一领域处领先地位，施赖伯也非常乐意继续下去。他说，这项研究

"充满乐趣"。

1988年春天，一个不起眼的星期二，[9]施赖伯接到了罗伊德·欧德的电话。这通电话彻底改变了他的工作和生活方向。

故事的开始很简单。欧德需要能阻断TNF的优良抗体，想管施赖伯借一些。"我说当然没问题。"施赖伯回忆道。事实上，如果欧德感兴趣，施赖伯会发给他一份完整的抗体列表，他们手上有很多。抗体是他实验室的专利，但这次是用于科学研究。借抗体就像借给邻居一杯糖一样。

施赖伯实验室将抗体移入试管中，用液氮包装好，次日送达欧德实验室。没过多久，欧德又打来了电话。他听起来很兴奋。"欧德说我们送的阻断TNF抗体效果很好。"施赖伯回忆道。它们瞄准TNF，关闭了细胞因子对免疫系统发出的战斗号令。虽然没有阻断小鼠的所有免疫反应，但反应水平显著降低。

欧德还测试了一些施赖伯发来的其他抗体，它们可以阻断其他免疫细胞因子信号。阻断细胞因子干扰素γ的那种抗体效果最好，阻断TNF免疫反应的效果甚至比直接阻断TNF的效果更好，这令人惊讶。阻断了干扰素γ就几乎完全关闭了针对欧德肿瘤细胞的免疫反应。

"于是欧德问我认为这是怎么发生的。"施赖伯回忆道。后来发生的一切告诉我们，这个问题打开了通向新世界的大门。

想知道答案，就需要更多实验，试管中的肿瘤细胞变成了移植到施赖伯实验室小鼠体内的肿瘤细胞，等反应过来的时候，施赖伯已经深深陷进了这个项目。[10]在吸引聪明又年轻的生物学家加入癌症免疫治疗探索这件事上，罗伊德·欧德可是位老手。

施赖伯的实验室培养了欧德的Meth A肿瘤细胞并将其移植到两组小鼠中。这是欧德实验的变体，也是在研究关于干扰素γ的同一个问题，只是方式不同。这一次他们没有用抗体来阻断干扰素γ，而是用了突变小鼠，突变使小鼠的干扰素γ受体有缺陷。[11]干扰素γ对正常（或"野生"）小鼠免疫系统起的作用在这些突变小鼠身上都没有实现。在突变小鼠体内，欧德移植的肿瘤生长旺盛，也就是说突变小鼠患上了癌症，而具备正常免疫系统的小鼠则没有。[12]

施赖伯是纯粹的研究员，他的实验室对癌症免疫疗法[13]或任何疗法都不感兴趣。"我告诉罗伊德，我不太了解癌症免疫学领域在发生些什么。"施赖伯说。欧德告诉他没关系，"所有关于癌症免疫学治疗的相关信息都是他通过电话教给我的"。

施赖伯用罗伊德·欧德的特殊肿瘤细胞株找到了一种方法，可以关闭针对它的免疫反应。方法就是在特殊培育的小鼠体内阻断细胞因子的"警报器"。当时，通过实验室的电话，欧德想知道施赖伯是怎么想的——这些突变小鼠是否或多或少会患上*真正*的癌症？不是因移植模型肿瘤而患癌，而是由自体细胞突变引发了真正的自体癌症。

不论是机缘巧合还是故意为之，欧德提出的问题正稳步地将他们推向欧德职业生涯所在的知识战场的边界。施赖伯对此一无所知，不知道围绕癌症免疫疗法正在展开的战争，更不知道他将把自己的著名实验室带入学术雷区。

但实际上，他早就在雷区之中了，尽管这不是他的本意，罗伯特·施赖伯的研究参与讨论了癌症免疫学的根本性问题：癌症和免疫系统是否存在某种相互关系？[14]

1909年，德国医生兼科学家保罗·埃利希提出了这一观点。[15]埃利希预测，免疫系统检测并保护我们免受大多突变体细胞的侵害，就像对身体其他异物一样。如果没有这种"免疫监视"，癌症发病率会高得多。50年后，对肿瘤生物学和器官移植排斥反应更详尽的认识为埃利希的理论带来了新生命，也使其受到很多人的拥护，包括诺贝尔奖得主澳大利亚病毒学家F.麦克法兰·伯内特、美国作家及医生刘易斯·托马斯、罗伊德·欧德，等等。但是这个理论遭到严酷事实的打击——癌症患者未表现出可以证实该理论的症状。

因此，虽然像欧德这样的癌症免疫学家继续坚持认为，癌症和免疫系统之间存在某种沟通方式，但大多数人认为这种沟通并不存在。证据显而易见，世界上几乎所有癌症专家和免疫学家的临床经验基本都可以作为佐证，斯隆-凯特琳癌症中心的裸鼠实验也是如此。[16]

~

裸鼠是一种实验室动物，培育时通过基因突变使其完全无毛。（小鼠出生时就是这样，像粉红色的光滑小拇指，而裸鼠一生都会保持这种状态。）这对科学家来说很方便，因为很容易与正常小鼠区分开来。除了没毛外，这些基因突变小鼠也天生没有胸腺，[17]即T细胞发育所在的小型蝴蝶状器官。[18]没有胸腺，就没有T细胞，即可假定其不会产生适应性免疫反应。

1974年，斯隆-凯特琳癌症中心的研究员奥斯阿斯·斯图特曼将高剂量的高致癌物质3-甲基胆蒽注入两组小鼠体内——一组为裸鼠，另一组为野生鼠（有正常免疫系统的小鼠）。如果T细胞确实有"监视"作用并对突变细胞（因抗原独特而被识别）采取措施，那么没有免疫系统的小鼠患癌速度应该比野生小鼠更快，数量更多，病情也更严重。但是斯图特曼却发现两组小鼠的肿瘤都迅速发展，[19]并以相同的速度和数量生长。两组实验对照组之间没有区别，实验表明癌症免疫监视根本不存在，进而试图释放免疫系统来防御癌症的策略也就毫无意义。

斯图特曼的论文像炸弹一样刊登在了极具权威的同行评议科学期刊《自然》上。[20]这意味着虽然小众却持续了很久的癌症免疫治疗领域走进了死胡同。对欧德和其他真正的信徒而言，斯图特曼的研究结果肯定有问题，实验结果基于错误的实验前提——研究人员称这种现象为"进去的是垃圾，出来的也是垃圾"。但当时没人能确定这个错误的前提到底是什么。就整个科学界对癌症免疫疗法的看法和研究资金而言，斯图特曼的论文——如《英国癌症杂志》所说——是

"毁灭性的"。

施赖伯并没有将目标定在实验对裸鼠的错误认知上，也没有关注斯图特曼实验中的其他隐藏缺陷。[21]他甚至对这一切一无所知。他进行的所有试验，只是为了回答欧德以极为迷人的方式提出的那个相当有趣的问题。[22]

测试从两组正常野生小鼠开始。其中半数注射了施赖伯的抗体，阻断有"寻找且破坏"并向适应性免疫反应发信号功能的细胞因子。剩余小鼠未注射抗体，且免疫系统完好无损。然后，再给这两组小鼠注射刺激细胞突变并生成肿瘤的药物。[23]

"免疫被抑制的小鼠比正常小鼠更快地长出更多肿瘤，"施赖伯说道，"这就有意思了。"实验结果很好，应该分享出来。当时，他真的认为一切就是这么简单。

~

每周，大学实验室负责人都要开会分享各自的实验和调研进展。施赖伯很兴奋，他有新鲜有趣的成果要分享，也预料到大家肯定有很多问题。但他没想到换来的是无端的反驳。"肿瘤细胞没有危险信号。"一位负责人说。"癌细胞与正常细胞太接近了，无法被识别为异己细胞，"另一位说，"所以根本不会被免疫系统发现。"

施赖伯简直不敢相信自己的耳朵——他有数据可以证明。数据就是数据，是科学的基础。但他的同事们却完全忽略了这些数据，甚至对数据所代表的意义感到意外和愤慨。简而言之，施赖伯觉得他们的反应像是在谈论宗教，而不是实验科学。最让人不能接受的是，他其实认识这些人。他们都是优秀的科学家，他的同行和同事，其中很多还是他的朋友。如果他身边的学术圈都是这样的反应，施赖伯很难想象外界的反应会怎样。"那是我第一次对这个领域有了直观感受，"施赖伯说，"我发现，谈到癌症时，我们正在进入……嗯……一个不同的领域。"

科学家也是人，他们有信仰并投身科学。这有时会导致无目的、无意识的偏见，可以说是一种意识盲区。换句话说，信仰会让科学家变得不科学。施赖伯向领先的学术研究期刊发送了论文，详细介绍了他的发现。他有确凿的数据表明，在小鼠体内阻断这种细胞因子会使它们更容易患癌症。"他们的反馈让我惊讶至极，"施赖伯说，"他们回复说：'哦，你是想说有癌症免疫监视吧。你不知道癌症免疫监视不存在吗？'"

事实上，施赖伯根本没有试图"说什么"，他只是单纯展示了数据，做科学研究。"这种事一次又一次地发生，"施赖伯说，"我不停强调：'看看数据，数据非常干净！'"[24]

罗伯特·施赖伯是个格外温和的人，甚至可以说是个温柔的人。但对于这件事，他轻声承认，"让我非常抓狂"。

"我们通过实验得到了漂亮的数据，其他人却无视科学，'我不*相信*免疫系统可以看到肿瘤'。"施赖伯认为，癌症生物学界已经非常确定研究免疫学就是纯粹在浪费时间，所以根本没人仔细研究肿瘤的生物学特性。施赖伯和欧德有了新发现，但没人愿意接受，因为这些发现跟他们的偏见相冲突。

最后，他们意识到唯一的出路就是用海啸般的事实来压倒无知：更多实验、更多小鼠、更多数据——庞大、美丽、干净的数据，"让最挑剔的审稿人也不得不接受这些论文"。

这又花了3年时间，他们得到了庞大而漂亮的数据。即便如此，也还是没用。大型科学期刊（施赖伯太有礼貌而不愿点名）仍然对他们的发现碰也不碰。

这一次他对激烈的学术碰撞已经不再意外，但在想起科学会议上的一些白热化交锋时，他仍然有些窘迫。"那时已经到了人们开始期待冲突的地步。"他笑着说。他的杰作被当成了娱乐节目，但至少没被完全忽视。"其实，我觉得这样能让研究结果受到更多关注"。

但是，施赖伯和欧德没有为了"赢得"辩论而不断重复一样的实验，而是选择继续前进。在他们为期3年的海啸式实验中，出现了有关癌症和免疫系统的其他有趣结果。

免疫受阻的小鼠很快长出了很多肿瘤，但肿瘤细胞很脆弱、很简单。当这些肿瘤被移植到免疫正常的小鼠体内时，它们的免疫系统迅速识别并杀死了这些肿瘤。

正常小鼠体内生长的"正常"肿瘤被移植到没有免疫系统的小鼠体内时，情况正好相反，肿瘤像杂草一样迅速蔓延并导致小鼠快速死亡。

"而这，"施赖伯说，"就是灯泡被点亮的时刻。"

T细胞的免疫监视在大多数突变细胞变成癌症之前就发现并消灭了这些细胞。由于这种严密的监视，剩下来的细胞都是有利突变的癌细胞，能够帮助其生存和繁殖。比较来自两组小鼠的肿瘤，施赖伯发现没有免疫系统的小鼠身上的肿瘤简单、显而易见，且毫无防御能力。它们就像生活在没有天敌的世界里的角马，虽然柔弱，却因为没有捕食者而自由繁殖并壮大成群。但在免疫系统完整的小鼠体内，施赖伯和欧德观察到的是一个更强大的群体：更强壮、更"健康"的癌症。似乎进化压力扮演起了编辑的角色，只在最明显或无防御能力的癌细胞处标记了红线，确保只有优雅、强大且狡猾的杀手序列才能继续生存。

以前，关于免疫监视的争论只是个是非题——存在或不存在。但这些实验表明，免疫系统与癌症之间存在更为复杂的关系——它们相互影响、相互改变。两位科学家记录下数据并将这种现象命名为"免疫编辑"[25]，再次将数据发送给各种期刊。终于，数据的海啸再也无法被忽视。论文找到了包容度更高的读者，其中也包括著名科学期刊《自然》的编辑们。

那时他们有了癌症运作方式的潜在新模型。"我们确定了这个过程的第一部分和最后一部分。"施赖伯说。第一部分是免疫系统在癌症发展过程中杀死癌症——他们称之为"消除"。

第二部分涉及免疫系统没有杀死的突变细胞——它们仍留在体内并继续突变。这些逃脱免疫系统的细胞可能会变成我们熟知的癌症，它们的产物坚强、狡猾且致命，足以"逃离"免疫系统的监视。[26]

同时，为了收集"海啸数据"，多年来施赖伯身边也留下了很多小鼠。"它们就在那里，啃食着我的研究经费。"他说。他想，应该"鼠尽其用"。

它们是免疫正常的小鼠，即使受致癌物的严重影响也没有一只罹患癌症。施赖伯想知道肿瘤是否被它们的免疫系统抑制住了，或处于某种休眠状态。要找到答案，只需阻断其免疫系统，就像对其他小鼠那样，再看看会发生什么。

"果然，许多我们以为无癌的小鼠都以极快的速度长出了肿瘤。"[27]进一步检查后，发现是"明显的"肿瘤——没有任何躲避免疫系统攻击的技巧。大多数有强烈突变，表达一种蛋白质（抗原），正常免疫系统很容易将其识别为外来物并杀灭。[28]这些肿瘤细胞其实一直都在小鼠体内，处于休眠状态且不可见，被免疫系统抑制但并未被完全杀灭。然而，它们也通过某种方式"抑制"着免疫系统，因此得以在小鼠体内继续生存。它们是如何做到的？又到底是如何存活下来的？

施赖伯知道吉姆·艾利森的实验室已经找到了答案之一——检查点。当免疫系统被激活并与肿瘤对抗时，它清除了肿瘤群体中最弱的细胞，即T细胞识别到的有最明显外来抗原的细胞。但是，当免疫系统忙于杀死较弱的突变细胞时，一些幸存的突变细胞可以改变自身基因并在细胞表面表达某种关闭T细胞攻击的东西。这些肿瘤细胞表达出的"终止"信号激活了T细胞上的检查点，如CTLA-4。肿瘤细胞就此完成进化且学会了拉动杀戮机器的手刹并生存下去。欧德和施赖伯的实验解释了艾利森抗体阻断检查点背后的故事。癌症既难以捉摸又影响广泛，复发规律也令人迷惑不解。检查点能解释这些观察，而他们的实验则让这种解释自圆其说。

这意味着某些癌症可能会与免疫系统保持某种"平衡"长达数年，甚至终生。免疫系统会识别并攻击一些癌症突变，但这只会削弱其最弱成员的数量，并为其他癌细胞提供关闭攻击、进一步变异和重组的机会。最终，如果有时间或机会，那些幸存的细胞就能找到摆脱平衡的方法。癌症和T细胞相互影响，在精心编排的免疫舞蹈中做出反应和改变。

这也与肿瘤学家临床观察到的一些情况相符，例如癌症患者在16年毫无疾病迹象后突然复发，也有由于年龄、慢性炎症或免疫受损疾病而导致免疫力下降的病患因此罹患癌症。或许这还能解释为什么复发的癌症通常不再对以前成功的治疗方式有反应。

7年后，更加详细的"三个E"理论——消除（elimination）、平衡（equilibrium）、逃逸（escape）——重新定义了某些癌症与免疫系统之间的关系。[29]免疫编辑描述了免疫系统保护宿主、抵御癌症的方式，甚至像"塑造"了某些肿瘤的遗传信息。有些肿瘤之所以能逃脱是因为它们成功进化出了逃避或关闭免疫系统的技巧——其中一种就是利用内置于T细胞的安全检查点。艾利森找到了一个检查点，其他关键检查点也将很快被发现。研究表明，阻断这些检查点或许能阻碍癌症细胞已形成的重要生存机制，并刺激免疫系统发挥作用。[30]这就是艾利森在临床试验中所测试的基础。当施赖伯和欧德在2004年发表"三个E"论文时，[31]该理论显然与艾利森1996年的发现相吻合。他们殊途同归。2017年，艾利森和施赖伯因其出色的研究成果而共享著名的巴尔赛奖。

吉姆·艾利森带着些得克萨斯南部口音把这一切说得很清楚。"是我找到的，"他说，"但是是施赖伯证明的。"

施赖伯和欧德发表他们的论文时，许多研究人员也正在对癌症关闭免疫系统的技巧获得更多突破性的发现。免疫编辑作为一个重要概念继续存在，但对它的解读已经转为强调揭示免疫检查点的作用。目前的理解在2014年的《癌症免疫循环》[32]一文中得到了最好的证明，即虽然大多数癌细胞会表达出T细胞可识别和攻击的抗原，但癌症已经进化出包括操纵T细胞检查点在内的众多技巧，以此来关闭免疫系统并生存下去。如果没有这些技巧，癌症就不会存在。这些技巧可以被认为是第四个E：T细胞上的紧急（emergency）杀戮开关（像CTLA-4这样的检查点），癌细胞已经进化到可以利用这个开关的程度。该模型有助于解释为什么免疫系统和癌症免疫疗法以前未能杀死癌症。只要癌症可以利用检查点关闭T细胞，免疫防御就是徒劳。但现在它们的一些手段已经被发现而且可以被阻止。这为第五个也是最后一个E——癌症的终结（end）——带来无限希望和可能。

~

到2001年，艾利森的药物，即专利名称为10D1的CTLA-4抗体，由梅德雷克斯公司[33]作为实验药物MDX-010生产。[34]它终于踏上了获批的漫漫长路。第一步是确保药物足够安全而进行的测试。猕猴对小剂量的药物耐受，无明显中毒反应，[35]之后给人类患者注射相同剂量，一次注射3毫克MDX-010抗CTLA-4抗体，实验在加利福尼亚大学洛杉矶分校附近的私人癌症诊所执行。只有9名患者参与，他们是勇敢而绝望的4期转移性黑色素瘤志愿者，没有其他治疗选择，每个人都愿意为科学做出贡献，也都希望能活下去。即使在如此低的剂量下，仍有7名患者出现皮疹和其他与释放免疫反应一致的不良反应，但不算太严重，MDX-010还是顺利转移至美国国立卫生研究院，开始第一次真正的临床试验。[36]

2003年年初，吉姆·艾利森只打包了一件冬季夹克就前往马里兰州的贝塞斯达，加入美国国立卫生研究院史蒂文·罗森伯格的团队，进行第一期临床试验，测试药物对人体的安全性。再一次，一小批绝望的黑色素瘤患者填补了21个名额，[37]几乎所有人都已经尝试过早期的免疫疗法，包括IL-2或干扰素治疗，几乎半数尝试过化疗。每3周，在90分钟的时间里完成药物注射。MDX-010再次通过了安全检测，3名患者对药物有反应，其中两名完全有效，甚至有一名的肿瘤在研究期间戏剧性地消失了。[38]

其他人的结果显示，在为期12周的疗程中，有些肿瘤缩小，有些继续生长，有些毫无反应。[39]有几例出现毒性反应，基本上是自身免疫性的问题，但严重到要进入重症监护室治疗。临床医生设法控制住了细胞毒性反应，[40]其结果足以使药物进入第二期临床试验。研究人员想要更多的患者、更大的剂量和更多的时间，来得出有统计学意义的阳性结果，且毒性反应的概率能足够低。有了足够好的第二期结果，他们甚至可以跳过最后的第三期测试，直接作为癌症药物获得批准。

作为一种新药，接下来的实验成功门槛将相对较低。抗CTLA-4抗体是被尝试作为特定黑色素瘤"最后一线"疗法的候选药物。最后一线是指其他治疗方式都失败之后，患者才转而尝试的药物。艾利森猜测，高度突变——因此具有高度抗原性——的肿瘤最有可能依赖CTLA-4之类的物质而在免疫系统中存活。[41]黑色素瘤具有高突变特征和低晚期治愈率，可能是这种带来希望的新药的优质潜在目标。

黑色素瘤不是最常见的皮肤癌形式，却是最致命的，因其死亡的人数占所有皮肤癌死亡人数的四分之三。2000年，被诊断为4期皮肤癌的患者中有75%无法活过1年，而5期则有90%的病患死亡。这种全新免疫疗法将这种疾病作为首个治疗目标的原因之一是没有更好的选择。

~

黑色素瘤是一种特别狡猾的侵袭性肿瘤，由高度突变的皮肤细胞引起，转移速度快[42]并且不断变异。[43]因此，转移性黑色素瘤患者通常会不停换药，以跟上癌细胞变异的速度。像斯隆-凯特琳癌症中心的杰德·沃尔柯克这样的黑色素瘤专家在临床中不得不一次又一次地面对这种令人沮丧而又徒劳的操作。[44] "没什么能对抗转移性黑色素瘤。"沃尔柯克说。癌症是个几乎没有好消息的领域，而黑色素瘤尤其令人沮丧。沃尔柯克作为主要研究员正在主导一组患者进行艾利森药物的第二期临床试验，希望能看到更好的结果。

沃尔柯克有一张稚气的脸，温文尔雅，让人很难想象他在癌症免疫学领域的工作时间几乎比任何同侪都长。[45]像丹尼尔·陈和其他有医学博士学位的免疫治疗专家一样（同时拥有实验室和临床癌症实践），沃尔柯克多年来受到过很多同侪化疗专家对他信念的反驳，但他仍然相信免疫疗法是可行的。那时，30岁的杰德·沃尔柯克还太年轻，不能被称为免疫学的真正信徒，但高中时期在纪念医院的暑期实习已经在他心里深深刻下了不亚于真正信徒的信念。他亲眼见证了患者在接受实验性癌症免疫疗法疫苗后的完全缓解，紧接着他又认识了传奇人物罗伊德·欧德，这几乎奠定了沃尔柯克职业道路的基调。他的职业生涯[46]和美国国家癌症研究所实验室源源不断的论文[47]让他更加坚信，在某些条件下，T细胞可以被激活，对抗人类肿瘤抗原，并攻击和杀死癌症。[48]

沃尔柯克也一直关注着艾利森实验室的论文，他想知道这个得克萨斯人是否只是重新定义了"某些条件"。CTLA-4似乎是一个缺失环节——一直未被发现的刹车，但它始终存在。这可以很好地解释沃尔柯克进行疫苗研究时在实验室和诊所看到的现象。[49]

沃尔柯克很早就积极参与了抗CTLA-4药物的试验。现在他既兴奋又紧张。他听到了一些颇有希望的反应，也听到了一期研究人员反馈的恐怖故事。"他们特别强调副作用。"沃尔柯克回忆道。他们像惊魂未定的幸存者一样不断重复相同的警告：*真的，一定要认真对待副作用*。这对所有人来说都是新领域，但现有信息表明，没有刹车的免疫系统可能非常可怕，甚至有可能致命。

~

第一家获准将艾利森的发现转化成药物并在癌症患者身上测试的公司是奈克斯达制药公司。但这家公司没有完成这项任务的技术条件，在这项工作上浪费了多年时间。

这样的拖延让艾利森非常沮丧。艾伦·科曼是奈克斯达公司的明星博士之一，他也焦虑极了。于是他找到了自己在哈佛的同班同学——就职于新泽西州梅德雷克斯公司的尼尔斯·朗伯格。这家公司通过基因工程将小鼠变为"活体工厂"，生产人类能够耐受的抗体。朗伯格跟艾利森用一瓶威士忌的时间讨论了项目的各种细节。到1999年2月，他们就生产出了阻断CTLA-4的人类抗体。

一年后，抗体的安全性在17名病患身上得到验证，不仅通过了第一道门槛，更创造了一例完全应答。激动和兴奋开始超越对新药应有的谨慎小心，这也情有可原。于是，他们开始推进第二阶段的测试，并与百时美施贵宝建立了合作关系。百时美施贵宝资金实力雄厚，负担得起这场本质上是赌博的测试。更重要的是，即使失败，他们也有足够的资源挺过去。

在临床测试中，时间就是金钱。对潜在新药而言，不管是最终失败还是成功上市，任何药品公司都想速战速决。一般来说，药品需要三个阶段的临床测试才能获批。每个阶段都耗时数年，资金投入可达数百万美元。因此，合作的制药公司希望抗CTLA-4药物的测试能快速完成投入不菲的批准流程也合情合理。

传统上来讲，新抗癌药物获批的标准是需证明比之前的标准药物治疗效果更好，且需要根据事先商定的一套规则行事，规则包括设置研究的"终点"——本质作用类似于足球比赛中的门柱。于是，合作制药公司决定提出一个条件来改变研究终点，以此缩短时间。他们提出了明确的成功标准，使第三阶段的测试没必要进行。毕竟，他们并不想取代任何传统化疗药物，只想为大概率无药可救的癌症类型提供最后的希望。

于是，他们向美国食品药品监督管理局提案，将"优良应答率"的标准定为：10%癌症患者的肿瘤缩小30%及以上。如果能实现该目标，药物就可以获批且无须进行第三阶段的测试，直接上市。就算失败，也能节省时间。当时他们对自己设定的目标非常确信，没有意识到其实正在把自己逼近墙角。他们对免疫药物的工作原理还不甚了解——其实也没有人了解，因为有效的免疫药物尚不存在。他们没有给这种不确定性留下空间，而是让自己的突破性药物接受与传统化疗药物一样的评判。美国食品药品监督管理局同意了他们的提案，梅德雷克斯和百时美施贵宝欢欣鼓舞。但随后，研究以失败告终，而阿克塞尔·胡斯早就预见到了这个结局。

~

阿克塞尔·胡斯是在德国接受培训的医学博士。胡斯举止严谨，说话有明显的日耳曼口音。他戴着眼镜，身材瘦削，留着金色平头，西装整洁。作为医学博士，他在纽约的斯隆-凯特琳癌症中心完成外科、分子病理学和肿瘤免疫学的专业培养后成为免疫学博士，之后又在哈佛大学商学院学习。胡斯是免疫治疗领域另一位有神奇先见之明的人物。这类人似乎总能完美定位自己，捕捉每一颗流星。[50]癌症免疫学家是通过刻苦训练以求好运的一群人。

胡斯在领域内搜寻能改变一切的候选药物时，吉姆·艾利森和他的抗CTLA-4抗体出现在了他的雷达上。胡斯曾目睹梅德雷克斯公司将这种抗体开发成药物，开始人体试验，后来被百时美施贵宝收购。这正是他一直在等待的：有正确资源的公司掌握（或许）正确的药物，使其走向成功。胡斯申请并成为百时美施贵宝免疫肿瘤学项目的全球医学负责人——西装和白大褂之间的关键人物，负责潜在突破性药物的所有研究的人。[51]他算好了最佳时机，却发现一个漏洞。

~

自从美国食品药品监督管理局负责批准药物并确保消费者安全以来，癌症治疗就一直以肿瘤为目标。[52] 药物起作用，肿瘤就会缩小。不起作用，癌症就会继续"进展"。[53]

医学研究的终点——以及描述终点的语言——都很重要。对抗癌新药的评估标准是它们是否比旧药抑制癌症进展的时间更长。这段宝贵的时间被称为"无进展生存期"，是评估所有新癌症疗法的标准。

生存固然重要，但"感觉好些了"也同样重要。不单是癌症患者，我们所有人都想两者兼得。疾病进展是造影扫描的客观测量结果，而"感觉"是主观的，比疾病进展更难标准化和量化。[54]

癌症免疫疗法是全新的、未经证实的，并且在很大程度上未经测试。它不同于以前的所有癌症疗法。它作用于免疫系统，而不是直接作用于肿瘤，没有人知道那是什么样子。用无进展生存期来描述它意味着承认了一种假设，即新的、陌生的作用机制在某种程度上与旧的相差无几。最终，这种惯性思维被证明是一种无形的偏见，它没有给第一代癌症免疫治疗药物成功的机会。[55]

~

大多数研究人员以前从未见过有效的癌症免疫疗法。但临床研究人员发现免疫治疗与靶向治疗、手术、放疗或化疗并不相似，临床数据也不同。[56]

在短期的研究中，患者的无进展生存期图像呈波浪形或锯齿形。肿瘤会膨胀，缩小，再膨胀。要么药物不起作用，要么作用与化疗不同。无论哪种方式，它看起来都像是字面上的失败。

但在诊所里，杰德·沃尔柯克看到了一些区别。虽然他的几个患者的扫描结果看起来更糟了，但他们却表示感觉好多了。有些人的肿瘤越来越大，有些人的肿瘤在一个地方消失了，但在别的地方又出现了新的。

癌症免疫疗法存在于两个生命系统的交汇处：肿瘤系统和免疫系统。科学家们早就知道，克罗恩病等自身免疫性疾病不会以线性方式发展。扫描和测试像是一场斗争的结果报告，斗争跌宕起伏，是两种生命力量之间的，也是自体与自体之间的。抗CTLA-4的结果有起有落。研究人员推断，也许他们看到的是免疫反应，而不是肿瘤反应。CTLA-4使免疫系统在对抗肿瘤时产生了与对抗其他感染时相同的反应，被发烧、肿胀和炎症的浪潮席卷。这是一次进攻，不时被"你确定吗？"的安全确认打断。

试验结果显示，只有5.8%的患者的癌症停止进展。这样的结果意味着这种疗法即使获批也几乎不值得考虑。"所以监管局说：'走开，我们不想要。'"胡斯说。从数据角度来看，吉姆·艾利森的新药并没有在科利毒素的基础上进步多少。从很多方面看，甚至还要更糟。

大多数制药商将赌注分散在大量潜力药物上，希望至少有一种能行，好用它来还清别的药欠下的债。他们不需百发百中，只要对比错多就行。这种商业模式下，放弃抗CTLA-4是拓展业务的代价。

与此同时，制药巨头辉瑞正在测试自己的抗CTLA-4抗体。胡斯认为这两个版本在生物学机制上是相同的，唯一的区别是测试的剂量和数据的所有者。两项试验几乎同时开始，两者的第一次读数也基本相同。

辉瑞看到数据后取消了研究。胡斯则决心继续。百时美施贵宝投入大量资金。科学和逻辑就摆在那里。免疫疗法可以对抗癌症也被完美数据佐证。

"新事物诞生时，就必须打破旧习惯和旧思维，"胡斯说，"而对很多人来说，这很难。"

阿克塞尔·胡斯拿起电话打给了沃尔柯克，他是行业里最聪明的青年免疫肿瘤学家之一，而且全身心地投入在免疫疗法的研究中，他们都是。胡斯想让研究人员知道自己正在和委员会沟通。"我们不会因为第二期试验就放弃这个项目，"他承诺，"我们决不放弃。"

胡斯做好了战斗的准备，他想确认沃尔柯克和其他研究人员也准备好了与他并肩作战。

"那通电话对我们来说非常重要，"沃尔柯克说，"因为在临床上，我们看到了非常不寻常的事情。[57]数据中隐藏着神奇的故事。"在沃尔柯克的实验室里，神奇故事的主人公一位是莎伦·贝尔文，另一位是荷马先生[58]。

莎伦·贝尔文加入沃尔柯克的MDX–010试验时，并不是她第一次来斯隆–凯特琳癌症中心。她已经接受过多种癌症疗法，包括化疗和IL–2。有些治疗成功了一段时间，但都以失败告终。据沃尔柯克预估，24岁的她离死亡只有几周的时间。但是到第三次治疗时，她已经摆脱了轮椅，恢复到可以遛狗了。她看起来也明显好多了——逐渐从破败灰色外壳中走出来的年轻漂亮的金发女孩。这种药似乎对她有效，[59]而且她并不是唯一一个。

荷马先生50岁，患有4期黑色素瘤，已经发展到肾脏、肝脏和淋巴结。从扫描结果来看，也非常不乐观。在使用抗CTLA–4抗体12周后，影像结果看起来更糟。血液检查显示他的淋巴细胞数猛增，这表明他的T细胞已经被释放并发现了癌症。在第12周结束时，他说感觉好多了。但重要的是，他肝脏上的转移灶数量增加，肾脏中的肿瘤负荷也明显增加。

数字是衡量标准。但故事却为突破提供了理由。

"这是个以奇闻轶事为基础的领域。"沃尔柯克说。过去，研究人员对轶事不屑一顾。"很多*轶事*也并不能等同于*数据*。"他们说。"但有时，轶事真的很重要。"沃尔柯克解释道。当观察中的生物学机制没有被完全理解时，轶事尤其重要。

伴随新癌症免疫治疗药物出现的是一种单克隆抗体，后来被称为易普利姆玛。在每位患者体内，它产生的方式都不尽相同，甚至不是每位患者都会产生。但它的确真实存在。有些患者肿瘤缩小，有些则继续生长，更多的是两种并存。沃尔柯克解释："有些参加研究的患者本来都被送去了临终关怀医院。"后来，他们参与并完成了研究，感觉好多了，但影像扫描结果却更糟。最后，他们回的是家而不是临终关怀医院，但在研究统计图表上留下的却是负面数据。

"有患者6个月后打电话跟我们说：'哦，嘿，我还活着！'"沃尔柯克说，"他们的癌症消失了，影像也证明了这一点。"[60]有同样观察的并不只有他的团队。

胡斯的工作主要在数据中心。他能看到来自世界各地的试验数据，也有很多临床医生和沃尔柯克一样，报告了参差不齐的观察结果。

"我们观察了一些临床表现，从表面上看，似乎是反直觉的，"胡斯回忆道，"患者说感觉好多了，但扫描结果却更糟糕了。那是因为免疫系统正在输送细胞大军，向肿瘤发起进攻，这使它们在造影扫描中看起来更大了。"

从短期来看，患者的感受似乎比影像扫描更敏感。"患者的症状有所改善，但医生在扫描结果上并不能观察到，"胡斯说，"这让我们意识到，事情远比最初的观察要复杂。"这也让评估免疫疗法的标准变得更加明确——更多依赖医生的临床观察技巧，而不是肿瘤扫描技术。

假以时日，他们可以重新设计成功的癌症免疫测试，并改写美国食品药品监督管理局的标准。但如果现在就放弃这种新药，这种未来可能就不会存在。

"不能强迫监管局接受新标准。"胡斯说。他们只需要移动终点，而不是改变比赛。

归根结底，无进展生存期的关键不在于"进展"，而在于"生存"——不是肿瘤的进展，而是患者的生存。"这才是最佳终点，"胡斯说，"如果这种药真的有用，它应该能让患者活更久。"

这似乎显而易见，却并不在临床方案中。根据化疗的标准，即使患者感觉自己好多了，但肿瘤没在造影扫描中变小，那么这些患者仍然是"非常规应答者"。他们是幸存者，但不能算有效数据。

胡斯相信他们掌握了通向成功的数据。如果忽略肿瘤进展而只关注患者生存，统计曲线就会指向一种重要的新药，以及抗癌斗争中的潜在突破。

沃尔柯克的患者荷马先生在最初的12周研究期后继续接受抗CTLA-4药物的治疗。他本是临终关怀的候选人，但第16周时他已不再有剧烈的腹痛，甚至感觉很好，可以和朋友一起去度假。一年后，扫描显示他的病灶和肿瘤几乎完全消失了。但在2006年，荷马先生就是那些"不算数"的数据。在抗CTLA-4药物研究的12周窗口期，扫描显示肿瘤尺寸没有缩小，因此不构成无进展生存，他的数据也就无法支撑最终挽救他生命的药物获批。

他们能证明自己吗？"我们无须跟监管局解释，"胡斯说，"如果能展示药物对患者生存有益，监管局才不在乎为什么！只要这是事实就行。而这就是事实！"

更困难的任务是说服胡斯在百时美施贵宝的老板继续这项研究，扩展其范围并使用新的终点来衡量总体生存期。

"当把终点从无进展生存期改为总生存期时，研究时间必然会延长，"胡斯说，"再延长3年！"一种按照标准衡量已经"失败"的实验药物，再加上对500名患者长达3年的研究，其成本可能高达数百万美元。

尽管如此，公司还是同意了。

"我们有足够的信念坚持下去。这个项目在好几个节点都有可能失败，错误的试验设计、没能获得内部支持、与错误的团队合作、测量了错误的终点，或者即使做对了一切却得出了错误的结论……失败方式成百上千，全球的临床研究都是如此。只有足够顽强的人才能走到最后，而不是早早被错误吓退，"胡斯说，"真正的突破是这样诞生的。"

这是一项详尽而周密的计划，花费数百万美元和6年的时间，改变了医学的面貌。但胡斯以日耳曼式的坚定一句话总结了创造突破性治疗的经验。"一旦发现奏效的机制（CTLA-4），加上坚持和信念，就能在临床试验中以此为原则创造一种方法，合理检测该机制，并让监管局和其他需要的人看到你的成果，这样就获得了阶段性的成功，"他笑着说，"这就是易普利姆玛故事*非常简单的版本*。"

"*治愈*一词现在可以用于肿瘤学了，"胡斯说，"治愈不再是无法实现的幻想或残酷的承诺。虽然还不知道谁会是被治愈的幸运患者，但我们已经看到了治愈的方法。从2011年这项研究开始时，我们就已经陆续看到个别患者的治愈方法。"

在首次揭盲更长期的临床研究时，转移性黑色素瘤的存活率已经得到了提高。"使用易普利姆玛，总生存率为20%，"他说，"这是在正确的方向上迈出了一大步，而且这个数据还在持续提升。"现在，联合疗法让生存率实现复合式增长，相关数据还在不断出现，数字也几乎每个月都在变化。"因此，对于一部分患者，这是一种功能性疗法；而对于另一部分患者，它能让所有疾病真正消失，而且永远不会复发，因此这可能是一种真正的治疗方法。"胡斯说。

~

易普利姆玛并不能治愈癌症，但它的成功是癌症免疫疗法的突破。它在癌症研究领域点燃了一把火，改变了未来几十年的研究方向。突然间，在新突破的推动下，研究人员开始重新审视多年来癌症免疫疗法领域的失败实验——他们一直试图在拉起手刹的前提下驱动免疫系统。这是他们首次知道如何松开手刹。

这种对癌症逃避免疫监视的新认识激发了各科学领域研究人员投身免疫学领域的热情。对已经在该领域的人而言，这将是一场寻找其他检查点或刹车的竞赛。最重要的是，这一突破清晰明确地表明，人类免疫系统可以在辅助下识别并杀死癌细胞，在与癌症的持久战中开辟了一条充满希望的新战线。

这是癌症的青霉素时刻。我们仍然身处其中，这让人兴奋不已。但癌症免疫疗法的历史教会我们最重要的一件事就是，必须谨慎看待希望。

6

蔑视命运

我们总寻向光明所在之地。

——歌德

每位癌症患者的故事都是一段征程，有些人的更长，也更艰难。布拉德·麦克米林的征程持续了12年。2001年，癌症始于他脚后跟上的一个黑点，茧下有一圈黑，像冰里的气泡。布拉德喜欢慢跑，也喜欢周末打篮球。他以前也有过血泡，但这次的好像越来越大了。他在完成例行体检后被转诊到皮肤科，皮肤科医生建议马上切除。

这种紧迫感让布拉德很惊讶。让他同样惊讶的是医生从他脚上切下的皮肤尺寸。皮肤被拿去化验，他需要等待结果。

布拉德看到妻子艾米丽独自坐在候诊室，淹没在一片海洋般的椅子里。那是星期五下午5点多，化验室的人似乎专门为了他才留下来工作，这让他觉得不同寻常。医院的不寻常总令人害怕。布拉德开玩笑说切下来了起码500克肉，艾米丽则试图讨论周末计划。终于，医生回来了。她说还要进一步检查，但他得的是黑色素瘤，需要下周来复查。医生沉默了片刻，看了看布拉德，又看了看艾米丽，然后又看向布拉德。她说："这个周末，你们好好对待彼此，好吗？"这句话很难不让人胡思乱想。

在回家的高速公路上，他们试图想通这件事。布拉德在防晒还是非必需品的20世纪七八十年代长大，是生下来就在享受阳光的金发南加利福尼亚人。这或许就是得皮肤癌的原因，对吗？一般来说，癌症是你以前欠的债，现在找上门来了。布拉德欠了紫外线的债，但为什么在脚底？脚底又不可能晒伤。他们唯一能想到的就是鲍勃·马利，他脚趾上长了黑色素瘤。鲍勃没有善终，但话说回来，鲍勃也没有听从医疗建议。*好好对待彼此*，布拉德的医生是这么说的，于是他们决定听从这个建议。

31岁的布拉德仍然保持着一种不可战胜的气质。他生性乐观，他所享受着的生活似乎也证实了他的乐观。在繁荣的科技时代，他在一家蓬勃发展的科技创业公司找到了一份很不错的新工作，还有个健健康康、一岁大的女儿。他们并不富有，但相信会一直安好。那是千禧年后，硅谷涌现的浪潮一般的新产品、新服务和新技术粉碎了人们对千年虫危机的假想。在旧金山，努力工作和更智能的技术可以为任何问题找到解决方案。他脚上的*东西*，这个黑色素瘤也不例外。布拉德肯定能打败它——"去他的，把我整只脚砍掉都行，"他告诉医生，"要不惜一切代价。"

但是化验结果表明，切掉他的脚并不能解决问题。黑色素瘤已经扩散，沿着腿向上一直到膝盖后面的淋巴结。医生告诉他，相较而言，这是个好消息——肿瘤只是在腿上，并且*只在*膝盖以下。黑色素瘤不仅与皮肤有关，尽管那是它开始出现的地方。它扩散得很快，当抵达关键器官，尤其是肺或大脑时，就是致命的，也就是第4期。医生将布拉德的癌症定为3b期。

震惊之后是勇敢面对，他们肯定能搞定一切。医生会把能看到的都取出来，再用放疗消灭手术没能清理干净的东西。这是标准治疗流程，布拉德则想要更多。放疗是前数字时代的东西了，比起2002年，更像是1902年的治疗手段。布拉德想要极端先锋的治疗。这种东西的确存在。虽然并不完全是新手段，但在当年刚获监管局批准，用"极端"一词来形容也算贴切。它对大多数人没有帮助，且效果不可预测。大多数人不确定它是否真的有效。这种药物就是一种"免疫疗法"药物。布拉德觉得尝试一下至少没有坏处。

~

干扰素[1]似乎是最被过度吹捧的神奇药物之一，但它的确是一种重要且强大的细胞因子。正如布拉德的肿瘤专家所解释的那样，它帮助了一小部分癌症患者，尤其是在与放疗和化疗结合使用时。但个别病人的结果不可靠，而且药物有毒——在临床研究中，大多数患者描述自己像是得了一整年的严重感冒——但其益处足以获得监管局的批准，而且从纯粹直觉的角度来看，免疫疗法的概念很有吸引力。布拉德用橙汁和阳光来战胜感冒，他有一种非理性——尽管是准确的——信念，那就是他的免疫系统特别强大，具有战胜疾病的*超强*能力。

临床标准是使用一年的干扰素，大部分患者自己在家注射。布拉德用充满男子气概的幽默对抗头晕和类似流感的症状，后来，一点点地，他开始发疯。

艾米丽注意到布拉德越来越烦躁。喜怒无常，真的一点儿都不像他。不过，他刚刚得了癌症，又承担了压力极大的新工作，这种情况下，谁不会表现得有点怪异呢？但"怪异"出现了转折。布拉德的谈话越来越集中在他的新同事密谋反对他的故事上。

他确信自己当年夏天在华盛顿特区犯下了臭名昭著的罪行，谋杀了一名国会实习生。他也是恋童癖牧师丑闻的幕后黑手。不管什么事，只要足够糟糕并出现在晚间新闻上，布拉德就觉得是自己做的。晚上，他总是跟着他能听到的一切声音在房间里踱步。一天晚上，他急忙招呼妻子躲进浴室，然后锁上了门。

"要非常小心。"布拉德低声说。布拉德让艾米丽报警。但艾米丽叫了救护车。布拉德被送进精神病院并服用抗精神病药物。他也停止了干扰素治疗。

这几周对布拉德来说非常艰难，对艾米丽来说更是如此，但渐渐地，随着抗精神病药物的引入以及干扰素的离开，艾米丽开始再次看到她认识和深爱的男人。精神病是干扰素的一种罕见而可怕的副作用，但它不是永久性的。这是好消息，坏消息是他的癌症治疗计划无法继续。

他的医生推荐了一种替代方案，使用一种即将开始临床试验的新型实验性癌症免疫治疗药物。这可能正是布拉德寻找的——极端前沿的——辅助疗法，也是新治疗中最新的一种。其中一个研究中心恰好是他在斯坦福癌症中心的同事丹尼尔·S.陈[2]的诊所。

丹尼尔·陈是医生兼科学家，这位医学博士一只脚踏在肿瘤诊所治疗黑色素瘤患者，另一只脚则在免疫学实验室里搞科研。作为学术科学家移民的第一任后代，[3]他也踏上了科研和学术的道路。幸运的是，这也是他的天赋和兴趣所在。他去了麻省理工学院攻读分子生物学，后来转为攻读联合医学博士学位。他搬回西部，在医学院解剖尸体时遇到了一个女孩，然后和她结了婚。他的妻子黛布继续学习产科，陈则在南加利福尼亚大学完成了医学肿瘤学的学习，获得微生物学和免疫学博士学位，之后进入斯坦福大学马克·戴维斯的著名实验室，担任博士后。那也是最先破解T细胞受体的实验室。[4]

陈很快发现，"从实验室到床边"的双重工作虽然忙碌但很有成就感。在斯坦福癌症中心，陈负责管理转移性黑色素瘤诊所并坐诊接待患者，但大部分时间都在实验室里工作以更好地了解癌症和免疫系统的相互作用，并利用技术来改善这种互动关系。在此过程中，他合作开发了一种专利芯片，该芯片可以将T细胞与不同抗原的相互作用可视化，类似于一种示波器，用光晕显示免疫反应特征，用星状亮光显示细胞因子。

将癌症诊所和实验室相连接，既花时间把疾病当作谜题来研究，也把它当作决定生死的命题来处理。这听上去是一种很自然的结合，对一些科学家来说也确实如此。但纯粹的研究和医生的人道主义精神就像酿酒师和调酒师的工作一样完全不同。在实验室里，一切都围绕疾病展开，癌症既是反派也是英雄。

它坚持自己的存在，并以一种看似自信和创造性的方式影响着世界。而且，与大多数正常的身体细胞不同，癌细胞是永恒的，是自体的变异，抗拒为了更大的利益而顺从和死去的召唤。与此同时，"更大的利益"就坐在候诊室里。在你的朋友、患者或母亲那里，癌症是另一回事，是让你想回到实验室，研究如何彻底毁灭它的事情。

当时，癌症免疫疗法的最大希望在于开发癌症疫苗。它们在小鼠身上效果很好，而且与干扰素不同，这些疫苗具有高针对性和癌症特异性，这就意味着几乎没有副作用。丹尼尔·陈帮忙调研一种更有前景的癌症候选疫苗，由戴维·罗森开发，名为E4697肽的黑色素瘤特异性疗法。布拉德将是第一批尝试它的人之一——如果他愿意做小白鼠的话。布拉德不介意，在他看来，唯一的风险是坐视不理，只是祈祷着癌症不要复发。

布拉德很欣赏丹尼尔·陈。他认同他，这种感觉是相互的。和布拉德一样，陈也是来自加利福尼亚州、热爱运动的X世代。他们都是雄心勃勃、受人尊敬的专业人士，喜欢优质威士忌和电吉他，相信自己能够重塑未来。而陈对未来的愿景也深深吸引着布拉德。陈不仅相信可以利用免疫系统来战胜癌症，而且对它充满热情。他拥有绝佳的口才和非凡的耐心，能把大多肿瘤学家都无法解读的复杂免疫细节转换成患者听得懂的故事。布拉德可以问很直接的问题，也能获得直截了当的回答。两人很快就成了好朋友。

每周，布拉德会开车过桥和陈碰一次面。只要有可能，布拉德都会预定陈行程表上最晚的时段，这样治疗之外，他们还可以在一起讨论几个小时的科学。每周，陈都会戴上手套，将1毫升的实验疫苗直接注射到布拉德背部的皮肤下。布拉德下一周回来时，丹尼尔会用拇指触摸起皱的注射部位。注射部位越来越像一个火山口，有溃疡且凹陷。像是免疫系统的反应激烈到以疯狂进食的方式清除了细胞组织。丹尼尔将布拉德对疫苗的反应描述为"惊人的，我见过最强大的免疫反应"。

"看！"布拉德会一边拉下短裤腰带一边炫耀。他为自己的免疫系统"把癌症打得落花流水"而自豪，他的血液化验结果似乎也验证了对他身体的观察。E4697确实唤醒了布拉德的免疫反应，但能帮助免疫系统瞄准并杀灭癌细胞吗？

"你可以看到这个区域的T细胞正在按照预期发挥作用。"陈说。在注射部位，布拉德似乎正在迅速发展出免疫学家所说的"肿瘤特异性"免疫：一支T细胞大军，专门针对一种名为GP100的黑色素瘤抗原，即布拉德的黑色素瘤表达的抗原。影像结果也支持了验血的结果。虽然公布还为时过早，丹尼尔也永远不会对患者说这些，但如果他在布拉德身上看到的一切继续被验证，那么这将对免疫治疗领域产生巨大影响。对布拉德来说，这将是生与死的区别。

"但有时你只看你想看的东西，"丹尼尔·陈说，"在布拉德身上，我们看到了对疫苗的强烈免疫反应。"陈可以在抗原可视化机器中看到它，癌症抗原特异性反应像绮丽烟花般绽放。但布拉德是个特例，他对疫苗压倒性的局部应答远非普遍现象。

陈用钟形曲线来描述一般人的免疫系统对外来抗原做出反应的情况。大多数人在曲线的中段，即免疫系统在统计学意义上的"正常"反应。右侧是虽然较少但绝对数量仍然相当大的群体拥有的更极端的免疫反应，而左侧人群的免疫反应则非常弱。布拉德在这个曲线的最右侧。他对几乎所有治疗都产生了极端应答，至少最初时是这样。"这对布拉德来说似乎是个好消息，"陈说，"但在某种程度上却给该领域带来了误导性的希望，因为他并不是典型患者。"

对布拉德试验组中的大多数人来说，疫苗几乎没有作用。这令人沮丧和心碎。这个被称为试验的东西更像是彩票。

"人们现在把癌症免疫疗法看作是一项巨大的成功，"陈说，"它确实是突破。但事实上，这种成功建立在更长的失败历史之上，而失败是由患者承担的。"

合理收集的所有数据都是有价值的，即使失败的研究也会教给我们一些东西。疫苗无法成为一种可行的免疫疗法。回想起来，陈甚至怀疑疫苗是否弊大于利。但从数据收集的角度来看，陈的试验是成功的。而且试验在当时看来似乎也帮助了布拉德。

~

疫苗试验将近3年后，布拉德的癌症仍然没有复发。他希望自己的癌症故事很快就真正成为他的过去，成为商业或政治演讲中用来塑造品格的素材。他战胜了癌症，*而且他的科技创业公司被一家跨国公司收购*。2005年，布拉德和陈两家人聚在一起庆祝布拉德无疾病证据周年时，陈带来了几瓶优质索诺玛葡萄酒，同时也努力不去想他们可能是在蔑视命运。看起来，他们确实战胜了癌症，或者说布拉德战胜了癌症，疫苗也起到了作用。

同年，欧洲肿瘤医学学会会议在西班牙巴塞罗那举行。陈的妻子黛布专门请了假，去陪他一周。只有他们，不带孩子。他们从兰布拉大街去加泰罗尼亚用餐的路上，丹尼尔的手机响了。是布拉德打来的，他马上就知道肯定不是什么好消息。他这才意识到自己其实一直在等这个电话，并为此做好了准备。布拉德的癌症复发了，而且是一种新癌症——变异、升级、逃脱了的癌症。

"几乎没有什么比确诊癌症更令人难过的事了，"陈小心地解释道，"但更难过的就是已经战胜癌症之后再次确诊。"对黑色素瘤专家来说，这很常见。对其患者来说，这无疑是毁灭性的打击。

布拉德新长出的肿瘤已经沿着贯穿骨盆和髂骨的主动脉扩散。要先进行手术，切下更深的刀口。手术后，布拉德的脚失去了知觉——手术过程中划伤了他的坐骨神经——但好消息是外科医生在被检查的16个淋巴结中只发现了1个癌变淋巴结。肿瘤是个鸡蛋大小的坚硬肿块，因死亡组织而呈现黑色。医生认为这可能至少有一部分是成功免疫反应的证据。也许是因为疫苗——当然有这种可能性，布拉德才能有这么多年的缓解期。陈也不能确定。无论如何，这次成功显然并不彻底。

布拉德需要再次进行后续治疗，杀灭手术漏掉的癌细胞。他向丹尼尔询问了 E4697 药物试验中的疫苗。它以前有过效果，对吧？所以不能再试一次吗？

但陈知道，不幸的是，事情并没有那么简单。跟免疫系统一样，癌症是活的而且具备适应能力。陈的实验性疫苗——所有疫苗——都没有适应能力。它无法应对不可预见的突变，或突变的突变。正是这种帮助它们逃脱免疫系统的持续进化能力——"逃离"——使癌症成为一个难以捉摸的目标。

被疫苗激活的 T 细胞可能杀灭了表达该抗原的癌细胞。但是疫苗太过局部，影响力没能覆盖布拉德全身。之后并没有重新再用疫苗——这不可能，也不道德。试验以失败告终。幸存的癌细胞一直存在，在扫描中不可见的它们持续生长变异。

如果在完美世界，布拉德就能获得一种更新、更好的疫苗来匹配他新突变的癌症抗原，像我们每年接种新的流感疫苗来匹配最新流感毒株一样。要制造这样的疫苗，就必须对患者和癌症的整个基因组进行快速测序。这需要强大的生物信息学算法，由计算机运算，而当时并不存在。需要将布拉德身体细胞的所有蛋白质与肿瘤细胞的蛋白质进行比较，并识别他的 T 细胞要瞄准的唯一最佳肿瘤抗原，最后还需要将所有数据快速转化为个人疫苗的技术能力。[5]现在这些都可以实现。但在 2006 年，那是科幻小说中的完美世界。[6]

~

布拉德仍在手术康复中，于是丹尼尔给艾米丽打电话提出建议：布拉德应该尝试参与新的临床试验，是被称为检查点抑制剂的颇具潜力的新型癌症免疫疗法。多年来，陈一直对艾利森的新发现所带来的可能性倍感兴奋，现在临床试验即将开始，由两家制造抗CTLA-4抗体竞品的制药公司发起。其中一种叫替西木单抗，由辉瑞制造；另一种是吉姆·艾利森的伊匹单抗，由百时美施贵宝制造。丹尼尔在南加利福尼亚大学的同事杰弗里·S.韦伯[7]负责3次试验中的1次，即安全性测试。

陈目睹了布拉德强烈的免疫反应，这是个很好的指标，表明他可能对新免疫疗法也反应良好。布拉德想加入，陈能帮忙吗？

陈可以推荐他，但最终决定权不在他手里。他认识韦伯，他们曾一起做过疫苗和细胞因子的研究。他还知道韦伯的团队长期被来自世界各地绝望患者的医生的电话所淹没。抗CTLA-4试验名声在外，非常热门，每个人都想加入。

韦伯以对患者关怀备至而著称。他对能参加这项试验的患者要求也相应严格。

陈给韦伯写信，提供了布拉德的病史和数据，并以讲故事的方式告诉韦伯，布拉德是他亲眼见过最伟大的免疫应答者。陈不能强迫韦伯，但可以尽力争取。韦伯终于回信：想转介该患者吗？

那年秋天，布拉德开始了抗CTLA-4试验。

在一些患者体内，阻断CTLA-4刹车之后的区别在于T细胞对肿瘤有无反应。对像布拉德这样的患者来说，他们一触即发的免疫系统已经在自体免疫的边缘摇摇欲坠，松开刹车会非常危险。

"布拉德的药物反应简直疯狂。"陈回忆道。抗CTLA-4药物从布拉德免疫系统中释放出的更像是一场骚乱，而不是精心部署的军事行动。10月5日，布拉德接受了实验性MDX-010抗体的首次注射。一周之内，他的脖子、手臂和面部出现大面积皮疹，大腿靠近注射部位严重红肿，每况愈下。

"布拉德的状况非常非常糟糕，"陈说，"他有一个多月无法进食，最终不得不服用最强效的药物来关闭免疫反应。"圣诞节后的第二天，布拉德住进了医院，主治医生是韦伯。布拉德已经瘦了20多千克，忍受了持续几个星期的痛苦。

布拉德后来说，自己的免疫系统攻击自己的内脏，是他经历过最残酷的事。

检查显示极端的免疫反应摧毁了他的消化道。这是否也足以彻底消灭布拉德的肿瘤？只有时间能告诉我们答案。

布拉德慢慢从抗CTLA-4试验中恢复过来。2007年，他摆脱了癌症，体重也有所回升，在新的一年里，他找回了自己原来的状态。那年的家庭圣诞信虽然谨慎，但充满希望。次年8月，他写信告诉朋友，影像扫描和脑部核磁共振都没有问题。"这是我的无疾病证据两周年纪念，"布拉德说道，但他觉得不应该庆祝，"这次可不想再蔑视命运了！"

不管怎样，他知道丹尼尔现在特别忙，带着三个孩子，管理忙碌的肿瘤诊所，还有一份生物技术的新工作。

~

2006年，丹尼尔·陈接受了基因泰克公司的职位，他的钢筋玻璃结构实验室面向旧金山湾，实验室的开放式楼层和专用建筑都是最新的。这里满是学术人才，却不是做学术研究的地方。它是新药开发的强大资源库。

照顾患者对陈来说仍然非常重要，[8]他保留了斯坦福癌症中心的临床职位。布拉德也仍然是他的患者之一，或者说是从前患者变成了挚友的人，也仍然是没有癌症的人。自上次治疗以来，布拉德一直在接受定期扫描，结果一直很好。直到2008年底，他和艾米丽有了足够的信心停止怀疑，开始规划更充实的未来。次年秋天，陈收到了布拉德和艾米丽的电子邮件，兴奋地宣布女儿的诞生。5个月后，布拉德再次写信。他进行了扫描，黑色素瘤又回来了。在同一个地方，臀部内侧。

丹尼尔用问题和选择来安慰他的朋友——联系过外科医生了吗？医生是否测试了肿瘤的特定突变？是否考虑已获批的细胞因子，如白细胞介素-2？陈说，这种治疗并不完美，属于普通免疫治疗，对像布拉德这样一触即发的免疫应答者总是存在风险，但一些患者的反应良好。最重要的是，陈说，这种方法布拉德还没有尝试过。[9]

布拉德已经没有其他选择了。2010年2月，肿瘤学家在应对上已经捉襟见肘，起码对抗黑色素瘤的手段很有限。布拉德和艾米丽开始默默把目标从原本的完全战胜癌症，变为现在的控制，并在下一次手术后防止其再次扩散。这足以赢得一场胜利。布拉德和陈来回沟通了几个月，同时布拉德也在挑选，并试图解码他在网上找到的临床试验。最后，他选了一种名为格列卫的靶向疗法。这不是免疫疗法，也与免疫系统无关。格列卫是一种口服小分子药物，可干扰某些癌症的代谢。2008年，一些心怀希望的医学杂志将这种药物比作"灵丹妙药"。其他人则称其为"癌症治疗的突破"。[10]听起来很不错。这种药物在有某种白血病的特定基因突变[11]的患者身上展现了良好的效果。布拉德既没有突变也没有白血病，但希望这颗灵丹妙药也能对其他癌症奏效。这值得一试。他可以让他加利福尼亚大学旧金山分校的主治肿瘤专家开"研究外"处方，而且更好的一点是，他的保险能支付治疗费用。

"我建议可以跟免疫疗法一起尝试。"陈说，可以试一下IL-2。如果想战胜新的癌症，陈说，就得是现在，手术后立即开始。但布拉德已经遭受了足够多的副作用，而IL-2又是出了名的难熬。他对陈说，他会"把它先放在口袋里备用，以防万一"，并坚持使用格列卫。这个策略最初的确奏效了，但到了2012年春天，布拉德得知自己已经进入第4期。黑色素瘤已经转移到肝脏，或许还有周围其他部位。他知道情况很糟糕，但仍然希望发起进攻，已经是第5次进攻了，他想要尽可能激进，而且已经有了很清晰的想法。

在布拉德作为癌症患者的11年里，无论在缓解治疗还是治疗方案上，癌症科学都已经取得重要进展。布拉德在2004年尝试过的实验性检查点抑制剂药物现在已获监管局批准，名为伊匹单抗。阻断T细胞上的CTLA-4刹车对一些癌症患者来说是变革性的，但事实证明，对布拉德这样一触即发的免疫系统来说太过激烈，因此这种药物被排除在外。但自从和布拉德成为朋友以来，陈就对另一个发现感到兴奋，即第二个检查点。最近几个月，这种兴奋持续飙升。现在布拉德希望陈能利用生活中的新进展来帮他挽回生命。

~

2006年陈刚加入公司的时候，基因泰克还没有免疫治疗药物产品线。也差不多在那时，陈发现负责早期药物开发患者侧的老板、公司副总裁斯图尔特·卢兹克，是医学博士，也是癌症生物学家。事实上，基因泰克的大多数癌症研究人员都是癌症生物学家。"而癌症生物学家讨厌免疫疗法，"他笑了，"我的意思是，他们确实憎恨免疫疗法！"这个领域的大部分历史都为他们提供了憎恨的理由。但无论出于何种原因，这家公司还是聘请了很多癌症免疫治疗专家。[12]

其中之一是艾拉·梅尔曼。梅尔曼有20多年杰出的职业生涯，其中包括在拉尔夫·斯坦曼实验室的博士后工作。拉尔夫·斯坦曼是住在纽约的著名加拿大医师和医学研究员，他发现了树突细胞，并于2011年获得了唯一追授的诺贝尔奖。[13]梅尔曼曾担任耶鲁大学医学院的系主任和耶鲁大学癌症中心的科学主任，几乎每本细胞生物学书籍后面都印着他的名字。为了在基因泰克制造分子药物，他抛下了这一切。

这种选择显然是有好处的，但对梅尔曼来说，相比事业或金钱，更重要的是家人和朋友——他的两个孩子都患有慢性炎症，每年都有越来越多的朋友死于癌症的折磨。"看到这些，然后有机会去世界上最好的地方研发药物——我不知道这算不算道德义务，"梅尔曼解释道，"但对我来说，无疑是动力。"

基因泰克公司的高层每周会面两次，为这家规模庞大的公司掌舵。梅尔曼

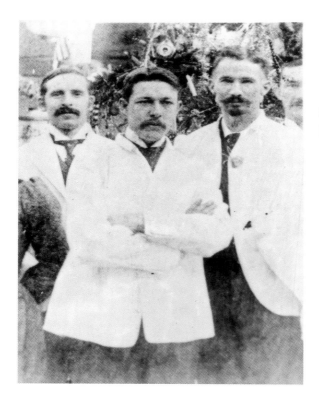

威廉·科利博士（中）和
同事们。（癌症研究所）

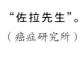

"佐拉先生"。
（癌症研究所）

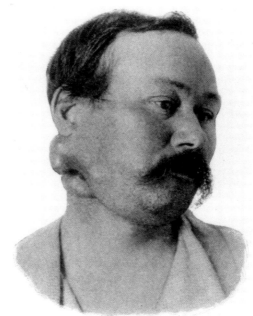

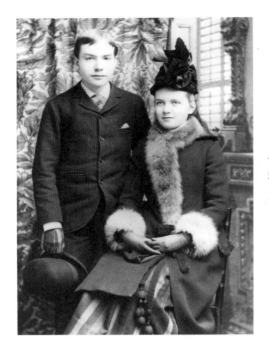

小约翰·D.洛克菲勒
和贝希·达希尔。（洛
克菲勒档案中心）

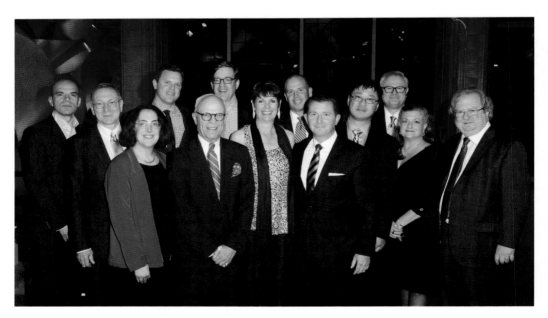

2014年威廉·B.科利奖主要纪念PD-1的发现，发言人及获奖者（获奖者用＊表示）（从左至右）：伊安尼斯·艾凡提斯，戈登·弗里曼＊，阿琳·夏普＊，威利·盖斯特，雅克·诺德曼，保罗·希维里克，吉尔·奥唐纳-托尔梅，约翰·菲茨吉本斯，梅杜·戈登，陈列平＊，约瑟夫·莱维克，艾伦·普瑞，詹姆斯·艾利森。（本庶佑＊不在照片中。本庶佑与艾利森于2018年因其发现而共同获得诺贝尔医学奖。）（癌症研究所）

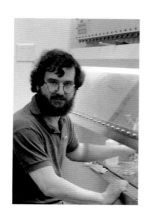

诺贝尔奖得主詹姆斯·P.艾利森博士，在伯克利。（詹姆斯·P.艾利森）

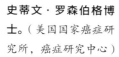

史蒂文·罗森伯格博士。（美国国家癌症研究所，癌症研究中心）

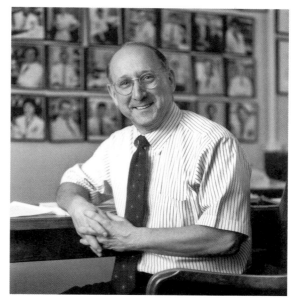

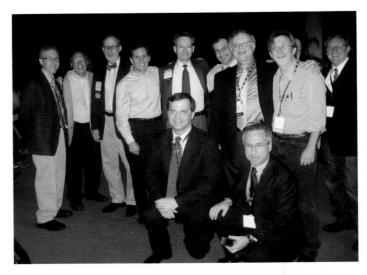

研究人员与梅德雷克斯公司和百时美施贵宝公司的员工在一起，2010年美国癌症肿瘤协会3期抗CTLA-4数据报告会（后排左起）：杰德·沃尔柯克，杰夫·索斯曼，杰弗里·韦伯，丹·埃尔克斯，阿克塞尔·胡斯，杰弗里·尼科尔，伊萨雷尔·罗伊，麦克·耶林，艾伦·科尔曼；（前排左起）斯蒂芬·胡迪，尼尔斯·莱昂贝格。（阿克塞尔·胡斯）

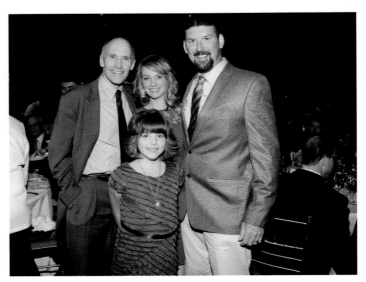

（从左至右）卡尔·琼博士，凯丽·怀特海德，汤姆·怀特海德，及其女儿埃米莉——首个接受CAR-T治疗的儿童癌症患者。（癌症研究所）

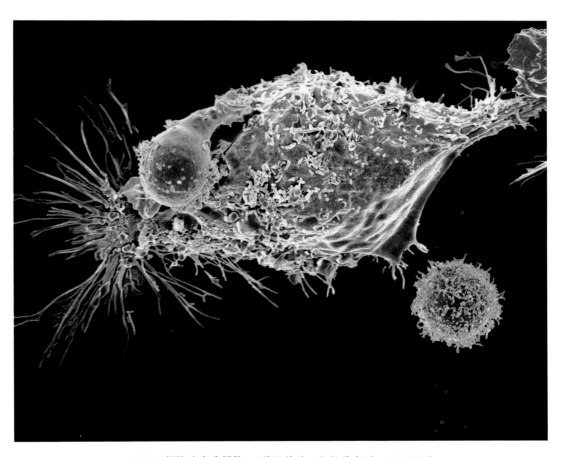

CAR-T 细胞攻击癌细胞。（普拉萨德·阿杜苏米利，MSKCC）

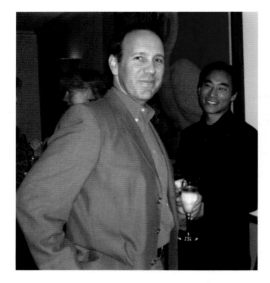

布拉德·麦克米林与丹尼尔·陈博士一起庆祝他的无疾病证据两周年纪念。（艾米丽·麦克米林）

艾米丽·麦克米林："2009年8月30日，艾琳（第三个孩子）出生，和克莱尔、卡米尔在一起。当时我们以为我们（再次）战胜了癌症。"（艾米丽·麦克米林）

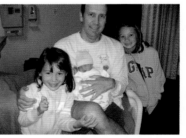

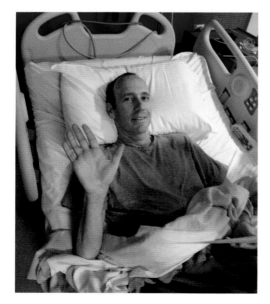

2013年7月，布拉德·麦克米林在MD安德森癌症中心。（艾米丽·麦克米林）

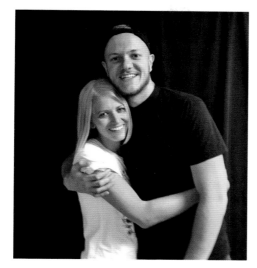

金·怀特："2014年7月17日，丹（雷诺斯，流行摇滚乐队梦龙的主唱）和我，在他为我办的慈善音乐会上。"（金·怀特）

杰夫·施瓦茨与金·怀特。（金·怀特）

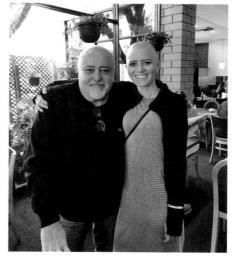

金和她的丈夫特雷根，以及他们的女儿亨斯利。（金·怀特）

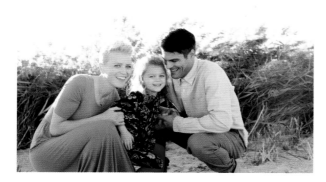

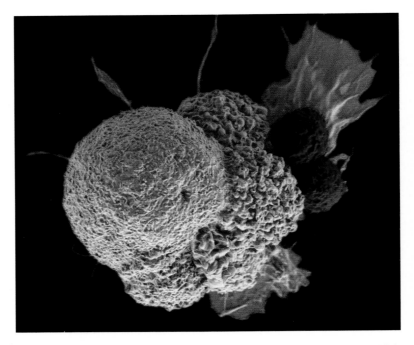

被有细胞毒素的"杀手"T细胞（红色）攻击的癌细胞（白色）的彩色扫描电子显微镜图。（美国国家癌症研究所／贝勒医学院邓肯综合癌症中心，丽塔·艾琳娜·塞尔达）

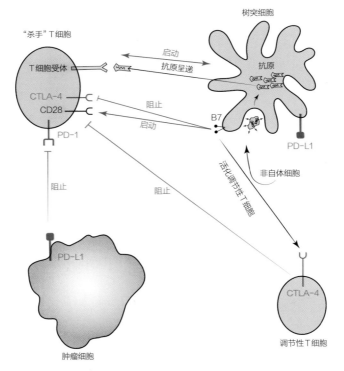

狡猾的肿瘤细胞可以用检查点（CTLA-4，PD-1）作为"秘密握手"来抑制免疫反应。

在新分子制造方面的老板是理查德·谢勒，曾荣膺拉斯克奖的生物化学家，也是负责基因泰克研究和早期研发组织的副总裁。他将最终决定下一阶段的发展路线，每周在会议室里都有很多关于发展路线到底是什么的讨论，梅尔曼等"秘密"免疫治疗专家站一边，另一边则是癌症生物学家。虽然没人愿意承认自己很激动，但他们绝对算得上"活跃"[14]，随着PD-1分子的发展，这种活跃的气氛就愈加强烈了。如果说CTLA-4给癌症免疫疗法的可能性开了个小口，那么PD-1则正在将这种可能性炸裂式地打开。至少，这是免疫学家的看法。

~

与大多数重大发现一样，PD-1也是研究人员寻找其他东西时发现的。这里的"其他东西"是人体的自然质量控制机制，它在危险的T细胞进入血液之前将其清除。

如免疫研究人员所知，T细胞来自胸腺。每个T细胞都有随机分配的不同抗原受体，一种为对抗未知抗原做准备、类似彩票的防御机制。

仅由外来非自体抗原触发的T细胞是很好的防御手段，而那些碰巧被随机分配的、有由自体细胞激活受体的T细胞，即碰巧拥有自体抗原彩票的T细胞，是危险的。如果它们进入血液，就会攻击自体细胞，导致狼疮和多发性硬化症等自身免疫疾病。因此，在免疫系统的清洁管理下，这些T细胞会被指示进行自我毁灭。

科学家将T细胞的自毁信号称为"程序性死亡"，简称PD。PD内嵌于每个T细胞中，以防万一。该受体被配体——与之匹配、结合并可将其激活的钥匙——激活。但到目前为止，还没有人真正找到程序性死亡受体或配体。

20世纪90年代初，日本京都大学的免疫学家本庶佑和他的同事试图寻找表达PD的基因，作为识别PD受体的一种方式。本庶佑用排除法设计试验，[15]他认为剩下的就是正在寻找的基因。本庶佑将其称为"程序性死亡-1",简称PD-1。[16]

他错了,他识别出的东西并不是他所认为的东西——不是自毁信号(但保留这个名称)。其实,他们并不知道该基因对应的是什么受体,也不知道其作用是什么,但缺乏该基因的小鼠逐渐表现出狼疮样疾病的迹象。本庶佑相信他们发现了控制自身免疫性疾病的一个重要方面,并继续研究工作。

从这里开始,故事变得复杂,或至少引来一番争论。并非每项发现的背景或全部意义都能立刻被理解——事实上,大部分发现都无法做到这一点。有时研究人员发现的拼图碎片之所以被认为缺失,是因为另一名研究人员发现了相应的碎片却不知道,这种情况也经常发生。此外,并不是所有的免疫发现都是被放在免疫系统与癌症的复杂关系背景下来看待的。因此,想要从绝对意义上为集体灵光一现的时刻分配荣誉,并不是特别有用。重要的是,多位来自世界各地的研究人员正在使用新的基因测序和成像技术,研究基因和细胞受体、免疫系统和癌症的问题。其中有几位研究人员,独立或共同找到了PD-1拼图的碎片。本庶佑的发现毋庸置疑。他最终也因该发现而成为2018年诺贝尔医学奖的共同获得者。与此同时,本庶佑并非唯一在T细胞上寻找PD-1受体另一面的人。还有戴眼镜的哈佛夫妇戈登·弗里曼博士和阿琳·夏普博士,以及在北京学习、在德雷塞尔大学获得免疫学博士学位的陈列平博士[17],他在梅奥医学中心有实验室。他们每个人都解出了免疫难题的一部分,为最终了解PD-1是什么以及它到底有什么作用做出了贡献。

陈列平观察过癌症疫苗的尝试研制过程。在美国国家癌症研究所史蒂文·罗森伯格博士的团队和其他人通过强化T细胞以增强其对癌症的免疫反应中,他看到了成功的曙光,但也看到了其局限性。此类方法无疑制造了强大的T细胞,在数量和质量上都有所提高。癌症疫苗在体内产生了额外的T细胞,同时用菲尔·格林伯格和史蒂文·罗森伯格的实验室采用的细胞方法,从癌症患者的血液中确定了能正确识别癌症抗原的T细胞，并将其培育成一支为数900亿的大军，再将这支大军重新注入血液。如果此类方法能强化T细胞，那么为什么不能有效地攻击并消灭肿瘤呢？这是令所有癌症免疫专家困惑的悖论。

"我既然已经投入了癌症研究事业，就必须保持积极的态度，"陈列平解释道，"其他人会想：'哦，癌症免疫学毫无意义，T细胞没用！赶紧离开这个领域吧！'但留下来的人相信其中必有玄机。它在血液中起作用，在体内却不行，为什么？肯定是肿瘤微环境中的某种东西——肿瘤内部的某种东西——在对抗T细胞的进攻。"

1997年，陈列平开始研究肿瘤微环境，并于1999年宣布发现了一种分子。该分子在某些体细胞中表达，但在某些肿瘤中表达程度尤其高，或许与下调（关闭）免疫反应有关。[18]陈列平给它取名为B7–H1。2000年，弗里曼（部分以本庶佑的研究为基础）发表报告，确定了在某些肿瘤上高度表达的同一分子。它就是PD–1秘密握手的另一面，PD–1受体的配体，阴阳两面的阴面。两者的研究共同表明，陈列平的B7–H1也是抢手的程序性死亡的第一配体。弗里曼和夏普已绘制出其生物学机制的两面。他们将这种分子称为PD–L1。（这些分子*仍然与程序性死亡无关*，但名称一直沿用至今。）

最终，受体—配体秘密握手的两面得以确认。当配体嵌入T细胞上的受体时，T细胞就会停止攻击。

也许这些研究人员中的任何一位都能独立解决所有谜团，也许他们的确做到了。后来大多科学奖项都将他们视为共同发现者，虽然本庶佑是唯一获得诺贝尔奖的人。无论如何，重要的是在他们的努力下，一个特别有趣且非常重要的分子配对得以确认。PD–1/PD–L1的相互作用似乎是T细胞的停止信号，像是给T细胞的近距离、定制化秘密握手，告诉它不要发起攻击。

当T细胞攻击的看似"外来"的细胞其实是发育中的胚胎细胞时，就证明互动有效。但研究表明PD–L1在癌细胞上普遍表达，原因也类似，是为了关闭

（或下调）免疫反应。

尽管尚未在人类身上得到证实，但研究人员相信PD-1和PD-L1的相互作用能使T细胞停止攻击。这是身体细胞之间的秘密握手机制被癌细胞——尤其是强突变的细胞——利用，以逃避T细胞的识别和攻击。PD-L1使癌细胞看起来像正常的体细胞。即使对已聚集在肿瘤上即将被消灭的活化T细胞，PD-1/PD-L1秘密握手也能让T细胞停止攻击。现在的竞争焦点变为开发抗体，阻断秘密握手，并将其作为潜在的癌症免疫疗法进行测试。[19]

哈佛的夏普和弗里曼率先发表了他们的PD-1通路专利，但他们允许知识产权非独家分发，所以世界各地的任何实验室都可以制造阻断抗体。在CTLA-4检查点抑制剂伊匹单抗获得成功的激励下，阻断秘密握手PD-1（T细胞）侧的药物获得快速通道，7家制药公司获得生产该抗体的许可。2006年，人源抗PD-1抗体终于得以大量生产，数量足以用于癌症药物的临床试验。[20]阻断秘密握手PD-L1（癌细胞）侧抗体的开发和测试紧随其后。

~

2010年12月10日，基因泰克的员工仍在为公司是否加入这场免疫治疗竞赛并研发阻断PD-L1的抗体而争论不休。该项目像一场豪赌，[21]因为此时还没有任何检查点抑制剂获批。一种抗CTLA-4药物9年前就启动了测试，如今还在长期的临床试验重启中烧钱。另一种药物在第二期临床测试中被抛弃，已成为路边残骸，警示后来者。对临床试验方面的丹尼尔·陈，分子开发方面的梅尔曼，以及基因泰克会议室中其他癌症免疫学的"地下支持者"来说，这是"机不可失，时不再来"的时刻。"我们至少能说明这是全新的研究，至少要尝试一下，"陈说，"就算没有听众，我们也认为有必要提出与其他方法不同[22]的论点，为患者提供不一样的价值主张，这至关重要。"

梅尔曼用科学论证和新数据与董事会进行了讨论。他相信，即使是"糟糕的小鼠模型"也证明了癌症与免疫系统之间的相互作用机制。"这意味着，无论论据如何，PD-1/PD-L1相关的数据已足够强大，可以采取行动。"陈补充了他在诊所和在患者身上观察到的情况，比如布拉德的案例。如果其展现出的优势可以不再以周或月来衡量，那么这种疗法就与其他疗法存在本质上的区别。即使它并不适用于所有人，但他诊所中的癌症患者也希望至少能有机会尝试这种持久的、变革性的反应。

陈还记得这场辩论持续了好几个小时，直到最后，谢勒说："够了，这太荒谬了——我们向前推进吧。"陈说，谢勒开始转向，会议室的人和整个公司也都跟着转向。梅尔曼惊讶极了。给新PD-L1团队的任务是在短短6个月内必须有进展，如果行不通，公司就以最小的代价废弃它。

时间非常紧迫，这几乎是不可能完成的任务。但基因泰克实验室运气还不错。几年前，这里的研究人员也发现了PD-L1配体，并为一种靶向它的抗体申请了专利。当时，这个配体还只是肿瘤细胞上另一个需要编号和编目的普通蛋白质，[23]对于专门从事癌症治疗药物生产的制药公司来说，这是一个潜在的靶心，能够延长患者数月的生命。现在，它将为新药物进入临床试验提供支持。

抗CTLA-4药物仍在进行盲法临床试验，因此还没有结果。但很明显，CTLA-4是阻止了免疫学家所说的T细胞启动和激活阶段的检查点。PD-L1参与的T细胞抑制类型似乎有所不同，它不在激活阶段。PD-1/PD-L1似乎是在T细胞被激活很久之后才终止其攻击。或许，这解释了癌症免疫学家在显微镜下观察到的现象。他们看到T细胞响应了战斗口号，被肿瘤细胞抗原激活，克隆成数十亿量级的T细胞大军，并在抗原呈递肿瘤的边缘集结。它们收到了"触发，开杀"的信号，已经做好了进攻的准备。后来却不知为何，什么都没有发生。T细胞终止了行动，没有对肿瘤发起进攻。

PD-1/PD-L1在T细胞和肿瘤交战的火线上近距离、定向匹配的秘密握手是否解释了已激活的人体T细胞无法杀灭癌细胞的奇怪失败？这种检查点抑制剂肯定符合陈对诊室病例的假设，全球还有很多其他癌症免疫学家也这么认为。PD-1/PD-L1符合观察结果。它看起来就是免疫拼图缺失的那部分，但还有待测试。

~

对陈和梅尔曼来说，这是特别激动人心的时刻。他们作为癌症免疫学家，真正开发出了一种自己认为有效的癌症免疫治疗药物。他们知道自己非常幸运，获得了许可、资金、顶尖的研究团队，以及基因泰克已上架的潜在PD-L1阻断抗体。他们的任务是把它变成真正的药物，为患者所用。这并不容易，但这一次，有希望成功。

他们从小鼠模型开始，PD-L1阻断抗体对小鼠有效。它似乎通过阻断肿瘤侧的PD-1/PD-L1握手，重新打开了肿瘤免疫反应原本已被阻滞的道路。小鼠体内的癌症再次被治愈了。下一步是制造针对PD-L1的人类抗体，看看它们在人体内阻止肿瘤侧握手的效果如何。陈负责临床试验。

6周后，也就是2012年2月，他的团队从一期临床试验中获得了第一批扫描结果。首位应答者是患者101006JDS：杰夫·施瓦茨。那是个激动人心的时刻，但只有一名肾癌患者。陈在临床试验的上司是斯图尔特·卢兹克。他对陈说，如果陈能证明这种免疫疗法对肺癌（全球最主要的致死癌症，也是卢兹克的主要研究领域）有效，他才会信任这种方法。陈也有肺癌患者的扫描结果，但没有充分应答，不过在用药后确实有些变化。陈观察到患者的肿瘤，之前是圆形肿块，现在呈带刺状，像肿瘤沿着这些尖刺向后收缩，而不是继续向周围蔓延。"每种肿瘤都有独特个性，"他解释说，"属于它的独一无二的特征，当它开始消退并死亡时，在扫描上也呈现独特的外观。"陈还记得他把扫描结果拿到卢兹克办公室的情景。"他看着片子说:'这不是正常生长中的肿瘤。疗法真的有效。'"

"这让他的看法180度大转弯。别忘了,他可是癌症生物学家。"陈说。虽然他的上司已经同意了公司决定的方向,但在看到这张片子之前,陈觉得他并不完全信服,他了解免疫疗法的历史。最终,这可能成为那种无法成功转化为治疗人类癌症的药物的故事之一,也可能是一次昂贵且颇具羞辱性的测试。"但就在那个时刻,他的观点从非常抵触,变为对这个新方向的认同"。

在公开之前,陈无法获得抗PD-1药物试验的所有数据。试验在进展,但由另一家制药公司进行。但对于抗PD-L1,他处于数据网的中心,与所有临床研究人员保持联系。"我们很快就看到应答,"他说,"而且这些应答与我们平时看到的都不一样。它们可能是突然发生的,是变革性的,似乎很持久,而且发生在我们通常不认为对免疫治疗会有应答的患者类型中,例如肺癌。其中一些患者的报告甚至显示肿瘤在几天或一周内就缩小了!"[24]

更重要的是,PD检查点比CTLA-4更具针对性。通过阻断CTLA-4来释放T细胞的刹车,会导致体内充满了没有刹车的T细胞,来自免疫大军的剧毒就会被突然释放。后来的研究还发现,阻断CTLA-4会导致全身免疫调节细胞数量减少,[25]导致更广泛的免疫反应和更严重的毒副作用。但是PD检查点只在杀灭肿瘤的那一刻被激活。阻断该检查点的毒副作用更少,对有些应答病患来说,成效显著。

2012年1月,陈正在从事这项研究,布拉德来陈的办公室找他共进午餐。这次见面主要是叙旧,也是布拉德的一次非正式医疗咨询。"像我这样的患者需要更多你这样的医生和科学家努力找寻治愈癌症的方法。"他告诉陈。布拉德对陈正在研究的PD-L1项目特别有激情。他还算健康,但也很现实。

4个月后,布拉德就得知自己已经到了第4期。肿瘤已经扩散到肝脏,他向陈求助,希望有新的选择。他想,或许该用"万福马利亚"一般的IL-2?或者尝试让陈兴奋不已的新实验药物,"我记得你叫它PD-L1?"

陈谨慎地跟布拉德分析现有的选择。目前IL-2并不是"万福马利亚"般的选择。总体上，没有证据显示它对肝转移有效，但还是有一定概率，因为布拉德是强应答者，或许对他有效。同时，如果布拉德感兴趣，有几项PD-1和PD-L1的试验正在开放。"你看看符不符合候选人标准，不过试验有很多——包括杰弗里·韦伯在坦帕的试验。"陈告诉他。布拉德希望地址更近一点。陈说，韦伯的PD-1试验值得坐飞机去。"如果符合标准，"陈说，"是我的话，我肯定会去。"

　　布拉德找到了一项PD-1研究，然后就消失了。当陈再次收到他的消息时，布拉德似乎很沮丧。什么治疗都没有效果。后来，他尝试了IL-2，但也没有任何改善。他已经度过了漫长的12年。

　　放疗、化疗、疫苗、两种不同的细胞因子和最新的检查点抑制剂——到2013年，布拉德几乎经历了癌症治疗的整个现代史。他战胜了重重困难，却没能战胜癌症。

　　现在的布拉德已经很疲倦了，他努力过了，他和艾米丽都是。陈问布拉德是否想听听他的意见，说自己一直惦念着他。布拉德不喜欢那种语气。他说他的确需要帮助，但是难道陈不记得他们上次已经讨论过他的治疗选择了吗？他们一边吃午餐，陈一边详细解释了他正在测试的新实验药物的优点。但现在布拉德没有资格参加陈的PD-L1研究，因为他之前接受过免疫治疗。如果陈能利用他的影响力让他得到这种药物，或者现在能给他新的提议，他会很感激。否则，再交流又有什么意义？

　　陈和布拉德的关系早就跨越了医患的界限，成了朋友。现在，布拉德把陈没能治愈他的癌症变成了针对他个人的情绪。医患关系是一段高强度的旅程，通常长达数年。有时这可能会成为一种负担。[26]

　　几个月后，布拉德再次写信给陈，告诉他自己决定加入休斯敦MD安德森癌症中心一项关于肿瘤浸润淋巴细胞的研究。这不是陈推荐的，但布拉德认为这是他最好的选择。"感谢您的付出。"他写道。这是丹尼尔·陈最后一次收到朋友的消息。

~

艾米丽无法代表布拉德，甚至布拉德也无法清楚地了解自己。但艾米丽对他们尝试过的疗法并不后悔。她也对最终没能治愈丈夫的免疫疗法没有*丝毫怨恨*。*遗憾*和*怨恨*并不能正确地描述整个过程。那时的感觉就像是一个人的疾病在和全球癌症研究的步伐之间进行一场赛跑。

"我们一直认为，只有医生告诉我们别无选择时，才能感到沮丧。"艾米丽说。最后，他们确实没有选择了，但是布拉德和艾米丽都觉得这是一场精彩的比赛。这是一个故事，一个她想在这里分享和书写的故事，一部分是为了留作纪念，一部分是为了感谢丹尼尔的友谊。但最重要的是为了给他人留下一些经验——尤其是那些前途未卜的患者。

结果会有所不同吗？现在会吗？也许一种不同的疫苗使用更长时间或重新接种，会对他有帮助，也许结合检查点抑制剂可以治愈他。有一百万种可能，却没有那么多时间。

2014年似乎过去没多久，但对免疫疗法而言却像一生那么长，对布拉德也是。肿瘤学家现在会告诉他们的患者，当前的目标不一定是战胜癌症，而是努力活下去，坚持到下一次进步的到来。下一次进步就在不远处。但最终，科学并没有赶上布拉德癌症的步伐。癌症免疫疗法的突破只是概念上的证明，而布拉德需要的是药物。这是对过度宣传的警告。突破是一扇门，它刚刚被打开。一切都只是开始，而非解药。

~

过分关注未成功患者的肿瘤学家都无法在这个领域坚持很长时间。在陈刚开始临床实践时，黑色素瘤尤其如此，生存率甚至只有个位数。但新的突破改变了这些和其他许多患者的结局，改变了他们的选择。

患者101006JDS杰夫·施瓦茨是陈的第一个完全应答者，也是他第一次通过看扫描结果意识到肿瘤已经消失的患者。陈的研究领域是一个建立在故事之上的科学领域。大多数经历都是苦乐参半，像布拉德一样。但杰夫·施瓦茨不同，他是陈亲眼所见的第一位用自体免疫系统战胜癌症的患者。这仿佛是他的"科利时刻"，和史蒂文·罗森伯格1968年在退伍军人医院手术室里看到的、杰德·沃尔柯克十几岁时在斯隆–凯特琳癌症中心见证到的一样。

"我永远不会忘记杰夫，"陈说，"我差点把他拒之门外，他的病情实在太重了。一个月后，我收到了他主治医生的电子邮件。我在读的时候，不禁哭了起来。他在最初接受试验之前几乎下不了床。但在短短4周后，他就能每周去三次健身房了。而且这种药物让他重获新生。"

最后，从情感上讲，这也是把时间同时分给诊所和实验室的优势所在。

"在职业生涯中，或者说在一生中，这种事都不是常见的，"陈说，"亲眼见证并置身其中，那种兴奋和成就感无法用言语形容。这就是我们一直认为可能存在、却没人相信真的存在的东西。事实上，效果还超出了我们的预期。我们一直对成功有期待，但它的起效速度比想象中还要快。我们以为想要获得预期反应需要混合多种药物，因为生物学就是这么复杂。这也是临床经验告诉我们的——当你见到了一些出乎意料的效果，就要回过头去学习经验教训。"

"我们正在抗癌大战的突破点上，"陈说，"这是我们这代人的'登月计划'，但一切都只是开始。想想青霉素发现后，抗生素经历了怎样漫长的旅程，那是几十年的光景。我们才刚发现检查点抑制剂——PD-1直到2014年才首次获批。所以这是突破，我们刚刚发现属于我们的青霉素。但这只是开端。"

7

奇美拉

癌症免疫治疗专家数十年来都在努力从血液的数亿个T细胞中找到正确的那种，以识别患者肿瘤上的特定抗原。之后，他们花更多时间耐心培养这些T细胞，并让它们对肿瘤发起进攻。

与此同时，另一组研究人员采用了不同的方法：设计他们自己的"弗兰肯斯坦"T细胞，在实验室里拼拼凑凑，专为寻找并摧毁患者的癌症而生。

这个新发明，即一种巨大的T细胞组合，可以说是免疫细胞中的"奇美拉"（chimera，希腊神话中由狮子、山羊和蛇拼凑而成的怪物）。因此它被称为嵌合抗原受体T细胞（chimeric antigen receptor T cell，简称CAR-T）。

CAR-T是经过重新设计的人类T细胞，常被称为"史上最复杂的药物"[1]。因为它不像其他药物一样是分子或抗体，它是从癌症患者身上取出的完整细胞，在实验室中进行调整以识别患者的癌症，再注射回患者体内。这项研究听起来像是科幻小说里的情节，但它已于2017年8月获得监管局批准，现在在新泽西州生产，生产周期仅为22天。

~

基因工程虽然很复杂，但概念很简单。T细胞[2]只能猎杀其内嵌程序指挥它们"看到"的东西，而"看到"之后，直接发挥作用的是T细胞受体，简称TCR。

所以，如果改变TCR，或许就能改变T细胞的目标。这样也许就可以让它靶向疾病。

富有魅力的以色列研究员泽里格·埃什哈尔就是这么想的。20世纪80年代初，他开始思考TCR的执行端，即"看到"匹配抗原的部分，跟抗体的工作模式很像的原因。

每个TCR都像蛋白质"胡萝卜"一样卡在T细胞表面，但伸出细胞外并识别抗原形状的部分跟抗体的蛋白质小爪子非常类似。埃什哈尔想象着它们从TCR的末端弹出，然后像真空附件一样吸附到新抗体上。而且你可以有无数个附件，每个都专门识别不同抗原并与之结合。

将理论变为现实需要高精尖的生物工程技术，但在1985年，埃什哈尔只能提出简单的概念证明。

他把自己研发的初代CAR称为"T-body"。它是经过改造的T细胞，可以识别他选择的相对明显的抗原靶点。[这个靶点刚好是须毛癣菌（俗称脚癣）制造的蛋白质。]这个不起眼的实验掩盖了令人兴奋的可能性。

到1989年，埃什哈尔被说服在国家癌症研究所罗森伯格的实验室进行休假研究。在那里，他和许多杰出的年轻医生一起工作，包括帕特里克·胡博士。该实验室的IL-2和T细胞转移工作取得了一些新进展，胡正在尝试将它们用于治疗更多癌症。

他的项目包括将TNF的基因嵌入特定T细胞亚群，该T细胞亚群已识别肿瘤抗原并可进入肿瘤。这些肿瘤浸润淋巴细胞（简称TIL）处于继续作用并攻击肿瘤的最佳位置。但出于某种当时还未发现的原因，它们对癌细胞坐视不理，其进攻被肿瘤微环境中的PD-L1等各种"把戏"阻断了。

胡的兴趣在于将TIL变成小型导弹，潜入肿瘤并表达TNF细胞因子的有效载荷。这些导弹需要可定制的制导系统来瞄准不同的肿瘤抗原。"泽里格已证明抗体和T细胞可以相互结合来靶向某些东西，"胡解释说，"现在的问题是，我们能不能让它靶向癌细胞？"

在将新基因嵌入T细胞方面，胡已经积累了丰富的经验。"20世纪90年代，这真的很难实现。"胡回忆道。在他们想到把逆转录病毒载体作为运载工具——现被称为CRISPR——之前，这项工作意味着他们要把小针头插入T细胞，一个一个地注射。"我和泽里格一起度过了很多时光，"胡回忆道，"实验室里有很多通宵的人。"这项工作建立在埃什哈尔T-body的概念验证基础上，对T细胞进行基因改造来改变它们的TCR，使其靶向其他东西。[3]研发耗时多年但效果不佳，不过确实有效，相应论文也创造了CAR-T这个新名称和一些诱人的可能性。他们成功地更换了T细胞的方向盘并改变了其行进方向。最重要的是，他们将T细胞的目标改为特定的癌症。

早期CAR-T无法成为可行癌症疗法的部分原因是它们是里程不佳的"汽车"（car的常见意为汽车）。其T细胞的持续时间不足以进行自我复制或完成消灭癌症的工作。斯隆-凯特琳癌症中心研究员米歇尔·沙德兰的研究为这个问题和其他几个基因工程问题提供了巧妙的解决方案，创造了一种真正意义上的"活药物"。沙德兰还给他的"新车"提供了重要的新靶点——名为CD19的蛋白质，发现于某种血癌细胞表面。最终他们获得一款时髦有型的二代"汽车"，具备自我复制能力且燃料充足，准备前往重要目的地。[4]沙德兰的团队与国家癌症研究所的罗森伯格团队分享了第二代CAR的基因序列。他们还分享给了位于贝塞斯达以北约241千米的实验室的负责人，该实验室由宾夕法尼亚大学研究员兼内科医生卡尔·琼领导，他借鉴了该研究和其他研究，[5]并在此基础上引入自己的想法。

这三个研究小组正在努力将这种极度复杂而又非常强大的实验性癌症疗法首次转移到人体进行试验。从某种意义上说，他们的研究密不可分，有时也在并肩作战。但对世界上的大多数人来说，是琼的团队即将进行的试验首次将人类带入CAR-T的美好新未来。

~

从胡开始人工注射基因后，基因植入技术已经取得了长足进展。在这条现代化的CAR装配线上，工头是导致艾滋病的病毒已改头换面的外壳。这种经过改造的病毒不会传播疾病，而会用新的基因指令"感染"患者的T细胞，将其重新编辑以产生不同种类的TCR。这种TCR仅针对一种蛋白质[6]，这种蛋白质存在于最常见的儿童白血病（急性淋巴细胞白血病[7]，简称ALL）的B细胞表面。

HIV病毒特别适合这项工作，因为艾滋病和白血病一样，是免疫系统疾病。人类免疫缺陷病毒针对性地感染T细胞，尤其是人体内的辅助T细胞，这些T细胞扮演细胞因子的喷涌四分卫，负责统筹应对疾病的免疫反应。病毒则令辅助T细胞在这项工作中毫无用武之地，关闭体内适应性免疫功能，这就是人们熟知的"获得性免疫缺陷综合征"，即艾滋病。

20世纪90年代，琼是白血病专家，他在美国国立卫生研究院获得了关于HIV病毒惊人的高效基因传递系统的第一手经验。他在美国国立卫生研究院合作进行了一项类似于CAR的实验性治疗，重新定向杀手T细胞，来捕获艾滋病患者体内受感染的辅助T细胞。[8]他还开发了人类供体T细胞的培养技术，这些T细胞足够强壮，可以存活数十年。人类的首个CAR临床试验将针对HIV病毒。早期数据看起来不错，但研发还未完成就没有继续的必要了，因为1997年第一种蛋白酶抑制剂诞生，它可以阻止HIV病毒复制。一夜之间，该药物改变了数百万人的预后，也扭转了琼的职业方向。他现在将研究和实践工作都转移到宾夕法尼亚大学和费城儿童医院的实验室，将所有注意力都聚焦在另一种疾病上。这种疾病与他的私人生活息息相关。

1996年，琼的妻子辛西娅被诊断为卵巢癌。在辛西娅对传统疗法无应答时，琼只得转向还在研究初期的免疫疗法。他把另一个实验室具有潜力的免疫疗法疫苗制成了定制版本，名为GVAX。[9]

"此前，我不知道把实验室里的研究变成临床试验有多难。"琼说。他觉得GVAX疗法可能对它所处的时代来说太过超前，他相信妻子能应答良好。但跟那个时代的所有癌症疫苗一样，效果并不持久。琼怀疑肿瘤以某种方式关闭了免疫反应。"我知道吉姆·艾利森的成果，"他回忆道，"我知道在小鼠身上，他的抗体使免疫疗法效果更好，所以把两者相结合是显而易见的。"琼尝试多次，但制造商拒绝提供宝贵的抗CTLA-4抗体。"这令人非常沮丧。"他说。辛西娅于2001年去世，享年46岁。琼将他对三个孩子母亲的悲痛转移到了工作中，并将所有工作重点都转移到了CAR癌症疗法上。[10]

9年后，CAR癌症疗法准备就绪。第一批尝试它的人之一是埃米莉·怀特海德，一个6岁的小女孩，她患有ALL，已经没有别的治疗选择。85%的ALL儿童患者对传统疗法应答良好，但埃米莉是那15%命不久矣的患者之一。

埃米莉已经忍受了20个月的化疗。治疗只能让她再多活几周。[11]她血液中的癌细胞每天都在翻倍增长，骨髓移植已不再是一种选择。最后，埃米莉的父母汤姆和凯丽被告知，他们的女儿可能活不过1年。肿瘤科医生建议将女孩送入临终关怀医院。可怕的提议让他们的下一个决定成为可能。[12]宾夕法尼亚大学的科研团队在2010年获得人体试验的批准时，他们对首位儿科受试者背后的风险和利害关系没有任何预想。

~

病毒处于我们对生命定义的边缘。它们不由细胞构成，本质上是只有蛋白质外壳又长了腿的基因。[13]它们无法自行繁殖，需要依靠它们感染的更大、更复杂的细胞为它们处理基因蓝图。就HIV病毒而言，它们四处搜寻人类T细胞，然后将自身DNA注入其中。HIV感染T细胞的效率之高令人绝望。这也使它成为CAR-T基因蓝图的理想载体。

在琼的实验室里，HIV病毒被清空并被植入新的基因指令，然后被引入埃米莉的T细胞中，这些T细胞是从她抽取出来的血液中小心翼翼分离出来的。现在，嵌入的基因指令并不会让T细胞制造更多病毒细胞，而是将杀手T细胞变成了可编辑的细胞杀手。

在埃米莉·怀特海德的案例中，T细胞将被重新编辑，以靶向标记了自体患病B细胞的CD19蛋白。在健康人体内，B细胞是正常免疫系统的重要组成部分。但在像埃米莉这样的患者体内，B细胞发生了癌变。［B细胞在大量离心作用后呈白色。科学家用希腊词根将白色（leuk）和血细胞（cytes）两个词结合成了"leukocytes"，即白细胞。我们将这些细胞的癌症称为"leukemia"，即白血病。］

在到费城儿童医院接受治疗的前几周，埃米莉被抽取的血液经过了离心处理，T细胞被筛选出来。再用病毒感染这些T细胞，重新编辑其TCR以靶向她的癌症。最后，由病毒重新编辑的CAR-19T细胞通过悬挂式静脉输液袋被缓缓注入埃米莉的静脉。[14] 到第三次治疗时，她就开始出现副作用。

强劲的免疫攻势触发了强大的细胞因子，重创了埃米莉的身体系统。当时，医生们并不熟悉新T细胞疗法的极端毒性，[15] 但现在已经有所了解。它有几个不同的名称——最科学的"细胞因子释放综合征"（CRS）、最引人注目的"细胞因子风暴"、最随性的"摇晃烘烤"。顾名思义，它是一场令人精疲力竭的、极度危险的体内飓风，由T细胞大快朵颐时释放的大量信号化学物质引起。在与流感的战斗中，免疫反应副作用被无限放大。埃米莉的病历报告将她的CRS描述为"严重"。儿童的免疫系统比成人要更强大。作为第一位接受CAR-T治疗的儿科患者，埃米莉的CRS比任何人预期的都要更极端。她不停出汗、颤抖，呼吸困难，血压下降到危险的低点。当体温飙升至近41摄氏度时，埃米莉被紧急送入了重症监护室。她喉咙和鼻子里都插着管子，只能依靠呼吸机才能呼吸。第5天，她接受了类固醇注射。经验表明，类固醇有时可以减轻一些抗CTLA-4患者毒副作用的严重程度。埃米莉暂时退烧，但很快，高烧又像离岸气旋一样以更强劲的力量卷土重来。第7天，呼吸机成了她唯一的动力来源，她肿得像个热水瓶，多器官功能衰竭。看起来，最终让她丧命的可能不是疾病而是治疗。

绝望中，负责她的肿瘤专家斯蒂芬·格鲁普[16]让实验室进行大量血液化验，涵盖能想得到的所有与免疫相关的分子。两小时后，验血结果出来，两项数据很突出——干扰素 γ 和白细胞介素 –6，水平都非常高。

格鲁普在下午3点实验室例会时跟大家分享了数据，共同对可选的治疗方案进行头脑风暴。没人有任何想法。埃米莉的IL–6比正常水平高出1 000倍，但大家一致认为这只是个幌子，并不是问题根本所在。IL–6是一种细胞因子，在正常免疫功能（发炎和消炎）中发挥多种作用。它也恰好是类风湿性关节炎的部分原因。[17]这正是埃米莉·怀特海德非常幸运的地方。

琼非常熟悉类风湿性关节炎对儿童的影响。"我女儿就患有类风湿。"他解释道。她原本会致残的疾病已经得到控制，但琼还是做了研究，几年来也一直关注一种很有前途的新抗体的研发进展。这种抗体被发现可以阻断IL–6受体，并关闭引起炎症和肿胀的细胞因子。几个月前，这种抗体以托珠单抗的名称获监管局批准，可用于治疗关节炎。琼储备了一些，以防女儿需要备用疗法。"研究癌症的人没有理由知道这件事，"琼说，"我知道也纯粹是靠运气。"琼不禁想，这种新关节炎药物是否能帮助患癌症的孩子？

如果IL–6是造成埃米莉·怀特海德体内细胞因子风暴的罪魁祸首，那么这个问题的答案就有可能是肯定的。没有专家可以咨询，他们*就是*专家。不论对谁，这都是陌生的领域。他们已经没有时间了，埃米莉已经烧到约41.7摄氏度，已通知家人做好拒绝心肺复苏的准备。格鲁普开了一张托珠单抗的处方[18]，跑到埃米莉的重症监护病房，跟医生们说了他的打算。"他们叫他牛仔。"琼回忆道。之前从未使用过这种药物治疗CRS患者，甚至也从来没人这么提议过。这完全是一个新世界。[19]

格鲁普将托珠单抗注射到埃米莉的点滴袋里。渐渐地，抗IL–6抗体阻断了其受体，平息了她体内的细胞因子风暴。在接下来的几天里，埃米莉停掉了呼吸机和降压药，但她仍处于昏迷状态。一周后，她在医院工作人员为她唱的生日快乐歌中睁开了眼睛。她正好7岁，重获新生。

~

CAR–T是淋巴细胞中的"机器战警"，沙德兰称其为"活体药物"，而琼有时称其为癌症"连环杀手"。单个CAR–T细胞可以杀死多达10万个癌细胞并产生惊人的快速缓解效果，即使最狂热的免疫治疗专家也叹为观止。注射仅4周后，埃米莉的活检结果便显示无疾病证据——显然是化验出错，于是琼要求第二次活检。但是，化验结果并没有错。治疗成功了——对埃米莉的治疗成功了，对概念的证明也成功了。这很好，但一切尚未结束。埃米莉并非唯一接受实验性治疗的儿童白血病患者。

琼还在儿童医院治疗过另一名患ALL的儿童患者，一个10岁的女孩。她的白血病对CAR–T疗法产生了应答，也已进入缓解期，不过两个月后复发。活检显示，该女孩的白血病发生了突变，并转移到了不携带CD19靶蛋白的B细胞上。癌症换了一副面目，但研究人员没有别的CAR–T可以给她。因此，2012年9月，埃米莉·怀特海德重返校园，成为全国知名的成功故事、《早安美国》上的奇迹，也是使肿瘤研究的"登月计划"成为可能的象征之一。与此同时，另一个女孩死于癌症，成为悲伤而谦逊的警示，提醒人们还有很多工作尚未完成。

沙德兰和斯隆–凯特琳癌症中心的研究小组是第一个开始CAR–19T细胞临床试验的团队，罗森伯格和他在国家癌症中心的同事是第一个发布成果的团队。他们成功的CAR–T试验使一位淋巴瘤患者的肿瘤缩小。[20]该成果真实可靠，但远没有在儿童癌症患者身上取得完胜那么引人注目。后者不仅成为头条新闻，还为整个领域注入活力，推动CAR–T的资本注入，使其高速发展。每个团队——曾经的合作者，现在的竞争对手——都迅速与制药伙伴合作，将技术转化为药物。美国国家癌症研究所与风筝制药[21]合作（其获批的CAR–T商品名为

Yescarta[22]，用于治疗大B细胞淋巴瘤），斯隆–凯特琳癌症中心、弗雷德·哈钦森癌症研究中心和西雅图儿童研究小组与朱诺医疗合作。制药巨头诺华公司从宾夕法尼亚大学获得了CAR–T技术许可，并获得监管局对埃米莉·怀特海德疗法的认证，疗法商品名为Kymriah。2017年获得批准以来，CD–19 CAR–T疗法已经帮助了数千人，其中包括100多名儿童癌症患者。这些都是免疫疗法迅速改变人类与癌症关系的最佳范例。

~

Kymriah既是药物，也是产品。作为售卖商品，它有漂亮的半透明包装，带着血橙色的光晕。每份药物都是为患者定制的，由患者自身T细胞经基因改造制成。目前，定制药物每注射一次要47.5万美元。加上住院费用，每名患者治疗的总费用接近100万美元。急性B型淋巴瘤的次优疗法是骨髓移植，费用也超过10万美元。（这种"经济毒性"是目前癌症免疫疗法等前沿疗法的另一个严重副作用。价格是否正当、公平或站得住脚都有待商榷，但这已经超出了本书的讨论范围。）

接受CAR–T治疗的患者一般需要经过这样的流程：符合条件的患者——通常为患有其他方法无法治疗的儿童淋巴瘤患者——前往已获诺华认证的医疗中心。（截至2018年2月，美国有23个治疗地点。）患者会在那里接受抽血，血液以2 200 r/min~2 500 r/min的速度离心至少15分钟，将T细胞从血浆、血小板及其他物质中分离出来。然后将T细胞超低温冷冻，装在特殊的超低温真空容器中，运往位于新泽西州莫里斯平原的约1.67万平方米的诺华"母舰"。在那里，这些T细胞被解冻并再造，以识别患者癌症的特有蛋白质。这个过程分步骤进行。第一步是激活T细胞，然后用含有新基因指令的病毒转导T细胞。接着，它们不断生长繁殖，直到数量达到亿级单位。之后，这支由T细胞超级士兵组成的克隆大军将被重新冷冻保存，运回经认证的医疗中心，在重新解冻后输入患者体内。

超低温保存技术使来自世界各地的患者都能使用这种治疗方式。从进入中心到完成定制T细胞的周期为22天。初步数据表明，定制T细胞疗法为已无望治愈的病患带来了持久的应答反应。

埃米莉就是这样令人高兴的数据之一。截至2018年8月，她仍处于缓解状态。

当然，人体免疫系统已经过数千年的进化，以任何改造方式摆弄它的触发开关、应答回路和制衡系统的基因工程都存在很大风险，对任何患者（尤其是儿童患者）进行实验性疗法的背后都潜藏着巨大隐患。同时，治疗可能产生的最严重副作用是死亡，而白血病在完全不治疗的情况下也会以同样的方式结束。首批实验性疗法以及治疗细胞因子风暴的新方法很快证明，对这些患者来说，回报远超风险。对于此类患者，CAR–T几乎一夜之间改变了他们的数据。之前存活率为零的ALL患者试验组中，现预估存活率为83%，甚至更高。大B细胞淋巴瘤是CAR–T的下一个目标，现在还有更多目标处于研究阶段，其中几个已进入临床试验，其中包括白血病、慢性淋巴细胞白血病、多发性骨髓瘤、复发性胶质母细胞瘤、晚期卵巢癌和间皮瘤。实体瘤仍是一个挑战，但这项技术既新颖又强大，且发展速度极快，几家衍生公司致力于利用捐赠的T细胞制造CAR–T的即用型药物版本。还有些公司致力于将"杀手开关"编辑到CAR–T细胞中，如果这个"弗兰肯斯坦"发疯了，拔掉插头就行。CAR–T技术如此强大，如此崭新——首次获批在2017年——无法想象再过一年会带来什么惊喜。但不管怎样，现在我们可以希望像埃米莉·怀特海德这样的患者能看到它。

8

淘金热之后

CAR-T这一抗癌新药现已成为超级碗广告中会出现的产品，值得注意的是，"吉米·卡特新药"已经算不上什么"新药"了。但是，癌症免疫疗法的首次突破带来的惊喜、兴奋和希望吸引了更多兴趣和资金进入该领域，也推动了科学的倍速发展。造就了生物学家爱德华·奥斯本·威尔森所说的"一致性"效应，即不同学科的专家研究同一课题并使用共通语言分享理念时所产生的学术协同效应。细胞生物学家、免疫学家、病毒学家和肿瘤学家之间进行的不再是争论，而是对话。人类历史首次见证了癌症免疫学的完整闭环。原本在盲人摸象的科学家们突然重获视力，展开真正意义上的共同研究。

如此盛世吸引了数十亿美元的投资和无数才华横溢的科学家致力于癌症免疫治疗。该领域的资金引领组织之一就是威廉·科利的女儿在七十多年前创办的癌症研究中心。其他新加入的组织也为这一事业提供了支持，包括拜登发起的"癌症登月计划"，推动了整个医学研究领域——尤其是癌症领域——的反思；帕克癌症免疫疗法研究所以前所未有的方式资助和协调研究人员和临床试验；"抵抗癌症"等公益项目驱动数亿美元的善款流入科研和临床试验；商业制药公司、创业公司和为其投资的数十家生物科技风险投资公司共同创造了"淘金热"。一些研究人员打趣说，现在只有两种制药公司：已深耕癌症免疫疗法的公司和想要进入癌症免疫疗法领域的公司。

不论组织机构还是个人，尤其是患者，大家的目标都是改变患癌的含义，使其成为一种慢性疾病——严重但可控，像糖尿病或高血压一样，或者可能被治愈。

*治愈*并不是肿瘤学家会随便说的一个词，但现在癌症领域的顶尖科学家们已经愿意大声、公开并经常性地谈论这个词。他们还会提醒我们，事实上已经有部分患者的癌症被治愈了。现在的任务是扩大这一群体。下面介绍的癌症免疫疗法种类都可能帮助实现这一目标。

~

*检查点抑制剂*或许是癌症免疫疗法最纯粹的方式，因为其作用只是释放免疫系统。第一种是抗CTLA-4抗体伊匹单抗，该抗体于2011年获批，用于转移性黑色素瘤。[1]

这种药物立刻力挽狂澜，将晚期黑色素瘤的死亡率降低了28%~38%。第一期临床试验于2001年开始，时间早到足以使20%~25%的患者享受到"长期生存"的好处。虽然仍不足半数，但比前一年的个位数存活率要好得多。

抗CTLA-4药物有一些严重的毒副作用，但它为其他免疫治疗奠定了基础，包括更多可选择的检查点抑制剂，如抗PD-1/PD-L1药物等。

目前至少有6种已经获批的抗PD-1/PD-L1药物。[2]这些药物都阻断秘密握手的其中一侧。至于两侧的阻断是否有区别，只有进一步的试验才能给出答案。如果患者肿瘤表达PD-L1，那么抗PD-1/PD-L1药物效果最好，能产生持久应答，有时甚至是完全应答。[3]

这两种类型的检查点抑制剂都可以防止癌症下调或关闭免疫反应，但它们之间也有很大区别，这与癌症使用检查点的时间有关。CTLA-4是更普遍的检查点——发生得更早，阻止T细胞的激活，阻断它时，应答也会更普遍。[4]癌症在更后面才会使用PD-1/PD-L1检查点，在T细胞被激活之后。阻断这些检查点有更具体的应答，就像只取下已经在战场上与敌人面对面的职业士兵的手铐一样。如预期的那样，抗PD检查点抑制剂的耐受性更好，毒副作用也比抗CTLA-4小得多。目前已知，后者既能上调T细胞活性，又能下调防止免疫系统过度反应的特殊调节性T细胞。

这两种药物，尤其是抗PD药物，在与其他疗法联合使用时更加有效。随着数据不断增加，研究人员发现大多数癌症治疗与PD–1/PD–L1检查点抑制剂结合时效果更好。其中就包括化疗，可以给已释放的T细胞提供死亡肿瘤以进行识别和激活，打响免疫之战。

例如，2018年7月，第三期临床试验中，为期一周的数据显示，抗PD–L1药物和化疗药物的联合治疗对小细胞肺癌和三阴性乳腺癌都有显著效果，这是几十年来针对这两种疾病的首次治疗进展。

以前失败的癌症免疫疗法现在都在被重新评估，用于了解在刹车关闭的情况（如与检查点抑制剂联合使用）下，效果是否更好。大多数联合治疗使用了抗PD–1/PD–L1药物。未来的癌症治疗计划也都将检查点抑制剂纳入了考虑范围。所以最后在投资组合中，有癌症疗法的大多数制药公司都希望有一种PD药物与之联合。据报道，目前已有*164种PD–1/PD–L1药物*正处于临床前测试和消费市场之间的阶段，业内人士认为，中国可能还有更多此类药物在研发之中。这种冗余并不是对智力或体力资源的最佳利用，但人们希望这能带来更激烈的竞争和更低廉的价格。

（本书没有涉及的一个问题是，病患如何才能负担起这光明的未来。抗CTLA–4药物伊匹单抗的定价就非常典型，每4个疗程就超过12万美元。默克公司的抗PD–1药物可瑞达，用于治疗晚期黑色素瘤，一年的治疗费用为15万美元。好消息背后，我们需要知道的是如何为不可避免的疾病和衰退买单。患癌可能性均等，如果不是所有人都能享受医学发展的福利，那突破也会成为人类文明的倒退。）

~

当我问免疫学研究人员下一步的目标时，答案总是"更多"——更多工具，更多靶向，更多治疗剂。更多药物，更多监管局认证和快速通道，更多生物标记以更好描述有分子特异性的癌症（而不是按突变开始的器官来分类，如肝癌、肺癌、乳腺癌），以及结合患者免疫系统特性的更多"免疫分析"（以保证特定病患能从其对应类型的免疫治疗中获得最大益处）。

这种*个性化癌症免疫疗法*将个体的独特免疫特征和肿瘤基因型与正确的免疫联合治疗结合起来，被认为是癌症治疗的未来。[5]

猜测下一有效疗法是什么似乎并不合理，但撰写本文时，已看到希望的曙光——在临床上来看，已接近确切答案——似乎来自越来越多的CAR-T疗法和CD3双特异性抗体。这一领域发展速度惊人。

截至2018年6月，据报道，约有940种新免疫肿瘤药物正在接受"突破性疗法认证"和监管局的认证测试。另有1 064种新免疫治疗药物处于临床前阶段。

这样短短几年里，就会有2 004种新抗癌药物上市。这样的发展速度在医学上非常罕见，在癌症研究领域更是前所未有。本书出版时，这些数字及其背后的科学又再向前推进了许多。

~

值得注意的是，发表在《美国国家科学院院刊》上的一项研究表明，自2010年以来，每一项药物的获批——共210种药物——都可以追溯到美国国立卫生研究院用于药物研发的1 000亿美元预算上。因此"突破"建立在税收之上，这是属于每位纳税人的突破。

9

更待何时

2014年初夏，杰夫·施瓦茨感觉好多了。原因有很多，包括他更大型的演出正在巡回中。梦龙是一支四人独立摇滚乐队，主唱是年轻的丹·雷诺斯。杰夫说，他们都很年轻，很友好，善良得难以置信，都很虔诚，在故乡犹他州盐湖城认识彼此。他们天赋异禀，一夜爆红。据《公告牌》杂志称，他们是2017年最受欢迎的乐队，但并没有被摇滚明星的身份冲昏头脑。这很不寻常，也很美好。

对乐队成员来说，服务是道德义务，而不是奢侈，慈善是乐队的核心原则之一。他们建立的首批慈善机构之一是献给一位名叫泰勒·罗宾森的年轻粉丝的。泰勒被诊断出患有罕见软组织癌——横纹肌肉瘤，处于第4期。他的哥哥给乐队写了一封信，说泰勒生病了，会去犹他州普罗沃看他们的演出。还说泰勒因梦龙的音乐而深受鼓舞，尤其是那首《更待何时》（*It's Time*）。歌词"通往天堂的路，必经过地狱试炼"引起了他的共鸣，鼓励他一直前行。他哥哥想请乐队在舞台上大声鼓励他，为他加油，还说泰勒很好认，是个16岁的光头男孩，虚弱得只能倚在哥哥肩膀上。

一些视频记录下了当晚的情况，如果你还不是在网上观看过这些视频的6亿多人之一，那你应该去看看。它既鼓舞人心，又美得无与伦比，但也令人心碎。[1]视频是用手机拍摄的。场地不大，人群拥挤。大家都很兴奋，他们是本地年轻人，肩并肩和家乡英雄们一起哼唱。乐队离观众很近，沐浴在红色聚光灯下，主唱丹·雷诺斯站在麦架前，引领大家在歌曲中穿梭。

"我有件严肃的事要说——也是今晚唯一严肃的事，我保证，"他说，"所以请大家安静一点，这对我来说真的很重要。"对这群前一小时都沉浸在疯狂音乐里的孩子而言，这样的要求并不容易做到，但这是他们的英雄在说话，不安地揉着脑袋、踱来踱去提出的要求，他们听着他喊出了人群中某个人的名字——"泰勒·罗宾森"。丹就在当晚讲述了泰勒的故事。"我想说，这个故事也激励了我。对我而言意义非凡……"当他说出这个词的时候，人群也安静了下来：癌症。

"他请我们今晚为他演奏一首，这首歌为泰勒而唱，我们衷心祝福你，泰勒。"丹把手按在被汗水浸湿的白色T恤衫的心口处，举起拳头以示声援，也是向观众发出的信号。乐队开始演奏熟悉的当红旋律时，观众也大声呐喊，纷纷应援。突然，穿着蓝色T恤、没有头发的苍白男孩周围开始阵阵骚动，人们向他送去拥抱和"我爱你"的祝福，慢慢推着他到舞台前，丹就在那里演唱着熟悉的歌曲，所有人都熟知的歌词。泰勒离舞台很近，他很激动，也跟大家一起高唱着那些讲述失败和肯定的句子：

从谷底爬上云端，更待何时
勇往直前

丹身体前倾，抓住了泰勒的手，他的哥哥把他举过肩膀，仍然在高声唱着那首歌。就这样，他站得很高，在聚光灯下，人群尖叫着说——就是他！歌声渐入高潮，众人合唱。泰勒大声喊着歌词，对每个字都深信不疑。《更待何时》是一首鼓舞人心的歌曲，抑扬顿挫，步步推进，成为圣歌般的存在。泰勒即将完成化疗，可能会再次成为"普通孩子"，而不是"得了癌症的孩子"。尽管还没有摆脱癌症，但他在这里活出了这首歌的态度。这些歌词像朋友一样与他亲密交谈，用音乐的方式，尤其在16岁的年纪，在那些心碎的时刻。这首歌句句唱出了他的生活，当他唱出"通往天堂的路，必经过地狱试炼"时，字字真实，句句贴切。观众们似乎也投入其中，当泰勒和丹在聚光灯下紧紧拥抱，头顶着头唱"前进的时候到了"时，台下的一千多名观众也为他们送上深深的祝福。

即便是手机拍摄到的颤抖影像，也不难从中看出乐队比任何人都更惊讶。这首歌不再是他们的，歌词也不再属于丹。这个笑容满面、自信、漂亮、奄奄一息的光头男孩，这个他们一分钟前刚认识的孩子，才真正拥有这首歌。

这就是杰夫·施瓦茨所说的那种时刻，只有现场音乐才能创造的时刻，仿佛雪花融化的瞬间，仿佛电流转瞬即逝。歌曲结束，观众却依依不舍。他们反复爆发出高呼——泰勒！泰勒！那一刻太过珍贵，永不消亡。

泰勒和乐队在演出结束后还保持着联系。2011年年底，他摆脱了癌症，乐队在音乐会中所做的一切完成了那预言般充满力量的使命。因为终于"是时候了"，泰勒变回了普通少年。

但并非所有美丽的故事都有圆满的结局。2013年3月，泰勒陷入昏迷，脑中长满了肿瘤，春天便离开了人世。那是一次沉重的打击，像大获全胜后的卑鄙转折。或许，对梦龙数百万的年轻粉丝而言，这个结局更难以接受——他们原以为见证了年轻意志力对"老年"疾病的战胜，但还没有经历过它的残酷和太常见的逆转。年轻人的死亡总是令人震惊，对其他年轻人来说更是如此，仿佛通往天堂的路又多了"一英里"。

乐队创作了脍炙人口的副歌和振奋人心的千禧年颂歌。他们无法治愈癌症，但可以通过自己的成功来帮助那些正经历癌症的人。他们以泰勒之名成立了慈善基金会，帮助减轻患者家庭的财务负担[2]，他们逃过癌症魔爪的会计杰夫帮他们打理慈善基金。整个乐队都为基金会提供支持，根据各自的日程安排，一起或分别举办慈善演出。2014年7月，乐队在欧洲巡演，只有丹可以飞回犹他州参加一场小型慈善义演，为另一位年轻的癌症患者筹措善款。这一次，是8年前他在内布拉斯加州奥马哈时，在青年篝火联谊会上认识的一个人，当时还是青少年。[3]

~

金·怀特[4]是梦龙大家庭中年轻漂亮的成员，是一位母亲，带着一个年幼的孩子，还有另一个即将出生的孩子。第二次怀孕时，她一直有莫名其妙的血压问题。由于药物治疗不起作用，她的妇产科医生就让她做超声波检查，于是在她体内发现了一个11厘米长的肿瘤，像拳击手套一样包裹在右肾上方的肾上腺周围。一系列测试后，她的主治医生确信肿瘤是良性的，大人和孩子都能安全度过孕产期。

但4周后，金患上了HELLP（溶血、肝功能异常、血小板减少）综合征。人们对这种疾病知之甚少，常伴随妊娠发生，症状包括先兆子痫等。医生为金做好紧急手术的准备，切除肿瘤并立即分娩。她18周大的儿子无法在子宫外存活。但如果不做手术，大人和小孩都保不住。

在手术后，金的状况很不好。肿瘤的确是癌症，是被称为肾上腺皮质癌的罕见侵袭性肿瘤。金的癌症已经到了第4期。医生告诉她，幸运的话，她还能活5年。

金的肿瘤医生开始给她化疗。她剪掉了玉米须一样有着丝般光泽的金色长发，这曾是她出众外貌的重要部分。如今的她，只能努力照顾18个月大的女儿，而不去想女儿可能很快就没有妈妈了。她感到悲伤和恐惧，但真正统治了她的情绪是愤怒。"多少个夜晚，我独自坐在浴缸里大声尖叫，宣泄我的愤怒，怒斥生活对我的不公，为什么要让这种事情发生在我身上，"她写道，"相信我，你能想到的话，我都说过。"

有人提醒她，无论她正在经历什么，别人都已经历过。因此，她加倍重视对更高力量和肿瘤医生的信仰。她有意识地下定决心，开始发现和记录每一份祝福，在活着的每一天中寻找积极的一面。"愤怒对我没有任何帮助，"金说，"人们没有意识到，身体上的战斗其实也是精神上的战斗。"

随着账单与日俱增，她的朋友在"请帮助我"网站上建立了账户，为她筹集1万美元[5]用于支付手术费用——未来15次手术中的第1次。更大的梦龙家族也开始参与进来。丹听说这件事后，决定参加7月14日的慈善音乐会。[6]杰夫·施瓦茨在钱的问题上提供帮助。这次慈善义演为金带来了希望和鼓励，像音乐会给泰勒·罗宾森带来的希望一样。义演为她的治疗筹集了大约4万美元。

但是在金进行了又一次检查后，得到的却是毁灭性的消息。肿瘤正在扩散转移，遍布全身，目前肺部尤为严重。医生数了数肿瘤的个数——近50个。"我的医生说，（化疗）不起作用，而且让我更虚弱，"金说道，"我给其他医生也打电话讨论过，我不知道还能做些什么。"金把消息告诉了丈夫、父亲和她的几个朋友，也告诉了丹，然后告诉了杰夫·施瓦茨。

杰夫希望金能有和他一样的机会，穿过他曾走过的那扇门。而那扇门恰巧在洛杉矶打开了，通往全国为数不多正在进行新型癌症免疫治疗药物人体试验的医疗中心。她可以去那里试试，因为免疫治疗对杰夫有效。退一万步讲，也值得一试。

"她在盐湖城的医生一开始有些嗤之以鼻。"杰夫说。他虽然没见过金所患的罕见癌症，但这些年看到过很多患者欣然接受新的奇迹疗法。年轻患者在谈论她从朋友的会计那里听说的某种实验性"神药"——这个可怜的女孩可没时间去做那样残忍的蠢事。这位医生甚至还提出了免疫疗法会让情况更糟的意见。不管用的——他参加过癌症会议，知道是怎么回事。

尽管如此，金还是祈祷着、思忖着，也又一次下定了决心，因为她别无选择。化疗没有效果，很快她就会虚弱到连这个选择都没有了。于是，她听从了杰夫的建议，去了洛杉矶，穿过了那扇门。[7]

金在安吉利斯诊所见到了杰夫的医生，并参加了一项名为帕博利珠单抗[8]（也就是"吉米·卡特新药"）的检查点抑制剂的研究项目[9]。这跟杰夫参与试验的药物不同，但密切相关——也是PD-1/PD-L1检查点抑制剂，只不过是秘密握手的另一面，即PD-1。杰夫所用的药阻断肿瘤侧的受体，而金所用的药阻断T细胞侧的受体。

安吉利斯诊所是最初15个进行抗PD-1药物临床试验[10]的地点之一，也是首批向患者提供这种监管局认证的"突破性"疗法的诊所之一。这种疗法并非对所有癌症和所有患者有效，但金已经没什么可以损失，也没有其他选择了。"所以我们必须得试一把"。

杰夫再次见到她是她首次服药后。她仍然虚弱纤瘦，但体重似乎增加了一点。"我看着她，"杰夫说，"她的眼睛很明亮，有些恐惧，但看起来好多了。"

"我告诉她：'嘿，肿瘤正在消失，我知道，'"他说，"我怎么知道？我可不知道。"他对她表现出了面对客户时的那种自信，客户相信他，这种自信就会发挥作用。但科学界与演艺界不同，杰夫的预后完全是出于希望和鼓励。

"我想让她振作起来，"杰夫说，"帮她坚持治疗。"但是否真的有用，他当然不知道。

几周后，金拿到扫描结果时，哭着打电话给杰夫。

"我听到了哭声——很担心，"杰夫说，"然后她告诉我：'我的肺里本来有42个肿瘤，现在只有2个了'，'我还有……'"

她不断说着，杰夫就这样听着。"所以，我简直是超人，我救了她的命。"他说着笑了起来，笑自己的这句话，也笑这句话是事实。挽救她生命的是希望和有效信息。

"金不想再继续当个患者，想彻底翻过癌症这一页，重返真正的生活。所以我有点生气，"杰夫告诉我，"我说：'不，你还没完全成功，现在要把它传递下去。你走了一次运，要让其他人也有机会获得这样的幸运。'"

传递幸运、分享信息、讲述自己的故事——这些是癌症幸存者和失去至亲之人的共同心得。这就是为什么艾米丽和我分享了布拉德的故事，是感恩之心——感恩丹尼尔·陈为她丈夫所做的一切，和所有的医生所做的或试图做的一切，希望其他人也可以从她的故事中学到经验，或许他们会有更好的结果。这也正是杰夫努力让金去做的事。她获得了一次机会，不仅是活下去的机会，更是分享自己故事的机会，像杰夫分享自己的故事一样。而且，她还可以更广泛地分享。

"我告诉过你，她是摩门教徒，"杰夫说，"摩门教徒就算在脸书上发布琐事也能有10万个赞。这是个不可思议的社交网络。我告诉她：'你要利用这个身份让其他人知道你的故事。告诉他们你患有这种罕见癌症。你用过这种药，有过这样的经历。'"

于是，金没有只作为幸存者重新开始普通人的生活，而是成立了基金会，传播她对癌症的独特认知以及对新一代免疫治疗药物的应答，同时为患有癌症的其他年轻母亲提供帮助、安慰和信息。这也是她愿意分享自己故事的原因。她的健康问题还没有结束。从那以后，她还经历了很多。"这不仅仅关于药物或免疫治疗，"金说，"还有很多。我从家人和朋友，还有与我有相同经历的陌生人那里获得了很多支持。而且，想陪伴女儿的这个想法也给了我强大的动力。你的态度，也就是精神的部分，保持积极，这可能才是最重要的。"这种药物没能治愈她——没有完全治愈。"但药物还是拯救了我，"金说，"如果不是它，我甚至连尝试与其他东西抗争的机会都没有。"[11]这是她的贡献，是她对信仰的践行。现在她也在帮助拯救别人。

~

回顾整个事件，其中的每个小细节似乎都不太可能发生，而这些细节不仅发生了，还按照这样的顺序发生，才造就了我们现在看到的结果。一切看起来的确像是奇迹。变异的细胞，9月11日错过的航班，电影院里唯一的空座位，而旁边坐的陌生人最后成了你的丈夫……这些在统计学上都是不可能的，但也不可避免地发生了。

现实就是，如果金没有在十几岁时去参加青年篝火联谊会，没有遇到一个后来成为摇滚歌星的人；如果这位摇滚歌星没有从大学退学，没有写一首歌鼓励了名叫泰勒·罗宾森的癌症男孩，这个男孩的离世又反过来激励了乐队开展慈善事业；如果杰夫·施瓦茨拿到的是洋基队的球票而不是大都会队的，如果他没有把票送出，没有得到这份工作，没有成为琼·杰特的经纪人；如果丹尼尔·陈决定不让杰夫参加实验，如果那天不是圣诞节，如果电话没有接通而杰夫参加了另一项研究；如果名叫威廉·科利的年轻外科医生没有对那位他没能挽救的年轻漂亮的癌症患者感到懊恼不已，如果他没去医院的病历中寻找自发治愈的奇迹故事——这样的"如果"没有穷尽。最终，金很幸运。她自己的肿瘤医生不知道杰夫参加的这个药物试验。在这里，我们无须探讨奇迹。我们看到的是，一位摇滚乐队的会计师给一位年轻的摩门教徒母亲提供了突破性癌症治疗的建议。不论如何定义，走运、无形的手、更高的力量，或者仅仅是历史，都无关紧要。这是她的故事，现在讲给你听。记得把它传下去。

致谢

大多数为癌症免疫治疗做出贡献的人都未能编入本书。

讲故事需要英雄，但科学并非如此，所以必然只能聚焦少数人的故事。大部分重要人物都默默出现在注释和附录中，还有一些甚至完全没有出现。他们绝不是配角，而是主演，但如果一一介绍，这本书就完全丧失了可读性。更不为人知的是，还有无数病人牺牲掉了宝贵的生命。如果要寻找真正的英雄，首先是学术文献名录中的作者，其次就是没有姓名的病患。还有一点至关重要——每一次的新突破都建立在被粉碎的确定性的废墟之上。随着研究不断发展，本书中的确定性也必将改变，而且速度飞快。

本书的出版得益于阿尔弗雷德·P.斯隆基金会的远见卓识和慷慨无私。特别感谢多伦·韦伯，科学技术和经济科普项目总监，他如所有伟大作家一样深谙写作之道，也如所有丧子之父一样深知丧子之痛。他是真正的好人和科学的捍卫者。

本书中的许多人其实正在接受癌症治疗，却仍然慷慨抽出时间接受我的反复打扰。本书得以成书离不开他们的慷慨耐心和无私付出。极富远见的出版商肖恩·德斯蒙德勇敢接受了这个项目，并给了它充分的时间。苏珊·戈洛姆为鲜为人知的突破找到了归宿；她的父亲弗雷德里克·M.戈洛姆博士在20世纪五六十年代经历了免疫疗法令人困惑的失败，我书中的第一个怀疑论者也是如此。感谢以下人士的大力支持：马特·唐顿奈斯；布莱恩·布鲁尔；玛丽·里纳；雷切尔·坎伯里；亚当·皮奥里；龙容美唐（音）；斯塔夫斯·波伦塔；迈克尔·"车轮"·拉福琼；皮特·穆尔维希尔；卡里·戈尔茨坦；考夫曼；麦克·雷诺斯；阿伦·迪瓦卡鲁尼；法明顿的马特、贾纳和托马斯院长；美国癌症研究协会的玛格丽特·凡·克莱夫、io360和茱莉亚·冈瑟；积极乐观的尼克和卡罗琳；耐心善良的鲍勃·卡斯蒂洛；传奇免疫学编辑安·帕蒂；还有查尔斯·W.格雷伯博士，他将优秀的学生培养成为伟大的医生，他是优秀的医生，更是值得信赖的朋友和慈爱的父亲。戴安·格雷伯，你已经在献词里，所以在这里出现肯定能让你发笑。特别感谢所有有名或无名的患者及其家属，你们分享极为个人的故事使我获得了陌生人的信任。也非常感谢弗吉尼亚创意艺术中心，感谢伊丽莎白和萨宾·伍德在我隐居期间的拜访，令我倍感鼓舞，感谢纽约作家工作室、绿点工作室和冬季的格雷女士。耐心十足的加布里埃尔·艾伦让这一切都成为可能。感谢汤姆·T.艾伦博士的家人，向我们挚爱的拳击手、水手和整骨医生悠长而疯狂的一生致敬。向卡米拉·瑟沃尔·伍德的非凡一生致敬，感谢鲍德温一家的配合，对马尔科姆的离去表示深切哀悼。谨此纪念英年早逝的约翰·P.考夫曼（1971—2018）。

癌症研究所威廉·B.科利奖获得者

2018：Miriam Merad, MD, PhD；Padmanee Sharma, MD, PhD。2017：Rafi Ahmed, PhD；Thomas F. Gajewski, MD, PhD。2016：Ton N. Schumacher, PhD；Dan R. Littman, MD, PhD。2015：Glenn Dranoff, MD；Alexander Y. Rudensky, PhD。2014：本庶佑，医学博士，博士；陈列平，医学博士，博士；阿琳·夏普，医学博士，博士；戈登·弗里曼，博士。2013：Michael B. Karin, PhD。2012：Richard A. Flavell, 博士，英国皇家学院院士；Laurie H. Glimcher, MD；Kenneth M. Murphy, MD, PhD；卡尔·琼，医学博士；Michel Sadelain, MD, PhD。2011：Philip D. Greenberg, MD；史蒂文·罗森伯格，医学博士，博士。2010：Haruo Ohtani, MD；Wolf Hervé Fridman, MD, PhD；Jérôme Galon, PhD。2009：Cornelis J. M. Melief, MD, PhD；Frederick W. Alt, PhD；Klaus Rajewsky, MD。2008：Michael J. Bevan, 博士，英国皇家学院院士。2007：Jeffrey V.

Ravetch，MD，PhD。2006：Shizuo Akida，MD，PhD；Bruce A. Beutler，MD；Ian H. Frazer，MD；Harald zur Hausen，MD。2005：詹姆斯·P.艾利森，博士。2004：Shimon Sakaguchi，MD，PhD；Ethan M. Shevach，MD。2003：Jules A. Hoffmann，PhD；Bruno Lemaitre，PhD；Charles A. Janeway Jr.，MD；Ruslan Medzhitov，PhD。2002：Lewis L. Lanier，PhD；David H. Raulet，PhD；Mark John Smyth，PhD。2001：罗伯特·施赖伯，博士。2000：Mark M. Davis，PhD；Michael G.M.Pfreundschuh，MD。1999：Richard A.Lerner，MD；Greg Winter，PhD；James E. Darnell Jr.，MD；Ian M. Kerr，博士，英国皇家学院院士；George R. Stark，PhD。1998：Klas Kärre，MD，PhD；Lorenzo Moretta，MD；Ralph M. Steinman，MD。1997：Robert L. Coffman，PhD；Tim R. Mosmann，PhD；Stuart F. Schlossman，MD。1996：Giorgio Trinchieri，MD。1995：Timothy A. Springer，PhD；Malcolm A. S. Moore，PhD；Ferdy J. Lejeune，MD，PhD。1993：Pamela Bjorkman，PhD；Jack Strominger，MD；Don Wiley，PhD；John Kappler，PhD；Phillippa Marrack，PhD；Alvaro Morales，医学博士，加拿大皇家外科医学院院士，美国外科医师学会会员。1989：Howard Grey，MD；Alain Townsend，PhD；Emil R. Unanue，MD，PhD。1987：Thierry Boon，PhD；Rolf M. Zinkernagel，MD，PhD。1983：Richard K. Gershon，MD。1979：Yuang-yun Chu，MD；Zongtang Sun，MD；Zhao-you Tang，MD。1978：Howard B. Andervont，PhD；Jacob Furth，MD；Margaret C. Green，PhD；Earl L. Green，PhD；Walter E. Heston，PhD；Clarence C. Little，PhD；George D. Snell，PhD；Leonell C. Strong，PhD。1975：Garry I. Abelev，MD，PhD；Edward A. Boyse，MD；Edgar J. Foley；Robert A. Good，MD，PhD；Peter A. Goer，英国皇家学院院士；Ludwik Gross，MD；Gertruda Henle，MD；Werner Henle，MD；Robert J. Huebner，MD；Edmund Klein，MD；Eva Klein，MD；Georg Klein，MD，PhD；Donald L. Morton，MD；罗伊德·J.欧德，医学博士；Richmond T. Prehn，MD；Hans O. Sjogren，PhD。

癌症研究所罗伊德·J.欧德奖获得者

2018：Antoni Ribas，MD，PhD。**2017**：Olivera J. Finn，PhD。**2016**：Ronald Levy，MD。**2015**：卡尔·琼，医学博士。**2014**：罗伯特·施赖伯，博士。**2013**：詹姆斯·P.艾利森，博士。

附录A

现有和即将出现的免疫疗法类型

这个清单可能会令人困惑，而且还在不断变化。[1]在本书调研和撰写的过程中，这个清单也发生了翻天覆地的变化。如此多变的状况还将持续。但记住一点或许大有裨益，那就是大多数（并非所有）免疫疗法的共同点是T细胞。

IL–2助T细胞生长并提升其活力，过继性T细胞疗法培育并回输T细胞，检查点抑制剂疗法释放T细胞，疫苗会影响T细胞并将其激活，而CAR–T就是T细胞本身——不过是"机械战警"版。免疫反应是复杂的，有众多因素掺杂其中，还有很多尚未被发现，人类已经了解的屈指可数。但就癌症治疗而言，目标很简单：让抗癌细胞尽可能快速、有选择性地发挥作用。

任何能做到这一点的都是免疫疗法。

这包括一类免疫疗法，仅在分子层面作为通用适配器，用蛋白质"手铐"将T细胞（或天然杀手细胞）与癌细胞连接。这类免疫疗法被称为*双特异性抗体*（或BsAbs），这项生物工程奇迹就像高中舞会上的强势媒人一样不达目的不罢休。人们目前寄希望于抗PD–1/PD–L1等检查点抑制剂，希望其能够为T细胞照亮前路，让它们看到与之共舞的癌细胞，从而提升双特异性抗体的治疗效果。[2]现在，尤其被寄予厚望的是CD3双特异性抗体。它们与T细胞上可激活细胞毒性T细胞的CD3位点和肿瘤细胞上的各种抗原靶点结合。[3]两种此类药物已获得监管局批准（美国安进的博纳吐单抗）和欧洲许可（特莱恩制药公司的卡妥索单抗）。据悉，现有60多种此类药物处于临床前阶段，30多种正在临床试验中，其中大部分以癌症治疗为目标。

我们正处于癌症免疫学的检查点抑制剂阶段，或许是该阶段的后半段（CTLA–4是先驱，PD–1/PD–L1是现在），并且研究人员推测我们攻克的或许是最容易的突破口。迎接我们的将是联合治疗的时代。

联合治疗

除了将现有的检查点抑制剂（伊匹单抗和PD–1/PD–L1）联合使用[4]之外，还有检查点抑制剂加*化疗、放疗、IL–2*等*T细胞激动剂细胞因子*，新的定制疫*苗*，以及在对科利毒素的技术革新中诞生的*接种细菌*，如李斯特菌或小分子细菌等很多组合，不胜枚举。

人们也还在研究更多潜在的检查点，以及许多新的治疗方法，来诱导免疫原性（免疫系统可见）不是很强的肿瘤，使其表达独特抗原，或以其他方式使这些癌症成为免疫系统可识别的目标。对于释放免疫细胞靶向进攻的药物，任何令癌症作为免疫靶标更明显的东西都是潜在合作伙伴。化疗和放疗杀死的癌细胞及其抗原，可供激活T细胞之用，作用类似于疫苗。据报道，截至2020年7月，正在尝试的组合就已经多达数千种。

细胞疗法

"细胞疗法"是将完整的活细胞作为"药物"（而不是仅仅使用折叠的蛋白质或其他分子作为治疗剂）的癌症疗法。这包括*过继性T细胞疗法*，即培养对癌症有效的T细胞，再将其转移回患者体内。这一疗法主要由做出开创性工作的弗雷德·哈钦森癌症研究中心的菲尔·格林伯格以及美国国家癌症研究所的史蒂文·罗森伯格博士的同事们向前推进。后者也是最早将这种技术推向临床的癌症中心之一，数十年来持续推动其发展进步。2018年6月，罗森伯格的团队发表了一则过继T细胞转移疗法的成功案例———一名49岁第4期乳腺癌女性患者，来自佛罗里达，转移肿瘤已经遍布全身，但该疗法挽救了她的生命。在接受大约900亿个自己的T细胞输注后，截至2020年7月，她没有任何疾病迹象。[5]

CAR–T是（目前）最知名的细胞疗法，也是最令人兴奋、最值得关注的疗法之一。它疗效显著，被证明对那些可以重新设计CAR靶向的癌症非常有效。这是癌症中治疗最受限的一类，以血源性癌症为主。同时，人们也在为扩大其适用癌症范围而努力寻找各种新方法，扩大患者可安全接受这种治疗的范围，同时降低价格。因为目前这种治疗还完全是定制的。[6]基因编辑和插入技术的发展正引领世界各地（尤其是中国）的研究团队寻找属于自己的CAR疗法。

现在的技术已经允许一次性将多个基因插入到一个T细胞中，创造出可表达多种蛋白质靶点的CAR。正在进行中的研究表明，也可直接对T细胞进行编辑，使其具有针对肿瘤微环境的内置防御。CAR–T与检查点抑制剂和其他免疫疗法的组合治疗也在测试中。

疫苗

即便是10年前制造的疫苗思路也是正确的，不过当时人类对其所依赖的生物学基础知之甚少，也缺乏执行这些思路相应的技术。如今，技术已经赶上了概念的步伐。[7]现在的流行词是"个性化癌症疫苗"。丹尼尔·陈是这样解释的：

"我们可以从病人身上采集样本。我们可以非常快速地对整个基因组进行测序，包括患者自体的基因组和肿瘤的基因组。计算机可以处理这个非常庞大的数据集，然后'嘟嘟嘟'几下，就好了，你需要的前20个序列唾手可得。我们也有办法可以非常快速地围绕这些序列制造药物。但药物能有效吗？不知道。但各种迹象都表明，前景真的非常非常好。"

随着检查点抑制剂的发现，以及我们对肿瘤如何操纵、下调和抑制正常免疫反应的新理解，早期制造的疫苗现在也重新受到关注。研究人员目前正以检查点抑制的新视角重新评估之前被束之高阁的癌症疫苗（如GVAX）。

肿瘤微环境和其他靶点

肿瘤创造了一种微观环境，称为肿瘤微环境，它们会使用酶和免疫抑制剂来毒害T细胞，使其窒息或关闭其应有功能。该环境围绕着肿瘤细胞表面表达的数千种蛋白质。

我们已经对部分检查点抑制剂有了了解，但这只是冰山一角。在这种环境中，可能有50个潜在靶点可以攻击。研究人员也在探索激动剂领域，它能够刺激（而不是抑制）免疫细胞。对CD–27、CD40、GITR、ICOS等靶点的研究正在持续进行，它们非常有趣并令人兴奋。还有其他研究仍处于较早期的阶段，在获得更多临床数据之前进行推测还为时过早。[8]细胞因子也是大量研究和学术活动的重要主题。除了重新审视IL–2的重要性之外，IL–15也被认为是未来癌症免疫疗法的后备选项。此外，人们对其他免疫细胞在T细胞启动和激活中所起的作用，以及它们如何有助于控制肿瘤微环境中的免疫抑制因子产生了新的兴趣。

对巨噬细胞、树突细胞、天然杀手细胞和其他以前被认为仅是先天免疫因子的细胞的作用的研究也是一个快速发展的研究前沿，还有关于肠道微生物组作用的新发现，包括免疫调节、信号诱导抑制剂（如BRAF和MEK抑制剂），以及微生物群的改变、抗原呈递细胞的激活、肿瘤层面的肿瘤干细胞靶向，以及营养、运动甚至阳光等因素。

从这个繁复清单可以得出一个简单的结论——免疫学很复杂并且涉及很多参与者。基础科学研究必不可少，以便更好地理解这些参与者，理解它们与癌症之间的关系。免疫反应是一项复杂的对话，我们才刚刚开始学习如何倾听。

溶瘤病毒疗法

免疫疗法中有一种令人兴奋且略为独立的方法，就是用病毒选择性地使肿瘤细胞患病并杀死它们，而不会伤害正常的身体细胞。本质上是"让疾病患病"———种只有癌症才会得的疾病。在撰写本书时，该疗法唯一获得监管局批准的版本被称为塔利莫吉娜－拉赫帕维茨（商品名为伊姆莱吉克），也叫T-Vec。它通过使用一种转基因疱疹病毒来感染黑色素瘤癌细胞。黑色素瘤被重新编程以产生免疫刺激蛋白和更多感染癌症的病毒。随着时间的推移，黑色素瘤细胞会破裂，释放明显的肿瘤抗原，提醒免疫系统加入攻击。这种方法（联合疗法）在对抗某些肿瘤方面，比单独使用检查点抑制剂展示了更显著的效果。对它的研究还包括将其作为使"冷"肿瘤（无论出于何种原因抑制或避免免疫系统注意的肿瘤）变"热"的手段。

生物标志物

大多数癌症免疫学家都指出，对于那些没有时间或没有资源承担错误方法带来的后果的患者而言，如此众多的新疗法也带来了如何选择的问题。如今亟须能够对患者的免疫系统和癌症的具体情况进行分类的测试，以帮助未来的临床医生确定最有效的治疗方法。部分临床医生和研究人员现在呼吁对患者进行"免疫评分"评估，作为治疗癌症的重要早期步骤。

附录B

"突破"简述

在适当的条件下，人体免疫系统能够识别并消灭癌症。也许最终，免疫方法将是可能治愈癌症的最佳方法。然而，出于某些未知原因，它始终没有奏效。多年来，癌症免疫学家都在竞相找出原因。

免疫系统与癌症一样，是一个灵活、适应性强且不断进化的系统。癌症已经证明它有能力从最直接的药物或放射攻击中回复，这种令人困惑的独特能力现在被称为"逃避"。即使是药物靶向的癌症，也可以发生突变并逃避攻击。任何存活下来的细胞都会卷土重来，不再受旧药物的影响。这种突变能力定义了癌症，但适应性和突变也是免疫反应的关键特性。

免疫系统在应对大多数血液中的入侵者时都表现良好。它发现病细胞、发起攻击并将其杀灭。癌症也是一种病态细胞——在人体内无法停止生长的突变细胞。那么为什么普通感冒能够激发的免疫反应，却似乎无法发生在癌症上呢？几十年来，研究人员一直认为是他们丢失了完整图像中的几块拼图，即这些分子键或许能够让免疫系统以与治疗其他外来病原体入侵者（如病毒、细菌，甚至异物等）相同的方式治疗癌症。为什么癌症似乎收到了与其他疾病不同的免疫反应，以及它究竟是如何逃避复杂的免疫陷阱网络，如何躲避在表皮四处巡逻和无形漂浮在血液中的侦察者、追踪者和杀手，一直以来是学界激烈争论的话题。大多数研究人员认为，免疫系统根本无法将癌症识别为外来（或"异己"）细胞，因为它与正常、健康的"自体"细胞过于相似。

少数顽固的癌症免疫学家并不同意。他们相信癌症拥有某种技能使它能够逃避并欺骗免疫系统的猎人和追踪细胞。他们的猜测是正确的。癌症利用这些手段来防止自身毁灭。

就在几年前，这种观点还被大多数癌症专家认为荒谬且毫无希望，甚至少数仍然坚持梦想的癌症免疫学家也这样认为。但在2011年，一些重要的新发现——癌症研究的突破——最终确定了一些阻止免疫系统识别和攻击癌症的缺失拼图。其中大部分是优质的传统研究，并非针对癌症的研究。

免疫系统的一部分奥秘终于被揭开，T细胞作为外来细胞的"连环杀手"，其存在和作用已经非常明确。这种免疫反应的特定"点火"开关——通过识别患病或受感染细胞上独特的蛋白质指纹（或"抗原"）而"开启"或激活的T细胞上的受体——已被确定。类似变形虫的树突状细胞的机制，作为免疫系统的"前线人员"，将这些抗原呈递给T细胞，以便其获取并学习，也已经得到确认。该通讯机制给T细胞下达行进指令，像通缉海报一样告诉T细胞应该寻找怎样的独特病态细胞表面蛋白，然后将T细胞送去执行搜索和摧毁任务。这就像通过全站点公告栏向警方广播嫌疑人的相关信息。

1984年，T细胞受体的发现及其随后的克隆最终帮助确定了T细胞与其病原体靶标相互作用的方式。杀手T细胞的受体是一种物理结构，与其应当靶向并杀灭的抗原适配，就像锁与钥匙的关系。正是通过这种锁和钥匙、受体和抗原的相互作用，T细胞被激活并发生针对病态或异己细胞的免疫反应。

但当然，因为是人体免疫系统，不可能这么简单。研究人员很快意识到，启动免疫反应需要不止一把钥匙——就像解锁核按钮或打开保险箱需要多把钥匙一样。其背后的原因也几乎相同。

免疫系统极为强大，因此也非常危险。正确触发针对病原体的免疫反应可以保持健康。但是，针对自身细胞的免疫反应不当触发就会引起自身免疫性疾病。相当于细胞层面上对生死攸关决定的双重保险。如果不安全，后果不堪设想。

随着激活T细胞所需的第二个信号的发现，免疫密码也开始被真正破解。但这一发现出人意料。

科研人员一直在寻找第二个信号，另一个"开始"按钮，作为T细胞的油门，启动我们称之为免疫反应的整个级联反应，消灭"恶势力"。但研究人员发现的不是油门，而是刹车。

这个刹车名为CTLA-4，可防止T细胞对自体细胞发起免疫进攻。艾利森发现，癌症能劫持该刹车信号。刹车并非钥匙，而是安全阀。CTLA-4是一个检查点。癌症利用这种内置于免疫反应中的刹车，存活下来并发展壮大。通过研发与刹车结合并阻断其作用的药物（一种抗体），科研人员阻止了T细胞的停滞，继而阻止肿瘤细胞利用免疫抑制机制。打个比方，就是让癌症无法踩下免疫系统的刹车。

这一突破性发现激发了研究人员重新思考并更加努力寻找其他检查点的斗志，或许还有其他刹车。阻断CTLA-4的方法奏效了，相当于顶住汽车的刹车使它无法奏效。但是，继续拿汽车作比，没有刹车的驾驶也非常不安全。虽然行之有效，但刹车是控制自身免疫的安全措施。

对于那些免疫应答并非特别高、肿瘤具有明显突变且突变使肿瘤成为唤醒免疫系统的明确目标的患者，已经取得显著成果——肿瘤消失，晚期癌症消失，且再也没有复发。然而，对于其他患者而言，治疗过程就像驾驶没有刹车的汽车。特别是对于具有高灵敏度免疫系统的患者，阻断CTLA-4就像是到地狱走了一遭。如果这些患者的癌症还是T细胞难以感染的类型，那么这趟地狱之旅可能会使身体负担过重，却对治疗癌症没有足够效力。就像发高烧一样，伤害要比益处来得更快。

但对概念的证实激发了研究人员的灵感，他们开始考虑最近发现的其他T细胞上的细胞受体。他们希望，当T细胞与肿瘤细胞近距离接触并且仅在这种近距离环境中时，这些新发现的受体能发挥更精确的作用，以更亲近的方式唤醒免疫反应。

这种检查点抑制剂，如果存在，副作用可能会更小并具备更强的特异性靶向抗癌作用。潜在的第二个检查点也已经被找到，即T细胞表面名为"PD–1"的另一种抗原。在一些癌症中，肿瘤表面有一种与PD–1匹配的互补蛋白，就像"握手"的另一面。与受体适配的部分被称为"配体"，因此在肿瘤研究中，科研人员将其称为"PD–Ligand1"，简称PD–L1。通过培养皿和小鼠模型测试，研究人员猜测PD–1/PD–L1实际上是细胞之间更精确、更局部的秘密握手，使癌细胞能骗过T细胞，免于被杀灭。通常，这类握手出现在杀手T细胞和人体细胞之间。癌细胞成功利用这一把戏得以生存。研究人员希望能找到某种方法来阻止握手或检查点，继而破解癌细胞的生存把戏，这样免疫细胞就可以杀死癌症。这类"检查点抑制剂"药物就是抗PD–1——在T细胞侧阻断握手，以及抗PD–L1——在肿瘤侧阻断握手。

如果说CTLA–4是把门撬开了一个缝隙，那PD–1则是炸开了大门。突然之间，多年来癌症免疫疗法实验的失败可以用一个很简单的例子来解释——人们一直试图在拉上手刹的情况下启动免疫系统。也是史上首次，人们似乎找到了松开手刹的方法。

研究人员并不认为它对所有患者或所有癌症都有效，甚至不知道它是否足以产生影响。但他们强烈地感觉到，对一些患者来说，松开免疫系统的手刹，使其将癌症识别为异己病原体的真实身份，可能会对其他疗法大有裨益，使其更加有效。他们还猜测，对一些患者来说，单是靠免疫系统充分发挥作用，就足以摧毁癌症。

来到证明时间。对于那些一生都在寻找免疫难题中缺失部分的免疫学家来说，这是激动人心的时刻。第一代检查点抑制剂药物，即抗CTLA–4药物，已经处于第二期试验阶段。正在人体中进行测试——不仅仅像第一期那样测试安全性，而且要测试有效性。尽管早期前景乐观，但测试如今正面临重大问题。两家主要制药公司正在独立测试各自版本的检查点抑制剂。结果令人沮丧，其中一家公司以数百万美元和多年的心血为代价放弃了测试。另一家公司的命运尚未可知，但迄今为止的结果是无法通过监管局审查的。检查点抑制剂是否会成为免疫疗法历史上又一个被过度宣传的章节、一种对小鼠有效但对人类无效的疗法，就像癌症疫苗那样，对此，仍然没有定论。

无论如何，CTLA-4的新发现推动了对免疫难题其他部分研究的发展，包括对其他更新的检查点抑制剂的强化研究和临床试验。其中的明星药物是针对T细胞侧的程序性死亡秘密握手的抗PD-1药物，以及阻断肿瘤侧的抗PD-L1药物。

事实证明，这些药物彻底颠覆了多种癌症的治疗。

附录C

疾病、文明和免疫研究的轶事简史

虽然直到最近，人类才研发出可靠的基于免疫的癌症疗法，但基于免疫系统的抗病疗法已经有几百年的历史了。基于免疫系统的药物中最常见的形式就是疫苗。疫苗是一种有意被引入生物体的试剂，用以激发针对特定疾病的特效和直接保护。就其最基本的形式而言，这种引入可能是以很粗糙的方式——比如划伤——使死亡病原体的"尸体"进入人体内。细菌尸体包含很多信息，可以将它们视为某种暗示和洞见，帮助人们了解未来可能面对的敌人。而且，免疫系统是学习的一把好手。

疫苗（vaccine）这个词源于奶牛（拉丁语*vacca*，意思是"奶牛"），而疫苗的发现也源于对挤奶女工工作的观察。

爱德华·詹纳观察到，挤奶工经常会感染一种名为牛痘的牛源性疾病，却不太容易感染致命的"人类表亲"病毒——天花。1796年，詹纳重现了这种偶然接种。他使用的是挤奶女工莎拉·内尔姆斯身上的水泡上刮出的脓液。内尔姆斯的牛痘是从一只名叫花花的小母牛身上感染的。之后，詹纳将脓液注射到自家园丁的8岁儿子体内。这个实验为男孩接种了疫苗，也获得了科学对"人为设计的免疫"这一概念的认可和接受。

詹纳发明了现代疫苗——本质上来讲，跟你今年在沃尔格林（美国最大连锁药店）买的流感疫苗没什么差别——他的突破性发现挽救了数百万人的生命。他是第一个利用免疫科学原理的人，即借用一个人对某种疾病较弱"表亲"产生的免疫反应（脓液），给另一个人用作武器，使其对该疾病本身产生免疫。但即使在17世纪，免疫的概念也不是什么新鲜事。它早已为人所熟知，被视为一种民间智慧——甚至是常识。得过某种疾病后幸存下来的人，通常不会再次感染这种疾病，这种事几乎不可能躲过人们的关注。

拉丁语中关于"免疫"的词有 immunitas 和 immunis，二者都指法律概念中的"例外"。在古罗马，"immunity"是指免除公民责任或义务（如义务兵役期或税收）的合法通行证。公元1世纪的罗马诗人卢坎用这个词来描述北非的塞里部落，据说塞里人对蛇的咬伤"免疫"。（参见亚瑟·M.希尔弗斯坦的《免疫学史》。）

事实上，对致命毒药的免疫是个备受青睐的研究领域，受到那些既需要从刺客手中求生，又有足够的黄金支付这种保护的人的欢迎。

在《免疫学里程碑：历史的探索》中，黛布拉·扬·比贝尔描述了较近代的帝王们的渴望，他们畏惧毒药带来的死亡和继位，因此不断搜寻对毒药的免疫力。公元1世纪，关于国王米特里达特六世的记录——但也许只是个寓言——表明他的本都王国与黑海接壤。米特里达特试图通过每天服用一定剂量的毒药来获得这种免疫力，因为他认为这种毒药是用来暗杀他的。这件事之所以被称为寓言，是因为据说他的这种尝试最终成功了。在他年老之时，想用毒药结束自己的生命，结果却发现自己真的获得了免疫力，因此无法自杀。

到了14世纪，"immunity"一词已有"免于疾病死亡的特殊权利"这层含义，但这种权利是上天赋予的。[该内容和下述内容来自安托瓦内特·施泰特勒刊登于《欧洲医疗健康史》（Gesnerus）期刊上对《感染和防御概念史》（History of Concepts of Infection and Defense）的评论，希尔弗斯坦在《免疫学史》（History of Immunology）中的引用也源于此。]"Equibus Dei gratia ego immunis evasi"（拉丁语，意为"上天恩典我免于死亡"），科勒这样写道，指的是他在流行瘟疫中幸免。

瘟疫和传染病是古代世界的共同特征。公元前430年肆虐雅典的瘟疫据估造成了25%的人口死亡。历史学家修昔底德记录了这一事件并观察到，曾被感染并康复的雅典人最适合照顾垂死的病人，他写道："他们已经有了经验，也不再为自己担心，因为同一个人从未受到过病魔的二次袭击——至少从未受到过致命的袭击。"修昔底德无意中捕捉到的现象就是获得性免疫。

这是早期的观察，但在大流行期间反复出现。例如，1 000年后，历史学家普罗科匹厄斯描述了另一场瘟疫，该瘟疫以拜占庭皇帝命名，被称为查士丁尼大瘟疫。"它没有放过任何有人类居住的岛屿、洞穴和山脊。即便在某些地方，没有触及那里的人们或造成的影响无关紧要，它仍然会在之后的某个时间卷土重来。那些住在这片土地周围的人，如果以前受过它最痛苦的折磨，下一次便不会再受影响。"[《希波战争》(*The Persian War*) 第一卷，普罗科匹厄斯，H.B.得温译，伦敦海尼曼出版社，1914年。]

作为一种民间医疗手段，接种历史悠久，但缺乏科学解释。在塞内加尔和冈比亚之间的西非地区，摩尔人和波尔人会用刀刺穿因胸膜肺炎而死的牛的肺部，再用这把刀切开健康的牛的皮肤。这实际上就是接种，将牛肺炎引入健康牛的免疫系统。当时的人们是否认为接种成功取决于具体的刀或执行者、仪式中所念的咒语，或是切口的设计，我们不得而知。1885年，多个西方科学期刊[如《法国科学院报告》(*Comptes Rendus de l'Académie des Sciences*)]都报道了这种做法，但其起源已"迷失在晦涩的历史中"。

正如希尔弗斯坦所写的那样，敏锐的观察者"肯定会注意到，那些曾经从疾病中幸存下来的人，在疾病卷土重来时可能会'免于'再次患病"。这与詹纳后来以更为科学的方式描述的现象相同。詹纳为天花疫苗实验和"人为"获得性免疫做出了伟大贡献。

1714年，两名希腊裔意大利医生向伦敦皇家学会报告了部分应用于人类的此类接种仪式。伦敦皇家学会可以说是西方医学的官方信息交流中心。该报告讨论的疾病是天花。

该疾病有记载的第一次流行发生在6世纪的阿拉伯半岛。对天花的描述也出现在最古老的印度、埃及和中国的医学著作中。法老拉美西斯五世似乎于公元前1157年死于天花。贝贝哈尼引用了康斯坦丁·阿菲利加努斯（1020年—1087年）从阿拉伯语翻译成拉丁语的医学典籍，这也是著名伊斯兰医生腊泽斯于公元910年在描述天花时使用的名称"variola"的由来。几个世纪以来，天花一直被认为是无害疾病，但在10世纪，它变成了一种毒性更强的菌株，并在接下来的几个世纪里，与十字军一起从圣地回归。到了16世纪，天花通过运送奴隶的船只来到了西印度群岛，然后到达中美洲和墨西哥。天花使那里的人口大幅减少，并至少在一定程度上帮助埃尔南·科尔特斯征服了强大的阿兹特克帝国——他仅用了500名士兵和23门大炮。在这之后，疾病继续肆虐，造成300多万人死亡。而科尔特斯本人则前往古巴，疾病也随之而至。5年后，天花穿越地峡到达秘鲁，摧毁了印加帝国，也抹去了整个南美洲的亚马孙部落。

这时，天花也已穿越海峡来到英国。1562年，伊丽莎白一世也感染了天花。女王在疾病中幸存下来，却丧失了头发和美貌。到17世纪，天花的暴发已经是致命的，而且经常发生。据估计，当时天花每年在欧洲造成40万人死亡，三分之一的失明病例也由天花导致。城市中心受传染病的影响尤其严重，人口迅速增长、街道总是熙熙攘攘的伦敦更是承受了不成比例的打击。

在君士坦丁堡皇家大使馆医生伊曼纽尔·蒂莫尼的一系列信件中，他和他的同事雅各布·皮拉里尼向权威科学机构报告了一种被称为"借购天花"的民间做法，即通过收集患者脓疱上形成的痂状硬皮来接种天花疫苗。痂皮形成于患病但未死亡的患者的脓疱上——报告将其称为"有利"病例。之后，这些痂皮将被直接插入未感染天花者的皮肤切口中。显然，伦敦学会对这种做法并不熟悉，但如蒂莫尼和皮拉里尼所见，这在君士坦丁堡是普遍做法和保护措施。

一位在土耳其的英国外科医生曾描述过这种做法。通常由老年妇女操作，她们"在病人的手腕、腿和额头留下切口，在每处切口放置一片新鲜痂皮，然后将其绑住，8到10天后，患者就算是获得了正式接种。患者会出现轻症，康复后就获得了免疫"。

事实上，西欧、中东、北非和西非，以及亚洲的农村地区早就知道这种做法，报告的作者甚至推测该做法就是源于这些地方。在中国，中国作家万全在其1549年的医学著作《痘疹心法》中对此进行了描述：将天花痂磨成粉末，用特制银管吹入被接种者的鼻子（男孩从左鼻孔接种，女孩从右鼻孔接种）。这样的接种远非完美，有时会造成人为感染。据统计，使用具有活性的天花接种会导致高达2%的参与者死亡，同时将其余参与者变成临时传染病携带者。尽管如此，相比于天花本身20%~30%的死亡率，这种方法已经算很好的了。

最初伦敦对使用这种外来技术颇具抵触情绪，但因玛丽·沃特利·蒙塔古夫人的宫廷魅力和头衔而逐渐消退。她是诗人兼旅行作家，以充满激情的眼神而闻名。她的丈夫，爱德华·沃特利·蒙塔古勋爵于1716年被任命为驻君士坦丁堡大使。玛丽夫人与他一同前往并观察了土耳其的天花接种习俗。

她自己曾经患病并幸存下来，天花在她的脸上留下了疤痕，还夺去了她的睫毛——这也是病毒强度的潜在根源。她的哥哥就没那么幸运了。她对当地的接种习俗印象深刻，甚至趁丈夫在索菲亚大维齐尔营地出差时，让大使馆外科医生为5岁的儿子小爱德华接种。大使馆牧师抗议说这种做法是"非基督教的"，只对"异教徒"起作用，但玛丽夫人仍坚持己见。查尔斯·梅特兰医生用柳叶刀给男孩的一只手臂接种，一位"希腊老妇人"用"生锈的旧针"给另一只手臂接种。据推测，两人都使用了玛丽夫人在信中描述的方法，一个11岁孩子的脓液被提取到小玻璃瓶中，医生将其夹在腋下保持适当温度。男孩获得了显著的免疫力，这使玛丽夫人热衷于推荐"土耳其方法"，她称之为"嫁接"。1721年，她返回伦敦，让同一位大使馆医生查尔斯·梅特兰为她当时年仅4岁的女儿接种。这种方法在乡下早已司空见惯，没人知道是从什么时候开始的。但这是首次由专业医生执行，当然也是首次在一众宫廷医师面前进行。小女孩露出苍白纤细的手臂，医生在上面割出几道小口，血液从伤口流出，勇敢的女孩让医生把陌生人的痂塞在伤口上。汉斯·斯隆爵士一边观察，一边陷入思考。

斯隆爵士是杰出的医生，既是皇家学会主席，又是国王的御用医生。自从玛丽夫人第一次从君士坦丁堡回信以来，就一直大力提倡这种接种方法。玛丽夫人拥有尊贵的社会地位、能言善辩、见多识广，深受伦敦人民的喜爱，但她既不是医生也不是男人。而斯隆爵士则同时具备这两种身份，他与整个医学界一致认为接种天花是一项危险的手术。但很快，小女孩成功康复并获得免疫的消息、斯隆的亲眼所见与玛丽夫人的例证构成了稳固的三角关系。

1721年夏天，伦敦天花肆虐，王室也希望能逃离这场灾难。18世纪，欧洲有5位执政君主（德国的约瑟夫一世、俄国的彼得二世、法国的路易十五、奥兰治的威廉二世和巴伐利亚的最后一位选帝侯）死于这种疾病。威尔士公主卡洛琳迫切渴望自己的孩子能幸免于如此悲惨的命运。她通过社交圈结识了玛丽夫人，她本身也是聪明伶俐且有科学头脑的王室成员，对时代的发展很感兴趣。（献媚王室的伏尔泰曾称公主为"王室哲学家"。）在皇家医师的进一步说服下，她和丈夫（后来的乔治二世）同意赞助一项临床试验。这项临床试验如果放在20世纪，通过道德委员审查的概率将无疑为零。

1721年7月下旬，他们与伦敦臭名昭著的纽盖特监狱的长官们达成了协议。在皇家医师和药剂师的帮助下，从被判绞刑的囚犯中选出6位，他们将成为"人类豚鼠"。作为交换，他们将重获自由——用"免疫"（immunity）换"豁免"（immunity）。然而，他们是否还能活着享受这份自由，当时尚未可知。

8月9日，梅特兰医生对年龄在19~36岁之间的三男三女共6名囚犯进行了接种。在25名内科医生、外科医生和药剂师的注视下，他们在胳膊和右腿上接种了天花疫苗。8月13日，6人中有5人出现了天花症状，第6个人经查居然之前已经患过天花，并已获得免疫。所有人都完全康复，如之前的承诺，他们都获得了自由。

但为了测试他们的免疫力，19岁的女囚被皇家医师聘为临时护士，到天花疫情正严重暴发的赫特福德镇工作。

女孩白天作为护士照顾一位天花病人，晚上与另一位天花病人——一个10岁男孩——同住一张床。工作6周后，年轻女孩仍然没有表现出患病迹象。

各新闻报刊报道了这对皇室夫妇赞助试验的故事，总体基调是积极正面的。（同时期，一位医生也给另一名女囚接种了天花，采用的是中国方法，即把痂粉吹进鼻腔。当时的新闻媒体强力抨击了这次试验，因为试验是在女囚睡着时进行的。）

很快就开始有志愿者要求接受同样的治疗。后来据报道，王室的两位公主——11岁的阿米莉亚和9岁的卡罗琳——于1722年4月17日接种了天花疫苗。

接种受到了广泛关注，甚至所有王室子弟无论长幼都接受了接种。但这并不是可治愈疾病的疗法，只是胜率稍高的赌局。梅特兰在结束赫特福德的实验时，私下给一些民间家庭的孩子进行了接种。其中有一人患病，还将天花传染给了6名家仆，其中一人死亡。

这种模式在其他家庭中也反复出现，仆人与已接种的儿童接触，之后因患病而死。其他等待接受"皇家实验"成果的人，如桑德兰伯爵的孩子，也没能在接种后康复，几天后就去世了。

牧师们在神坛上痛斥这种不自然的方法，告诉信徒们"接种是危险和罪恶的"，它仿若恶魔，助长罪恶，并且"篡夺了既不建立在自然法则也不建立在宗教法则上的权威"。伦敦外科医生勒加德·斯帕汉姆出版了一本反对接种的小册子，阐述了他反对将疾病嵌入愈合中的伤口的理由，称其为"以健康换疾病"。（正如我们所见，这种"交易"也在19世纪后期的纽约市和癌症免疫疗法的基本观察中得到了呼应。）

但是在伦敦皇家学院的秘书和数学家对接种结果进行了统计分析后，天花接种得到了更广泛的认可。研究发现，在1723—1727年间，接种死亡率为1/60~1/48，而天花的自然死亡率为1/6。王室的认可意见也因此得到进一步证实。

在英国，天花接种后来被写进法律，这种感性的做法并不意味着在殖民地一定奏效。然而，这却几乎成为决定美国独立战争结果并结束美国革命的关键因素。

我们不知道阿尼西姆斯是不是他的名字，记录早已遗失。人们认为他来自利比亚西南部的费赞地区，这是一片环绕着绿洲首府穆尔祖克、遍布岩石和高耸沙丘的土地，但也没有确凿的证据。（当时穆尔祖克是朝圣者和奴隶贸易的繁荣枢纽，奴隶贸易贩卖乍得共和国和中非共和国的俘虏。）

可以肯定的是，年轻时的阿尼西姆斯按照奥斯曼帝国的方式接种了天花，接种给他留下了明显的疤痕。1718年前后，阿尼西姆斯被奴隶贩子绑架，并被捆上枷锁运往美洲殖民地拍卖。

自17世纪起，波士顿港成为美国奴隶贸易的中心。在这里，阿尼西姆斯被一位名叫科顿·马瑟的人买下。科顿·马瑟既信奉上帝，又相信科学，是个好奇心极其旺盛的人——他阅读广泛、热爱学习，因参与塞勒姆巫术审判而广为人知，拥有严格的宗教品格，也拥有奴隶。这些并没有让他在18世纪的波士顿显得非同寻常。令他与众不同的是他受过教育、博览群书，以及对周围世界的敏锐和好奇。因此，他对阿尼西姆斯手臂上的接种疤痕产生了兴趣。

阿尼西姆斯就这样非自愿地将天花接种技术从北非地区带到了颇为原始的美洲殖民地。马瑟很敏锐，对这种做法很好奇，但不明白为什么殖民地没有这种做法。

1721年6月，上个夏季在伦敦肆虐的天花通过皇家海军舰艇海马号到达现属西印度群岛的美洲殖民地。很快，天花就在这里显示出了流行病暴发的所有特征，这对一座小城来说是毁灭性的——况且它还只是一座名义上的城市，沿着牛羊踩踏形成的小径而建。在传染病问题上，科顿·马瑟是马萨诸塞州少数几个有资格提供建议的人之一。

这里的世界小而粗糙，马瑟的宗教知识渊博，还受到了同样才智出众者的影响，比其他大部分不识字的殖民者的见识高出一大截儿。在这里，为数不多的读书人彼此熟识，互相借阅图书。（马瑟和本杰明·富兰克林就是互相借书的书友，当时，富兰克林还是马瑟家附近一家印刷店里有些早熟的年轻学徒。马瑟还在富兰克林工作的店里印刷了自己的小册子。马瑟的订单帮助富兰克林成立了自己的印刷店。这个小书友社群的图书借阅也促使富兰克林创办了殖民地的第一所借阅图书馆。）

马瑟虽然不是医生，但他尽可能阅读医学期刊，了解医学最新进展。（这甚至超越了大多数医生。不过也不足为奇，毕竟在当时所有的殖民地，只有一位从业医师有医学学位，与马瑟有过借书的浅交——威廉·道格拉斯医生，曾任职于爱丁堡大学。）

道格拉斯跨洋订阅了最新的医学期刊。马瑟借来阅读，看到了上面发表的蒂莫尼写给伦敦皇家学院的书信，其中便提到了医生们在君士坦丁堡亲眼见证天花人痘接种的做法。阿尼西姆斯所描述的方法如今出现在医学杂志上，并得到了自己的祖国英国伦敦皇家学院的认可。对像马瑟这样的人来说，这如"三位一体"般令他信服。

马瑟的观点从理性层面上讲颇为激进，不仅对1724年的波士顿，对更广泛的科学界而言也是如此。而马瑟试图将理论付诸实践的行为就更显激进了。殖民地唯一拥有正规医学学位的医生也强烈反对马瑟进行人痘接种的观点。1721

年，马瑟花了一些精力试图将人痘接种的技术传授给波士顿的医疗人员。但他只说服了一位负责切除结石的医疗人员，名叫扎布迪尔·博伊尔斯顿，他有一些医学天赋。博伊尔斯顿对自己的儿子、奴隶和奴隶的儿子进行了接种。三人都活了下来并安全接种，但学界的反对依旧强烈而明显。

博伊尔斯顿受到媒体攻击，之后还在街上遭到暴徒袭击。马瑟并没有被博伊尔斯顿受到的攻击吓倒，以同样的方式给自己的儿子接种了人痘。但这次接种令男孩患病，甚至几乎要了他的命，这让马瑟的殖民者同胞更加恐惧和愤怒。马瑟被认为是在传播疾病，提升大流行的风险。在这个乡下的小群体里，每个天花患者都是潜在的疾病传播"手榴弹"。报复来得很快，某天凌晨3点，一个愤怒的抗接种者从窗户向马瑟的房子扔了一颗真正的手榴弹，马瑟的儿子和另一位正从天花接种中康复的牧师就在里面。手榴弹没有引爆——点燃的引信在撞破窗户时脱落了——被发现时上面还附有反对接种的纸条。

根据博伊尔斯顿后来的报告，截至1722年，他为波士顿地区的242人接种人痘，其中6人死亡——死亡率为2.5%。据报道，波士顿地区自然天花病例死亡率约为15%，即5 889例自然发生的疾病中有849例死亡。人痘接种是用致命疾病治疗健康人群，有时奏效——千真万确——但效果的内在实现机制，已经超出了当时最优秀的科学头脑的理解范围。人类干扰自然秩序的举动所产生的任何神奇效果都可能是恶魔的杰作。背后真相是任何当代巫师或药剂师都无法想象的奇迹。

美国最终在更大程度上接受了天花接种的观念，但仍然落后于英国。美国的几个州通过了反接种法案，一些殖民城市自称为反接种区，并成为反接种者的庇护城市。

不过，乔治·华盛顿相信这项技术的有效性，并想在波士顿被围困前给整个部队接种疫苗。但这次接种风险极高——在感染阶段，接种可能会引发大流行。因此，虽然不情愿，华盛顿还是终止了该计划。如今，历史学家认为，天花在某种程度上摧毁了殖民地军队，而对英国军队影响甚微，正是因为英国军队接受了接种，成为皇家实验的受益者。

一些历史学家甚至认为，正是天花和北部反接种城市帮助英国保住了加拿大。

注释

简介

1. 令人惊讶的是，在1895年德国物理学家威廉·伦琴发现神秘的"X"射线之后不到一年，高能电磁辐射机就应用于医疗技术。顺势疗法医师埃米尔·格鲁布医生在芝加哥哈尼曼医学院就有一台，用来治疗癌，但这些早期仪器可能弊大于利。格鲁布医生本人就因多种癌症接受了90多次手术。格鲁布是早期采用这种疗法的人。居里夫人对放射性元素的发现极大地拓宽了辐射作为癌症疗法的用途。伦琴和居里都因其发现获得了诺贝尔奖。见Titus C. Evans, Review of *X-Ray Treatment—Its Origin, Birth, and Early History* by Emil H. Grubbe, *Quarterly Review of Biology*, 1951, 26:223。

2. 这些数字只是一个非常宽泛的概念说明，不应与统计概率或科学确定性相混淆。也就是说，不应当认为任何没有被免疫系统识别的变异细胞都会发展成临床意义上的癌症。更重要的是，即使免疫系统通常在识别异己细胞方面非常成功，但无限次随机掷骰子也难免会出现最不可能的结果。病毒感染或某些染色体缺陷等因素使这些不可能的结果出现的概率降低。

3. 被称为帕博利珠单抗，一种人源化单克隆抗体，可结合并阻断T细胞的PD-1受体，由默沙东制药公司生产和销售，商品名为可瑞达。

4. 卡特先生患有转移性黑色素瘤，已经扩散到肝脏和大脑，因此除免疫治疗外，他还接受了手术和放射治疗。

5. 第一个向我提出这个类比的是丹尼尔·陈博士。

1 101006JDS号患者

1. 他赚的钱足够给自己买赛季票——洋基队22年死忠粉——直到他和妻子（当时是新视镜唱片公司的高管）搬到加利福尼亚之后，票也没有用完。

2. 无论如何，他不介意做会计。但毫无疑问，能代表摇滚乐队的会计是最酷的会计。

3. 根据吉尼斯世界纪录，《昨日》（*Yesterday*）是有史以来被翻唱次数最多的歌曲。

4. 杰夫的诊断是在2011年。虽然他可能会对T细胞侧的这种配体相互作用产生应答反应，但就患者是否可用而言，PD-1的未来在那一刻处于不确定状态。在后面的章节中也会看到，直到2014年PD-1才获批，也就是杰夫·施瓦茨开始PD-L1试验的数年后，而且比他的预期存活时间晚得多。此外，PD-1获得的最初批准仅限于转移性黑色素瘤，其他适应证的批准紧随其后且仍在继续。

5. 索坦针对的是肿瘤进食和生长能力，严格来说不属于"化疗"。尽管施瓦茨自己不知道，但他接受测试的药物是抗PD-L1检查点抑制剂阿特珠单抗，该药物将以泰圣奇的商品名销售。详见附录A。

6. 阿瓦斯汀，即贝伐珠单抗，已被批准作为多种癌症类型联合疗法的一部分，其中包括转移性肾癌，与干扰素 α 一起使用。

7. 布莱恩·欧文、吴艳、艾拉·梅尔曼和朱莉娅·金。

8. 陈博士家有三个孩子：一个女儿，伊莎贝尔；两个儿子，卡梅伦和诺亚。

2 一个简单的想法

1. 私人印刷的专著《创建两个卓越的机构：贝希·达希尔的遗产》（*Creating Two Preeminent Institutions: The Legacy of Bessie Dashiell*）详细介绍了达希尔和小约翰·D.洛克菲勒之间关系的方方面面，并将其与洛克菲勒随后对癌症研究机构洛克菲勒大学和斯隆–凯特琳癌症中心的重要支持联系起来。1978年，总部位于佛蒙特州的伍德斯托克基金会（也由洛克菲勒支持）以非常有限的数量印刷了这本薄薄的书，其中一本与科利的档案一起收藏在癌症研究所。癌症研究所的优秀科学作家马特·托托内斯（现就职于斯隆–凯特琳癌症中心）慷慨地引导我阅读了本章中引用的该文献及其他资源。

   其他信息来自威廉·B.科利个人的文献资源，同样不可或缺，资源由他的女儿海伦·科利·诺茨收集并添加大量内容。文献最初保存在癌症研究所，后于2001年诺茨过世时捐赠给了耶鲁大学图书馆（Helen Coley Nauts papers MS 1785），现正在进行编目。该文献集包括患者档案、来往信件、著作、主题档案和其他记录了海伦和她父亲职业生涯的材料，以及关于科利毒素的大量材料。该文献集占满足足119个箱子，排开来约36米长。

2. 关于铂尔曼列车的细节可在多篇期刊文献（如David B. Levine, "Gibney as Surgeon-in-Chief: The Earlier Years, 1887—1900," *HSS Journal: The Musculoskeletal Journal of Hospital for Special Surgery*, 2006, 2:95-101）中找到，还有斯蒂芬·S.霍尔对科利的女儿海伦·科利·诺茨的访问。访问收录于他1997年的免疫学史著作［《血液中的骚动：生命、死亡和免疫系统》（*A Commotion in the Blood: Life, Death, and the Immune System*），纽约亨利霍尔特出版］中，是尤为宝贵的资源，也是非常值得推荐阅读的著作。霍尔先生也（暂时）慷慨转换角色，接受采访，笔者对此表示衷心感谢。

3. 纽约医院是美国第三古老的医院，由英国国王乔治三世于1771年经皇家特许建立，用于"接收需要医学治疗、外科手术和精神治疗的患者"。科利在那里实习时，它已发展壮大，不再是沃思街和杜安街之间的百老汇那栋大楼了，而是搬到了第五大道和第六大道以及西十五和十六街之间的一座新建筑中。

   在一位医生于纽约医院校友会上的讲话中可以找到许多引人入胜的细节，"老纽约医院；D.B.圣约翰·鲁萨博士对医院有趣历史的回顾；Doctors Mob乐队的故事；7月4日庆祝活动的结果；40年前——当时和现在的手术"，《纽约时报》，1900年2月11日。

4. 学习医学对科利来说是个迟来的决定，是在他决定不学法律并在俄勒冈州当了两年校长、教授经典文学之后才做出的。由于在康涅狄格州南部乡村跟他当医生的叔叔一起骑着马出过诊，他以二年级学生的身份进入哈佛医学院三年制项目学习。他很幸运，在作为住院医师的第一年就获得了一个暑期职位，去填补纽约医院一名医生的空缺。对人类疾病的直接观察让这个身高只有一米七多的男孩在申请职位时比同龄人高出一筹。等他作为实习生重回纽约医院时，他的两位指导老师是当时全国最知名也最具影响力的外科医生罗伯特·F.威尔和威廉·T.布尔。他后来还在创伤及残疾医院（Hospital for the Ruptured and Crippled）任职，也就是现在的特种外科医院（Hospital for Special Surgery）。

5. 在李斯特等外科医生的改进下，外科技术终于可以降低感染的可能性。在此之前，感染已困扰外科手术数千年之久。

6. 检查日期为1890年10月1日。

7. 鲁道夫·菲尔绍为推动癌症病理学研究做出了尤为突出的贡献，他通过显微镜检查，进行了更系统的诊断。

8. 达希尔病历的详细信息可见 William B. Coley, "Contribution to the Knowledge of Sarcoma," *Annals of Surgery*, 1891, 14:199–220。

9. 见 W. B. Coley, "The Treatment of Malignant Tumors by Repeated Inoculations of Erysipelas: With a Report of Ten Original Cases," *American Journal of the Medical Sciences*, 1893, 105:487–511。

10. 从科利的文章汇总中，我们了解到斯坦的肉瘤在1880年首次出现，当时只是脸颊上的一个小点，第二年就长成了必须手术处理的肿块。术后很快复发，并在第二年再次通过手术切除。两年后，斯坦重新回到纽约医院，肿块再次长了回来，据说其形状像一小串葡萄。这就是布尔医生1884年再次手术切除的肿块，最终造成了脓肿伤口，无法通过皮肤移植愈合，最后感染了。见 Coley, "The Treatment of Malignant Tumors by Repeated Inoculations of Erysipelas"；William B. Coley, "A Preliminary Note on the Treatment of Inoperable Sarcoma by the Toxic Products of Erysipelas," *Post–Graduate*, 1893, 8:278–286；W. B. Coley, "The Treatment of Inoperable Sarcoma by Bacterial Toxins (The Mixed Toxins of the Streptococcus of Erysipelas and the Bacillus Prodigiosus)," *Practitioner,* 1909, 83:589–613；the archives of Cancer Research Institute；and other sources。

11. 德国外科医生弗里德里希·费莱森找出并确定了细菌与感染之间的关联，并首次通过显微镜对其外观进行了描述。见 Friedrich Fehleisen, *Die Aetiologie des Erysipels* (Berlin: Theodor Fischer, 1883)。

12. 这种感染一直没有治疗方法，直到几十年后发现了抗生素。

13. 不仅是丹毒，还有麦角病和带状疱疹等其他几种疾病，都被称为圣安东尼之火。该名称源于基督教圣徒的名字，遭受病痛折磨的信徒会向他祈求治愈。大约在1100年，罗马天主教圣安东尼骑士团在法国成立，旨在为患有疾病的人提供照顾。

14. 也是同年，两位科学家，一位来自瑞典，另一位是美国地质学家，分别独立提出人类二氧化碳排放量的增加可能会导致全球变暖。

15. 特别强调，该1909年的参考文献和其他几篇均来自藏于耶鲁大学图书馆的科利的论文（Helen Coley Nauts papers MS 1785）。斯蒂芬·霍尔的《血液中的骚动》（*A Commotion in the Blood*）中也提到了这一点。

16. 安东·巴甫洛维奇·契诃夫，《安东·契诃夫给家人和朋友的信，附传记素描》（*Letters of Anton Chekhov to His Family and Friends, with Biographical Sketch*），康斯坦斯·加内特译（纽约：麦克米伦出版社，1920年）。

17. 特别是在发烧、感染或两者兼具之后。见 A. Deidier, *Dissertation Médicinal et Chirurgical sur les Tumeurs* (Paris, 1725); U. Hobohm, "Fever and Cancer in Perspective," *Cancer Immunology, Immunotherapy*, 2001, 50:391–396; W. Busch, "Aus der Sitzung der Medicinischen Section vom 13 November 1867," *Berliner Klinische Wochenschrift*, 1868, 5:137; P. Bruns, "Die Heilwirkung des Erysipelas auf Geschwülste," *Beiträge zur Klinische Chirurgie*, 1888, 3:443–446。

18. 亚瑟·M.希尔弗斯坦，《免疫学史》（*A History of Immunology*），第2版（波士顿：学术出版社/爱思唯尔，2009年）。

19. 见 William Boyd, "The Meaning of Spontaneous Regression," *Journal of the Canadian Association of Radiologists*, 1957, 8:63; H. C. Nauts, "The Beneficial Effects of Bacterial Infections in Host Resistance to Cancer: End Results in 449 Cases," Monograph 8 (New York: Cancer Research Institute, 1990)。

20. 见 Ilana Löwy, "Experimental Systems and Clinical Practices: Tumor Immunology and Cancer Immunotherapy, 1895–1980," Journal of the History of Biology, 1994, 27:403–435。
在1868年进行的一项类似实验中，一位名叫W.布施的德国科学家故意使一名肉瘤患者感染了丹毒细菌——化脓性链球菌。手术后，他让病人在一张"著名"病床上恢复，用过这张病床的病患无一例外都感染了丹毒。该病例也不例外，但布施在报告中指出，由此产生的感染缩小了患者的肿瘤。这是否也是她9天后死亡的原因令人不得而知，但死亡并没能掩盖布施更重要的观点，即诱导感染似乎对癌症产生了其他方法都没能产生的影响。如果能够控制感染，或许就能找到治愈方法。

21. 见 Coley, "The Treatment of Malignant Tumors by Repeated Inoculations of Erysipelas"; W. B. Coley, "The Treatment of Inoperable Sarcoma by Bacterial Toxins," *Proceedings of the Royal Society of Medicine*, 1910, 3(Surg Sect):1–48。

22. 佐拉的病例记录来自科利收集的论文集，收藏于国家癌症研究所。

23. 佐拉住在曼哈顿下东区，他的侄女冒着生命危险照顾他，但不幸的是，她也感染了丹毒。

24. 见 William B. Coley, "Further Observations upon the Treatment of Malignant Tumors with the Toxins of Erysipelas and Bacillus Prodigiosus, with a Report of 160 Cases," *Johns Hopkins Hospital Bulletin*, 1896, 7:157–162。

25. 见 S. A. Hoption Cann, J. P. van Netten, and C. van Netten, "Dr. William Coley and Tumour

Regression: A Place in History or in the Future," *Postgraduate Medical Journal*, 2003, 79:672–680; Coley, "The Treatment of Malignant Tumors by Repeated Inoculations of Erysipelas"。

可能科利不温不火的言辞是为了掩盖以科学为名的种种罪行，包括未能重现弗雷德·斯坦所经历的缓解，而其缓解也只是科利在斯坦的手写病历报告中看过的简单描述。科利认为问题出在他选择的实验患者——患者的肉瘤都太过晚期，否则，他写道："想要寻找永久性的治疗方案并不过分。"但科利模糊且主观的说辞表明他并没有看到预期的结果。

尽管极具洞察力，但科利犯了医学上最重大的罪过——将自我置于证据之上。但他正在做一件自己深信不疑的事。一旦航线明确，他就愿意把自己绑在桅杆上，义无反顾。

也许这就是自我的另一面：即便正在挑战被普遍认为是"常识"的事物，也能坚持不懈。这是我在采访众多研究人员时，一次又一次听到的。在科学领域或是其他任何领域，对自己的想法过度自信就是狂妄自大。然而，在数据指向不受欢迎或不符合政治导向的结论时，自信或至少对逻辑和经验的信念，对追求真理而言至关重要。真正的突破来自那些在实验初期不放弃、不气馁、顽强坚持的人。他们有勇气和信念。但回归本质，他们还是得做好科学工作，客观地观察，呈现良好的数据。科利没能做到这点。但他最初的观察敏锐、准确，且很重要。他看到了癌症的自发缓解，并知道这是科学而不是奇迹。在此基础上，他坚持不懈地进行实验，探寻这项科学新发现的用武之地。

26. 这是细菌学家的时代，即使那些不认为自己是细菌学家的研究人员也因此跨过了那条无形且完全主观的界限——将显微技术研究与仅通过显微镜才能观察到的生物的研究区别开来的界限。对"疾病"的兴趣与对细菌的兴趣使得毒素对患者和病原研究同样重要。这些毒素的化学成分以及血液中各元素对毒素的反应都是根据这项研究得出的。涉足该领域较为知名的科学家包括路易斯·巴斯德、埃米尔·冯·贝林、埃利·梅奇尼科夫、保罗·埃利希和罗伯特·科赫。他们对细菌作为病原体相互矛盾又相互补充的研究催生了后来的免疫学领域，以及后来被称为"血清学"的领域。血清学致力于研究血液中的液体部分，即通过陶瓷过滤器的微孔过滤掉红细胞和白细胞之后留下来的液体。当时，免疫反应仍然是个神秘的黑盒子，但已知的是细菌是导致某些疾病的原因，并且可以针对这些细菌接种疫苗。所有这些都被认为发生在血液的这部分无色液体中。

27. 见 B. Wiemann and C. O. Starnes, "Coley's Toxins, Tumor Necrosis Factor and Cancer Research: A Historical Perspective," *Pharmacology and Therapeutics*, 1994, 64:529–564。

28. 见 Hall, *Commotion*, p57。

29. 纽约癌症医院由纽约市的富人创立，契机是雪茄老烟枪总统尤利西斯·S.格兰特确诊喉癌。它是美国第一家、全球第二家肿瘤专科医院。医院最初的使命主要是创造舒适和相对奢华的环境，照顾垂死的病人。病房的设计满足了最现代的医疗卫生要求，包括空气流通和单独病人换气，曾获得《纽约时报》评论家的赞誉。但最终，它因过于追求格调而显得毫不实用——圆形房间的设计目的是防止角落里积聚污物和细菌，但却不好做空间划分；哥特式法国城堡风格的塔楼也很快像旧欧洲皇家庄园一样破旧不堪。最终，这里被更实用的医院取代，并计划拆除。但现在它作为地标性建筑保留了下来，价值数百万美元，坐拥中央公园绝佳景观。见 Christopher Gray, "Streetscapes/Central Park West Between 105th and 106th Streets; In the 1880's, the Nation's First Cancer Hospital," *New York Times*, December 28, 2003; New York City Landmarks Preservation Commission, Andrew S. Dolkart, and Matthew A. Postal, *Guide to New York City Landmarks*, 4th ed., ed. Matthew A. Postal (New York: John Wiley & Sons, 2009)。

30. 1892年4月21日，科利开始为一位40岁的肿瘤患者注射毒素，患者的肿瘤长在背部且无法手术，被确诊为肉瘤并已扩散到腹股沟。经过4个星期的稳定注射后，患者开始发高烧，产生的反应与佐拉类似。科利描述病患反应时的热情就像自然作家在大峡谷第一次看到日落一样："从反应开始，肿瘤发生的变化简直妙不可言。短短24小时，肿瘤就失去了光泽和颜色，尺寸肉眼可见地缩小。第二天就形成了几个窦状物并排出坏死的肿瘤组织。几天后，腹股沟处的肿瘤——接种时有鹅蛋大小、非常坚硬——破裂并排出大量肿瘤组织。丹毒发作3周后，两个肿瘤都完全消失了。"但科利的兴奋并没有持续太久。这位男性患者的肿瘤不断复发，他便继续接受注射和手术，最终于开始治疗三年半后死于腹部肿瘤。

31. 发烧这个主题值得单独一章的篇幅。抗生素的广泛使用帮助无数生命免受感染的侵害。抗生素也是术后的必备环节，如发烧等感染症状的抑制也是术后的常规环节。或许，免疫反应的这个方面值得重新得到审视。它可能不仅是一种症状和副作用，还有被忽视的治疗作用。发烧已被证明与生化反应速率增加和白细胞增殖、成熟和活化有关，还有报告指出发烧具有缓解疼痛的作用。本段不能代替关于该主题的更翔实的探究，只是作为进一步研究的提醒标签——既然各个物种都保留了这种由免疫系统触发的、代谢昂贵的生理反应，它必然对生存有某种积极意义。

32. 德国杰出医师弗里德里希·费莱森在维尔茨堡诊所实践了同样的丹毒注射治疗，但由于患者死亡，他放弃了这种细菌治疗并被迫辞去颇具声望的职位。此信息出自《血液中的骚动》，由奥托·韦斯特法尔转述予斯蒂芬·霍尔。

33. 见 Coley, "The Treatment of Malignant Tumors by Repeated Inoculations of Erysipelas"。

34. 生物学术语为衰减。

35. 巴斯德研究所 H. 罗杰医生的实验。美妙法语书写的报告让细菌也优雅了起来。见 H. Roger, "Contribution à l'étude expérimentale du streptocoque de l'érysipèle," *Revue de Médecine*, 1892, 12:929–956。

36. 酿脓链球菌和粘质沙雷氏菌。见 William B. Coley, "Treatment of Inoperable Malignant Tumors with the Toxines of Erysipelas and the Bacillus Prodigiosus," *Transactions of the American Surgical Association*, 1894, 12:183–212。

37. 虽然科利以当时的科技条件无法理解毒素治疗效果背后的免疫学和生化作用机制，但近期的实验的确表明，丹毒细菌与治疗效果之间毫无关联。然而，20世纪70年代，斯隆-凯特琳癌症中心的传奇癌症免疫治疗师罗伊德·欧德等人的实验表明，科利使用的另一种灵杆菌的确能产生内毒素，刺激免疫系统中的巨噬细胞产生强大的免疫系统信使——细胞因子，包括干扰素、白细胞介素和肿瘤坏死因子。见 Boyce Rensberger, "Century-Old Cancer Treatment Reexamined," *Washington Post*, September 18, 1985。

它们与肿瘤的相互作用是另一个谜题，参见 B. Wiemann and C. O. Starnes, "Coley's Toxins, Tumor Necrosis Factor and Cancer Research: A Historical Perspective," *Pharmacology and Therapeutics*, 1994, 64:529-564。欧德及其他研究人员（在后面的章节中也会提到）将继续探索这些分子的奥秘，并测试它们对多种疾病的抵抗力，包括癌症。有些分子在动物模型中被证明是对抗肿瘤的强大工具。很快（或许也是太快），它们就登上了《新闻周刊》和《时代杂志》的封面，被誉为或许能治愈癌症的灵丹妙药。而在人类的身体中，它们展示出强大却不均衡的效果——有效，有时具备治愈效果，有时却是有毒的。但总体而言，人类对它们知之甚少。

关于这些细胞因子，后面的章节还将更详细地介绍。其中一些正在最新癌症突破性发现的背景下接受重新审视，作为联合疗法的重要组成部分。

38. 见 William B. Coley, "The Treatment of Inoperable Malignant Tumors with the Toxins of Erysipelas and Bacillus Prodigosus," *Medical Record*, 1895, 47:65-70。

39. 科利的工作遇到了很大的阻力，许多肉瘤专家和广义上的医学领袖都开始积极诋毁他的工作成果，甚至认为他创出的缓解是无效的，因为他最初的诊断就是错误的，他的病人从一开始就没有癌症。和往常一样，诋毁发布时比撤回时更受瞩目。1934年，曾宣布科利医生的工作成果无效的《美国医学协会杂志》编委会改变了主意："看来，丹毒和灵菌构成的混合毒素有时可能在预防或延缓恶性肿瘤复发或转移方面发挥重要作用；有些情况下，它们还可能对无法手术的肿瘤有治愈作用；……因此，委员会将丹毒和科利的灵菌毒素保留为新型非官方疗法，以促进对该产品的进一步研究。"

摘自 "Council on Pharmacy and Chemistry: Erysipelas and Prodigiosus Toxins (Coley)," editorial, *Journal of the American Medical Association*, 1934, 103:1067-1069。

40. 见 B. J. Johnston and E. T. Novales, "Clinical Effect of Coley's Toxin. II. A Seven-Year Study," *Cancer Chemotherapy Reports*, 1962, 21:43-68。

41. 1992年，英国《自然》杂志发表了分子免疫学家查理·斯塔恩斯的一项研究，他重新审视了威廉·科利关于无法手术的肉瘤癌症的数据，这些肉瘤患者除了科利毒素外，没有接受过任何治疗。他发现，患者的应答率远远高于迄今为止所有试图通过其他方式治疗此类癌症的案例。

科利的患者中约10%的人病情缓解了至少20年，甚至更长。在无望病例和100%缓解病例两个基线之间，毒素疗法的成果展示出了值得进一步研究的前景。

根据大多数现代癌症研究标准，缓解是指患者在接受治疗后至少5年内没有表现出疾病迹象（NED），那么科利毒素的治疗成果就更为惊人了。科利的154名肉瘤和淋巴肉瘤患者中有73名（约47%）在治疗5年后无疾病迹象（Charlie O. Starnes, "Coley's Toxins in

Perspective," *Nature*, 1992, 357:11–12）。

基础科学研究用了近100年的时间才赶上被先驱免疫学家罗伊德·欧德称为"科利现象"的步伐，如坦塔罗斯式的炼狱，他在自然界中发现了可以挽救数百万人的生命的机制，却缺乏证明或使用它的工具。

"必须先在细胞和分子层面了解炎症和免疫，"欧德说，"才能使科利释放出的力量转化为可控的肿瘤细胞破坏方式。"

42. 斯蒂芬·霍尔在《血液的骚动》中引用了拉什医学院的尼古拉斯·森在美国医学协会1895年年会上对同僚们所说的话："按照科利的建议和实践，采用混合毒素治疗不能手术的肉瘤和癌症的方法在拉什医学院的外科诊所接受了239例的公正测试。到目前为止，结果均以失败告终……尽管未来如果遇到毫无希望的病例时，我还是会选择这种方案，但让我感到欣慰的是，它将在不久的将来被彻底遗弃，并被列入一长串曾在不同时期用于治疗根治性手术无法治愈的恶性肿瘤的过时疗法之中。"

霍尔还引用了科利于1909年在伦敦皇家医学会上对外科部门的评论。科利反驳了针对他的医学研究和他个人长达20年的攻击："没有人会在看到我亲眼所见的结果时，还会对这种方法失去信心。看到可怜无望的无法手术的肉瘤晚期患者出现好转迹象，看到他们的肿瘤逐渐消失，最后看到他们恢复生机和健康，这足以使我保持热情。尽管有如此优异疗效的还只是少数，但这不会让我放弃，而是激励我更虔诚地寻求改良途径。"

43. 见 Hoption Cann et al., "Dr William Coley and Tumour Regression"。

44. 理论上，毒素本可以作为一种疗法而被重新使用，但因为它被列为"新型"疗法，所以被迫经历漫长而昂贵的临床试验过程以获美国食品药品监督管理局批准，或许永远都不会得到批准，或许配方并非专利。

45. 见 Hall, *Commotion*, p.116。

46. 如《创建两个卓越的机构：贝希·达希尔的遗产》所述，癌症中心也再次得到了洛克菲勒的资助。科利为纪念医院提出的资助请求和约翰·D.洛克菲勒对与其同名且毗邻纪念医院的洛克菲勒研究所实验室的现有支持之间存在慈善事务上的冲突。后者建于1901年，当时年轻的小约翰力劝父亲建造一所类似巴斯德和科赫欧洲实验室那样令人倾慕的机构。洛克菲勒的科学顾问们并没有看到科利在"人类材料"方面的工作取得多大进展。洛克菲勒研究所的秘书杰罗米·D.格林同意终止对纪念医院的支持。小约翰因此停止了对纪念医院的直接资助，转而开始直接给科利开支票。

47. 摘自癌症研究所科利档案中海伦·科利·诺茨的来信，由癌症研究所科学作家马特·托托内斯调研。

48. 历史还有怎样一种可能呢？如果斯隆–凯特琳癌症中心在科尼利厄斯·罗德斯的指导下，没有驳回科利的上诉，也没有拒绝他女儿的来信，将"世界上最大的癌症医院"的资源投入到科利细菌毒素免疫疗法的临床评估中，会怎样呢？这很难说。1950年的医学也不会比1890年的科利本人更清楚如何解释科利的"奇迹"病例。当时，免疫系统还是个谜。癌症仍然是需要攻击和杀灭的敌人，要用战时思维开发的武器对抗。免疫疗法——利用免疫系统来对抗癌症，而不是利用毒素杀死肿瘤——的确是一种想法，但科利和罗德斯都没有注意到它。所有人都在寻找保罗·埃利希的"神奇子弹"，它能击中敌人并避开宿主。没人在寻找人体自然防御系统的简单刺激器——这个系统在科利的时代几乎完全未知，在1950年也还大部分都是盲区。像CTLA-4或PD-1/PD-L1这样的检查点概念是不可想象的，因为它们在当时根本不可见。

3 黑暗中的一线光明

1. 在西医历史中，通过操控免疫系统来对抗癌症的想法可以追溯到19世纪中期，一位名叫鲁道夫·菲尔绍的德国病理学家通过显微镜描述了他的观察：肿瘤切片，被人体免疫细胞浸润。这就是癌症（肿瘤）受到了免疫系统的攻击。

2. 所有这些生物学名词都是在研究过程中被创造出来的。有的在命名时，人们还没有真正理解它们的含义。这也是有些名称在之后看来复杂得有些不必要的原因。例如，血液中红细胞之外的物质被称为淋巴（lymph），相当于白细胞和液体。液体中的B细胞和T细胞后来就被称为淋巴细胞，或加上希腊语中表示"细胞"的词根，变为lymphocytes。现在这个词用来指代B细胞和T细胞，即适应性免疫细胞。

3. 自从爱德华·詹纳首次证明免疫系统可以学习和记忆以来，疫苗一直在为人类所用。疫苗将身体之前从未遇到过的疾病所拥有的独特蛋白质以安全方式引入人体，从而使人体产生免疫力。虽然人类用了好几十年才明白其实现过程，但早在18世纪，人们就已经很清楚地知道，血液中的某些东西在接种几周后能记住、识别并攻击引入的疾病。这些分散在血液中的化学体对外来蛋白质起到对抗作用，因此被称为"抗体"。

4. 生物学家认为，B细胞并不一定在血液中诞生。它们来自某个地方，在身体某处成长至成熟，之后再迁移到血液中。人类先在鸟类体内找到了B细胞的来源地，后来才在人体内发现。鸟类的骨骼是中空的，这些白细胞在一个袋状器官［被称为"法氏囊"（bursa of Fabricius）］中成熟。所以，B细胞其实是"Bursa"细胞。

5. 30亿看似庞大，但其实想要做好应对一切的万全准备，需要拥有1亿种不同种类的抗体，由1亿种不同的B细胞产生。这意味着，在细菌入侵或病毒群落出现时，随机的B细胞碰巧遇到了可匹配的抗原，也只有大约50个有同样抗体的B细胞能加入这场战斗。

6. 见 David Masopust, Vaiva Vezys, E. John Wherry, and Rafi Ahmed, "A Brief History of CD8 T Cells," *European Journal of Immunology*, 2007, 37:S103–110。

7. 见 J. F. Miller, "Discovering the Origins of Immunological Competence," *Annual Review of Immunology*, 1999, 17:1–17。

8. 后来，第三种T细胞被发现。它更像是裁判，调节免疫反应、吹哨停止反应、确保反应不会失控。因为在T细胞世界里出现"失控"的状况是非常危险的。这些调节性T细胞被称为"T regs"。

9. 在这个生态系统中，细胞因子在不同的免疫细胞之间交流，参见之前对巨噬细胞的讨论。对术语的混乱状况毫无帮助的是，有一段时间细胞因子作为一类细胞被称为"白细胞介素"，1型和2型都使用该统一名称。尽管人们已经不再用这个词指代细胞因子，但这些名称仍然在各处被使用，所以一些细胞因子仍然被命名为白细胞介素并加上编号。尽管名称是白细胞介素，但其实是细胞因子。

10. 见 Burnet Macfarlane, "Cancer—A Biological Approach," *British Medical Journal*, 1957, 1:841。

11. 见 L. Thomas, "On Immunosurveillance in Human Cancer," *Yale Journal of Biology and Medicine*, 1982, 55:329-333。

12. 这些可能包括文学作品中的古怪病人，可以追溯到左塞尔法老的医生伊姆霍特普。公元前2500年，被认为属于医师伊姆霍特普医生的《埃伯斯纸草卷》中对肿瘤的治疗建议——"敷糊药，然后切开"——就是在诱导感染。有人猜测这种治疗或许产生过威廉·科利曾亲眼所见的那种偶发免疫反应。见 *The Papyrus Ebers: The Greatest Egyptian Medical Document*, trans. B. Ebbell (London: Oxford University Press, 1937)。

13. 在欧洲，13世纪的一些记录中描述了名叫佩莱格灵·拉齐奥西的云游僧经历过的类似事件。他艰苦卓绝地云游四方，传道布教，拯救迷途的罪人。他的腿经常酸痛——和所有云游僧一样——但在某个时候，他注意到小腿肿了起来，而且肿块还在持续长大。很快，他的胫骨上也开始出现了肿块。医生检查后确定这是一种恶性癌症，唯一的治疗方法是截肢。

像许多患者一样，拉齐奥西虽然征询了医生的建议，但未能遵循。他继续云游，肉瘤也继续生长。最终，癌变肿块穿透皮肤，伤口因感染而溃烂，"散发出可怕的恶臭，几乎没人能忍受坐在他身旁"（Jackson R. Saint Peregrine, "OSM—the patron saint of cancer patients," *CMAJ*, 1974, 111）。但随着时间的推移，他退了烧，肿瘤似乎也神奇地随之消退。几个世纪后，梵蒂冈将拉齐奥西封为"圣佩莱格灵"——癌症患者的守护神。在他身上，教皇看到的是奇迹，而还有一些人则看到了潜在的治疗方法。

14. 不是真名。

15. 根据德安吉洛的档案，那是在1957年。5个月后，他像马利的鬼魂一样回到退伍军人医院，面对被他吓坏了的医生，他说自己感觉很好。德安吉洛不但没死，还活得很好，体重也增了近10千克，也仍然在工作。他的经历成了传奇故事，没有解释。这太神奇了，有些人认为这是个奇迹，但他的医生却还是确信他会因病身亡。

癌症有时候确实会这样，虽然也在生长，但不破坏主要器官，更像寄生虫而不是疾病。这种状态或许可以维持多年，直至身体再也装不下它们而造成死亡。他的医生认为，现实的到来只是时间问题。

一年过去，又是一年。3年后，德安吉洛因耳后长出新的肿块而回到医院，人们都觉得另一只鞋也掉下来了。数据证明了这一点。肿块无疑是同一种转移性癌症。肿瘤肯定已经布满了他的身体，正试图突破身体的极限，到了肉眼都能看到的程度。这一次，他的医生都不想费心给他开刀，或是切除肿瘤。德安吉洛再次被送回家等死。但又一次，他没有死。

16. 见 Steven A. Rosenberg with John Barry, *The Transformed Cell* (New York: Putnam, 1992)。

17. 作为外科医生，他知道一个案例，一名免疫系统受到抑制的患者在接受捐赠者的肾脏后，似乎自发患上了癌症，而该捐赠者多年来并没有表现出癌症迹象。受赠者的免疫系统不受抑制时，就战胜了癌症。但这次情况不同。

18. 我们的身体处于"持续的生存斗争中……不断受到病毒和细菌等外来入侵者的攻击"，免疫系统的细胞通常会将它们识别为外来入侵者并清除。见 Rosenberg, *Transformed Cell*, p.18。

19. 从住院医师到外科主任的大跨度晋升让一些工作人员感到不快，有人讽刺他为"奇迹男孩"，甚至叫他"史蒂文·奇迹"。罗森伯格对此也很不满，毕竟他已经34岁了，有家室，还有两个孩子。

20. 包括唐纳德·莫顿博士，在罗森伯格之前，他也曾在国家癌症研究所工作。

21. 他知道科利和科利毒素。虽然罗森伯格自己对科利的方法没有太多学术上的兴趣，但他所敬重的当代其他免疫研究人员却很有兴趣。其中就包括罗伊德·欧德博士，他发现了一种由免疫细胞产生的物质，他认为这种物质就是毒素作用机制（一种细胞因子，他将其称为"肿瘤坏死因子"）的一部分。

22. 简称BCG，是一种结核病疫苗，被批准用于膀胱癌免疫治疗。

23. 这虽然是罗森伯格的言论，却并非看起来那么主观。他指出，科学家的部分工作就是将科学文献中的信号从噪声中分离出来（Rosenberg, *Transformed Cell*）。

24. 这是基于英国科学家M.O.塞姆斯的研究以及他与友人戴维·萨克斯的讨论。

25. 罗森伯格记得她叫琳达·卡保利斯。

26. 马里兰州贝塞斯达，美国国立卫生研究院国家癌症研究所的肿瘤细胞生物学实验室。

27. 见 Francis W. Ruscetti, Doris A. Morgan, and Robert C. Gallo, "Selective In Vitro Growth of T Lymphocytes from Normal Human Bone Marrows," *Science*, 1976, 193:1007–1008。

28. 罗森伯格写道："加洛的论文发表10个月后，当时就职于达特茅斯且即将成为IL-2领域专家的肯德尔·史密斯，以及他的博士后研究员史蒂夫·吉利斯在《自然》杂志上发表了一篇文章……关于使用IL-2培养小鼠T细胞。"

29. 多位研究人员也发现或描述了之前被认为是干扰素的物质，但只有这个团体的发布得到了公认。见 A. Isaacs and J. Lindenmann, "Virus Interference. I. The Interferon," *Proceedings of the Royal Society of London. Series B, Biological Sciences*, 1957, 147:258–267。

30. 化学信使是激素的近亲，这些化学信使快速而有力地跨越血脑屏障进行交流，并根据相应的细胞因子释放一系列细胞变化。在20世纪60年代和70年代，对更多免疫反应和炎症的信使的发现都会导致新化学名称和首字母缩略词的突然激增。其数量之庞大以至于它们被嘲讽地合称为"白细胞垃圾"——免疫科学术语中毫无意义的词语。更让人困惑的是，一群年轻的免疫学家在一次会议上自行决定简化命名法，将所有免疫激素统称为1型或2型的"白细胞介素"（取决于主要组织相容性复合体——染色体的一个区域，包括复杂的或特定的基因排列，且参与抗原呈递）。这些并没有完全延续下来（但在某种程度上延续了下来，也正因此而导致现在的混乱）。现在它们被分为一类，统称为细胞因子。

31. 其中包括细胞内通讯，以及信号如何从细胞外转译入细胞内、从受体转译入细胞核，详见詹姆斯·达内尔、伊恩·克尔和乔治·斯塔克等人的研究成果。在"青霉素时刻"10年后，人们发现干扰素 α 和 β 是免疫信号和免疫刺激剂的重要方面，包括对T细胞的刺激。干扰素的"失败"其实是一场误会，但就像众多并不真实的故事那样，总是更令人记忆深刻，真相也因此更加难以凸显出来。事实是，干扰素现已被批准用于治疗多种人类疾病，包括毛细胞白血病、恶性黑色素瘤、肝炎、生殖器疣等，也正持续引起更多研究人员的关注。

32. 这是对天然IL–2而言，重组形式则几乎是它的两倍。

33. 另外，19世纪的经典实验得出了遗传特征是由离散基因携带的理论，这在很大程度上要归功于这样一个事实：格雷戈尔·孟德尔不被允许在修道院中繁殖啮齿动物，因此他的著名实验只能使用豌豆进行。巧合的是，决定豌豆颜色及表面光滑与否的基因刚好在不同的染色体上，从而使观察结果印证了孟德尔的假设。

34. 除了在癌症研究领域的杰出成就外，德维塔博士的传记中还提到，他的儿子泰德被诊断患有再生障碍性贫血，为约翰·特拉沃尔塔在1976年的电影《无菌罩内的少年》（*The Boy in the Plastic Bubble*）中扮演的角色提供了灵感。

35. 作为罗森伯格刊登于《新英格兰医学杂志》论文的后续，《美国医学会杂志》提供了关于这些副作用更详细的信息。在后续实验小组的10名患者中，有8名最终被送进了重症监护室。他们表现出的副作用包括血管"渗漏"，在很短的时间内导致了极度严重的液体潴留和奇怪的肿胀、危险的高烧、剧烈的寒战、血小板计数几乎为零，以及其他各种问题，如需要心脏导管、输血、抗生素，还需要数十种其他辅助药物才能实现这种"大自然母亲"使用自身信号化学物质及免疫防御的"天然"治疗法。

36. 见 Rosenberg, *Transformed Cell*, p. 332。

37. 由美国国家癌症研究所资助、在全国6家医疗机构进行的罗森伯格IL–2成果的后续试验无一成功复制其成果。毫无疑问，罗森伯格肯定实现了论文中所阐述的结果，我采访过他的几位前同事也都说他可能是他们认识的"最具道德操守的人"。但是，其他医生无法在患者身上复制罗森伯格的成功结果这一事实许多人——甚至是从事免疫治疗的肿瘤学家——在考虑IL–2治疗时都有所迟疑。有人说，患者的最佳选择是想办法让罗森伯格医生亲自为他们治疗。

38. 因此，斯隆–凯特琳癌症中心的杰德·沃尔柯克医生简化了这种方法："首先确定问题分子，也就是导致癌细胞产生最明显'恶劣行为'的分子。'恶劣行为'就是指癌细胞不断进行自体复制。然后要干扰这种分子——阻断它并让它短路，总之就是终止其作用。"可能这种方法的第一个例子就是费城染色体，在慢性骨髓性白血病中。另一个是黑色素瘤中的BRaff突变。

39. 华盛顿大学的菲尔·格林伯格医生是推动这种疗法发展的领军人物，他也首次证明了这种疗法能杀灭小鼠体内的癌症。次年，罗森伯格的实验室研究了关于离开血液并浸润肿瘤（肿瘤浸润性淋巴细胞）的T细胞，他的实验室也很快参与到嵌合抗原受体的研究中。

40. 罗森伯格使用了T细胞培养和扩增药物IL–2，结果表明，通过对数量庞大的T细胞进行大量刺激，可以加速杀灭癌细胞，但也只能在某些时候、部分病患身上实现。

41. 就像中世纪统治医学界的四种体液学说，或19世纪活力论者认为活体生命中包含着一种空灵的生命火花。

42. 与病毒相关的癌症，其模式类似于遗传相关的癌症。病毒不会直接产生肿瘤，但它会将细胞的DNA重新编程为一种状态，在这种状态下，只需较少的新突变即可产生导致癌症的排列。也可以把它想象成老虎机，病毒或某些遗传条件就像两颗固定在表盘上的樱桃。那么，这台机器命中三颗樱桃的可能性就要比"普通"机器大得多了。

4 得克萨斯州的尤里卡

1. 离开艾丽斯时，艾利森说还挺喜欢那里的，虽然是小地方，但他挺开心——说到这里时，他吸了一口气，他想小心一点儿，他知道自己的话可能会引起歧义——他不想变得跟其他来自那里的人一样。艾丽斯在当地地图上也只是一个小点，在科珀斯基斯蒂以西大约1小时车程的地方，赶时间的话可能只要45分钟。那里颇有得克萨斯小镇的风格，有好居民、好农场、好教养和好工作，而且离空军基地很近。艾利森的父亲在那里的保护区担任飞行外科医生，他把这解读成了乡村医生，来看病的人大多来自韦科，拥有自己的鞋店。来到艾丽斯，对他而言是一次跨越，吉姆还想再跨一次。他在那里并不开心。他本来就在小镇长大，他爱那个小镇，爱那里的人，因为人只能热爱自己的家乡。他了解那里，只有当地人才才有的了解。他说他不想去做那样的人，和那里的其他人一样。

   并不是说那样有什么问题。他很喜欢足球，但是不踢；他喜欢小镇的生活，但不拘泥其中。他是阅读者，是多面手。他对自己怀有好奇，也有一些想法，可能也不算早熟，更像是颇具潜力。家里的车库成了实验室，树林成了测试自制黑火药炸弹的地方，池塘成了可解剖两栖动物的样本来源。你跟科研人员喝几杯啤酒聊聊天，就会发现他们很多人都有些特立独行，其中有很多都自制过炸药。这很正常，是年轻科学家做过的事。如果这让他在注重实际的得克萨斯州看起来像个怪人，那也只能这样了。不管怎么说，他家有三个男孩，两个哥哥弥补了艾利森的缺席。父亲也身体力行地支持着艾利森，他通过游说，在得克萨斯大学的帮助下让艾利森去上高级中学生物函授课程，从而无须接受不教进化论的高中生物课程。第二年，年满16岁并顺利毕业之后，艾利森便一去不返。奥斯汀是"怪人"齐聚的中心，有很棒的大学。但不管是从"怪"还是"棒"来看，艾利森最终发现伯克利比任何地方更"怪"而且更"棒"。

2. 那是巅峰时期，还是个开放的大学城，是刚要开始蜕变为"牛仔州"的怪异之都。

3. 当然，吉姆·艾利森并不孤独。那是奥斯汀繁荣发展的时期。在婴儿潮一代高中毕业之前，奥斯汀还是个小小的大学城。旧金山这样的大城市孕育了20世纪60年代的"权力归花儿"运动，而深处得克萨斯内陆的奥斯汀就成了当地版本的储备库。有得州味儿十足的两步舞，也足够有嬉皮士精神，同时也离大学很近，吸引着一批批聪慧的有志青年源源不断地来到这里。对许多人来说，未来不再意味着必须前往沿海大城市，或横跨大陆前往达拉斯或休斯敦才能实现。在奥斯汀就已经能看到未来。得克萨斯仪器公司、摩托罗拉和国际商业机器公司都已将生产转移到了这里。

当然，投票年龄——还有饮酒年龄——降低到18岁，营业时间延长到凌晨2点，都无伤大雅。因此，在这个"牛仔州"的怪异之都，政治赋权、合法饮酒的青少年可以过了午夜还能继续嬉戏玩耍。在这种背景下，音乐场所也迅速涌现。如果你卖啤酒，能有个平台放下一把酒吧椅，那你这就算是一间音乐酒吧了。

4. "我那时学的是生物化学，所以在研究门冬酰胺酶。这种酶可以耗尽血浆中的门冬酰胺，后者是多种白血病细胞生长所必需的元素。但这种酶无法自身产生足够的量。它被用于缓解儿童白血病，但无法治愈患者。它可以治愈小鼠的白血病。我正在努力研究使其治疗效果更好的方法，阅读免疫学相关的东西，还修了一门课程，我对于免疫学非常兴奋和感兴趣。就这样，有一天我用这种酶治好了小鼠的白血病。"

5. 当这种酶被注入小鼠体内，它就能分解癌细胞的"燃料"。因此，白血病细胞没有了养料供给，小鼠的癌细胞也最终死亡。然后，这些细胞像动物体内的所有死亡细胞一样，被流动在先天免疫系统中、以垃圾为食的细胞——巨噬细胞——清除。艾利森也想知道它们是如何起作用的，或者说这一切是如何运转的。

6. 他的声音拥有乡村音乐般的独特韵律，最后一个词中都会有一点额外的节拍，好像并不急着说出下一个字。这一拍结束后，他又会按照原本节奏继续快速讲下去。

艾利森说："我很幸运地身处没有医学院却有免疫学相关项目的极少数几所大学之一。"他走在生物化学的研究道路上，但他的研究让他对生物学的另一个方面——免疫系统——产生浓厚兴趣。他的一位研究生导师吉姆·曼迪开了一门课程，艾利森立刻把握住了这次机会："我真的被（免疫学）迷住了。"导师讲了新发现的T细胞。"他虽然讲了这个发现，"艾利森说，"但几小时后去办公室见他，他却告诉我说并不觉得它（T细胞）是真的。他是'抗体派'。"让艾利森的导师和其他许多免疫学专家感到困扰的是，T细胞与B细胞看起来区别太大，很难将它们认定为属于同一个系统。

B细胞不能直接杀死疾病，它们制造抗体，抗体再去标记疾病，以便被先天免疫系统杀灭。这就是多年来的免疫学，研究的方向也是不断让这种设想更加清晰。"但T细胞出现了，大家都说：'好吧，它们的工作方式不同。它们能直接杀死受感染的细胞。'"艾利森说。将T细胞加入到B细胞主导的设想中似乎太过复杂。进化往往是一种保守的力量，一次又一次地使用相同的生物进程，重复利用，并建立在已有的生物基础之上，而非从头开始。如果说免疫系统是复杂的，那么复杂之处也最可能来源于共同的根源以及类似的机制。几乎不能想象大自然会在同一个机体内进化出两种完全不同却任务重叠的系统。"不管怎么说，他还是教了这门课，但我会去他的办公室跟他说：'曼迪博士，你为什么不相信T细胞能杀灭受感染的细胞？'他说：'嗯，我只是不知道，就是太奇怪了，你懂吗？'"艾利森说。就好像我们的两个肾脏各自以完全不同的方式从血液中清除毒素，而且两者之间没有任何关系。艾利森也觉得很奇怪，却是好的那种奇怪。他想去"看看"，想了解得更多。"那是科学界的一段美妙时光，"艾利森说，"免疫学一直都是鲜为人知的领域，我的意思是，每个人都知道免疫系统，因为有疫苗。但没人了解细节。"在奥斯汀唯一的免疫学课上，他就已经触碰到了该领域的天花板。

7. 巨噬细胞和树突细胞（生物学家称其为"抗原呈递细胞"）的作用就像活体广告牌，显示最新的彩票中奖号码，但形式是独一无二的疾病抗原样本。数十亿适应性免疫细胞中的每一个都持有一张不同的彩票。迟早能中奖：B细胞或T细胞碰巧与报告的抗原完全匹配，于是开始繁殖属于自己的克隆大军，所有这些细胞都将持有同一张战胜疾病的中奖彩票，就这样，适应性免疫反应拉开帷幕。

8. "这有点儿令人失望。"艾利森说。他想去"一流"的地方接受免疫学教育。"但我又只是在研究生物化学那些事，提纯蛋白质、测序等等。前辈们只会让我做这些烦琐的重活，其他的工作他们都称之为建模，他们会说：'不要建模，不要思考，只管工作！'于是我说，如果这就是科学，那你们自己做吧，我要回奥斯汀了！但当时我在圣地亚哥。我结婚了，每周有几个晚上和一支西部乡村乐队一起演奏。那时候过得挺不错的。"

"还记得斯潘基和我们的帮派吗？就是唱那首《想认识你》（Like to Get to Know You）的乐队。有一天晚上，我在的那个乐队为他们开场，我还跟斯潘基·麦克法兰坐在一起过。"留长发、吹口琴的博士很酷，很容易融入音乐圈。

"嗯，我们演出的地方叫魔鬼鱼酒吧。我们有个不错的乐队，叫黏土布莱克，是得州酒吧爵士乐乐队。我白天有份正经工作，其他成员没有，所以他们都会混在一起。我只是和他们一起玩，时不时表演几场，或半场什么的。我很了解他们，通过他们，我又认识了其他人。作为口琴演奏者，我很受欢迎。新晋歌手会想让我在开放麦之夜为他们开场之类的。我们乐队在所谓的北县颇有名气。在加利福尼亚的恩西尼塔斯，我看到了一些在艾丽斯生活的影子，有些粗糙和混乱。"

那时，吉姆结婚了，每周工作7天，也一如既往地疯玩儿。"我们每周二晚上都有演出，还有大多数周五，有时中间也有演出。"有时候会有些吵闹，在偏僻的西部乡村弹竖琴。"人们没有意识到，加利福尼亚的这个地区有很多红脖人，"吉姆说道，"经常发生斗殴事件，原因通常都是一个牛仔在跳两步舞时撞到了另一个，这个人会说，'别撞我了'。"但那就是那家伙跳舞的方式，你知道吗？于是这种事情又会再次发生。再加上啤酒，还有熙熙攘攘的人群，很快……

"事实上，这个家伙叫路德，他是一直来看我们乐队的人之一。我们真的很喜欢他。他就是那样的人，身材瘦高，舞姿豪放。还有一群在别的酒吧听过我们的人也过来看我们的演出。几乎像是帮派什么的。

"一天晚上这样三四次之后，那家伙就把路德撞倒了。你知道，路德是所有人的朋友。我当时站在舞台上，有个人刚刚被……那场面真是太疯狂了……他很粗暴，曾因为偷马而在监狱里待过。他就在那儿，胳膊不知怎么受伤了，打着石膏。他跑向那个打了路德的家伙，用石膏狠狠打向他，那家伙直接就躺在地板上了。我还在表演。他倒在地上的瞬间，我跳起来躲开了。那个人跳上舞台，场面一度像西部电影。

"我大叫'快停下'，那个我认识的人就在下面，但他只是说，'哦，该死'。就是会有这样的事，特别欢乐。"

一天晚上，他跟着别人参加了某个音乐家的聚会——那次特别成功，因为是威利·尼尔森的新专辑《红发陌生人》的发布派对。后来，他们带着威利·尼尔森和他乐队的几个成员去了一家爵士乐酒吧的开放麦，然后又坐着褪色的红大众面包车回到酒店。

多年后，艾利森还为威利担任了竖琴手的替补。艾利森还是全部由免疫专家组成的乐队——检查点——的创始成员。他们真的很不错。

9. "如果我看到什么有意思的东西，我就会查里面的引用，复印后并带回家研究。

"那时，我妻子在奥斯汀工作，我也住在奥斯汀，每天通勤约72千米到史密斯维尔。最终，我们在一个占地约7.3公顷的烂尾开发项目中买了一套房子。实验室在一个州立园区里，就在森林中的一片空地上。我也买在了林子里，离实验室约2.4千米，我有一辆摩托车，但有时也会步行穿过树林上班。周末再回奥斯汀参加派对。"

那个时期，因为太忙了，他没有时间出去演出，但还是会在犰狳世界或肥皂溪酒吧看威利·尼尔森和杰里·杰夫·沃克的演出。

10. 艾利森加入团队后不久，MD安德森癌症中心的总裁就离职了。"新官上任，搞不清楚我们是谁。"

11. 那时，已经证明存在主要组织相容性复合体（MHC）限制。T细胞不仅仅识别抗原，而且是在MHC分子环境中识别。MHC分子是一种独特的蛋白质排列，可以把它想成类似血型的东西——我们生来就只有那几种选择，不是这种就是那种，是由基因决定的。不是每个人都拥有相同的MHC，但每个人体内的所有细胞都共享同一组MHC。MHC复合体有点像每个细胞表面的部落标记或签名，它是基本但有效的因素，使免疫系统成为更好的"牧羊人"，追踪什么是自体的，识别什么是外来入侵者。（它也需要"匹配"，这样组织或骨髓移植才不会发生排斥反应。）艾利森也已经在史密斯维尔的实验室对MHC分子展开了相关的研究和实验。他一直痴迷地关注免疫学期刊的最新进展。他知道MHC是这个神秘的T细胞受体工作原理中的重要因素——其他研究人员似乎忽视了这一点。

吉姆想到了一种不同的分子作为T细胞受体，也设计了不同的实验来证明他的想法。

12. 这无异于在欧芹地里找香菜——还是在一片漆黑中。

13. 人们正在寻找由T细胞产生的免疫球蛋白链。

14. 也包括未成熟的胸腺细胞。

15. 该实验给出了一个可靠的结论，但未能提供艾利森"已找到圣杯"的绝对证据。他的实验就是这样，只是有结果，但并不能免除合理质疑。"没人相信，因为我是得州史密斯维尔的无名小卒，你知道吗？"艾利森明确表示，无论他的实验意味着什么，都没有"证明任何事情……科学几乎无法证明什么，但优质的科学研究可以提供优质的数据，而优质的数据可以有力地说明问题"。

16. 学术论文遵循一种标准、枯燥的格式，就是为了让数据自己说话。在结尾的"讨论"部分，作者可能会更代表个人观点地、甚至不够准确地论述数据可能暗示的进一步含义。艾利森名为《单克隆抗体定义的小鼠T淋巴肿瘤特异性抗原》的论文就遵循了这种格式。文章枯燥无味、实事求是，没有提出任何主张，只是仔细解释了他进行的操作，甚至没有提到"T细胞受体"。他在讨论中弥补了这一点。

17. 与戴维斯一样，利根川进自20世纪70年代中期以来一直致力于免疫遗传学的研究，利根川进是第一个在B细胞中发现基因的人，这种基因能使B细胞制造数百万种抗体，以满足多种病原体的需要。这也是戴维斯长久以来的研究目标。

18. 见 Chien et al., "A Third Type of Murine T-cell Receptor Gene," *Nature*, 1984, 312:31–35; Saito et al., "A Third Rearranged and Expressed Gene in a Clone of Cytotoxic T Lymphocytes," *Nature*, 1984, 312:36–40。

19. 戴维斯后来对《斯坦福医学杂志》的记者回忆道，《自然》杂志的编辑曾打电话给他，让他说说利根川进在这场"神圣审判"中有多么不开心，但他说，这位来自麻省理工的竞争对手在失败中表现得从容大度。

20. 这是艾利森从小就梦寐以求的。是为了妈妈吗？吉姆说不是，但"不是"的意思是"有可能"。也许不管怎样，我们所做的一切都是为了妈妈。去做的人可能无法认识到这一点。但他确实有过这样的经历，而且一直伴随着他。那时他只有8岁或10岁——或许不是这个年龄，开始谈及父母的时候总会有些模糊。
    但他明确知道的是，她过世了。他也在场，但不知道是什么病，也不知道如何与之对抗。后来，他知道了是什么病，但没人能治。于是他想：真混蛋，我要做点什么。

21. 在50位全球顶尖科学家面前答辩并非易事，即使是回忆起那些拿秒表计时的访问也会让他胃里翻江倒海。"当时挺可怕的，"他说，"有时候，前一天晚上我就会开始在厕所呕吐。"但这样的经历为艾利森换来了他开展研究所需的所有资源。

22. "这不是我的想法，"艾利森澄清道，"是美国国立卫生研究院的罗恩·施瓦茨和实验室的博士后马克·詹金斯提出的。他们的研究表明，仅仅是抗原受体本身的参与并不足以激活T细胞。同时，也显示出更强的去选择性。"见 Mark K. Jenkins and Ronald H. Schwartz, "Antigen Presentation by Chemically Modified Splenocytes Induces Antigen-Specific T Cell Unresponsiveness In Vitro and In Vivo," *Journal of Experimental Medicine*, 1987, 165:302–319。

23. 艾利森亲眼见过，美国国立卫生研究院的实验也证实了这一点。艾利森花费数年潜心钻研生物学中最庞大、最复杂的拼图，而这一新发现使他和所有其他研究人员不得不将这张拼图打散重来。而艾利森认为，这让整件事变得"更加有趣"。

24. "只有某些细胞才能做到这一点。后来发现这些是树突细胞。几年前，拉尔夫·斯坦曼（他的实验室里还有年轻的艾拉·梅尔曼）因提出此概念而获得诺贝尔奖。因此，我们做了大量工作来验证树突细胞来自何处，但始终无法发现它们做了些什么。"

25. "总之，后来我想到了组合刺激的方法，于是第二个信号出现了。整个实验室开始深入研究，我们提出了关于CD28的构想。很多人都在研究这种分子，杰夫·莱德贝特、彼得·林斯利、克雷格·汤姆森，还有好多人。他们制造了一种叫CD28的原子，能部分激活T细胞。有很多文献表明它可以在人体内发挥一些作用，但关于强制性第二信号的问题，研究并没有给出真正的答案。部分原因是人体内的初始T细胞数量不多，所以很难在人体细胞中验证。因为经历过众多感染，所以血液里的大多数细胞都在自主寻找任务。但在人工保持'清洁'的小鼠体内可以实现。"

26. "杰夫·莱德贝特真的花了很长时间研究CD28，还有克雷格·汤姆森、卡尔·琼、彼得·兰辛等人。"艾利森解释道。艾利森有很多理由认为这是可能的共同刺激信号。

27. 艾利森做了实验，而且成功了。"所以我们正式验证了第二信号的必要性。"他说。而且似乎事实就是这样。他还发表了论文。"我当时特别高兴，这个方向我已经研究了大约3年，"他说，"想象一下，一切进展得有多缓慢。"但艾利森是不折不扣的研究人员，CD28让他联想了癌症所面临的独特问题。癌细胞不会受到T细胞的攻击，大多数科学家认为这是因为癌细胞属于自体细胞，与正常健康的人体细胞太过相似，所以免疫系统无法识别。但艾利森有了不同的想法，碰巧的是萌发这种想法时，他正在一个资金充足的癌症实验室做基础研究。"我突然想到，也许正是因为癌细胞没有CD28分子，所以免疫系统才会在其抗原众多的情况下，还是对其视而不见。免疫系统无法识别它们，因为它们无法发出第二信号。"

28. "这是一篇科学论文，但一直以来，在克隆小鼠CD28时，我们并没有首先识别该分子。但其他人做到了，甚至克隆了它，而且是人类CD28。我们克隆了小鼠的T细胞并对其进行研究，验证了CD28是这种共同刺激分子。"

29. 信号蛋白有细胞内和细胞外两个部分——它们穿过细胞膜从细胞表面伸出，就像从地面长出来的胡萝卜。细胞外部分与外部世界交互并接收信号。信号通过蛋白质传递到细胞膜内部以及细胞内的信号分子部分，并在这里发生反应。然后启动基因表达，就是对信号的一种"反应"。艾利森和克鲁梅尔在基因库中发现的分子有细胞外的部分，也就是胡萝卜的绿叶，它与CD28的外部信号部分"相似度达85%"。家族相似性可能是巧合，但艾利森认为，更好的猜测是这两种信号蛋白在进化上有着密切的联系，而且扮演类似的角色。"对我来说，任何事情最后都会回归到进化论中。"艾利森说。

30. "齐普·荷斯坦已经克隆了它。"艾利森说。这使研究人员可以对其开展进一步研究。"不知道它做了什么，只知道它不是在初始T细胞中被激活的。"

31. "法国研究人员皮埃尔·戈尔茨坦为了寻找只在T细胞中才有的表达而再次做了抑制性消减杂交，从而发现了CTLA-4。他取出T细胞，并去掉B细胞中的核糖核酸，然后观察剩下的部分。他得到的第四种物质就是CTLA-4，这就是它的来源。但这其实是误称，因为CTLA-4不仅在杀手T细胞中，还在所有T细胞中，辅助细胞中也有。所有T细胞被激活后都会出现CTLA-4。但我喜欢这个首字母组合——CTLA-4。"也叫CD152。

32. 见 Linsley et al., "Coexpression and Functional Cooperation of CTLA-4 and CD28 on Activated T Lymphocytes," *Journal of Experimental Medicine*, 1992, 176:1595–1604。

33. 克鲁梅尔设计了一个可以同时踩下两个踏板的模型，并在动物身上进行了试验，然后像新手司机那样同时踩下了油门和刹车——CD28和CTLA-4。与他在旧版电子表格中预测的一样，可以在动物模型中驱使T细胞反应上下波动，这一点验证了他们的猜测。"吉姆真的是一位亲力亲为的首席研究员，"克鲁梅尔回忆道，"我第一只小鼠的注射都是他手把手教的。"克鲁梅尔说，艾利森对博士后的选择标准基本上就是"*相信直觉，勇于尝试*"。用他自己的话说就是，"*去他的，放手做吧*"。在加利福尼亚大学旧金山分校的实验室担任病理学教授的克鲁梅尔也在努力向他的学生们灌输这种精神。"我甚至在什么都不知道的情况下就被允许给小鼠注射抗体。"克鲁梅尔说。这是向当时的伯克利文化（尤其是艾利森实验室）的致敬，科学的确定性常常是对纯粹探索的诅咒。

34. 当时普遍的观点是，T细胞在这种免疫反应中起决定性作用。现在人们认为，来自先天免疫系统的巨噬细胞——巨大的、吞噬身体碎屑的、饥饿的"清道夫"细胞——通过细胞因子帮助调节免疫反应。现在人们也了解到，在CTLA-4研究中尚未发现的T细胞调节因子是主要表达CTLA-4的细胞，因此在活化T细胞的下调中起重要作用。

35. 艾利森说杰夫·布鲁斯通和他几乎同时期就职于芝加哥大学，分别独立进行相同研究。布鲁斯通是免疫学家（现担任帕克癌症免疫治疗研究所的首席执行官），他的实验室正试图利用这一新发现的免疫制动预防器官移植中的排斥反应和自身免疫相关疾病（被普遍认为是由免疫系统掌控的）。

大多数癌症专家和免疫学家认为癌症与免疫系统无关。艾利森曾是生物化学家，后来才偶然走进了免疫学世界，陷入了一种癌症免疫治疗发展史上一直在重复的模式——没有足够了解癌症免疫疗法的忠实信徒和怀疑论者之间的斗争，以至于已不经意间跨过了战线而不自知。艾利森实验的下一步更具争议性。

36. 因此，即使他眼睛盯着前方的路，对T细胞进行纯科学研究的想法也总是像坐在副驾驶上一样伴随着他。他有时会用杰瑞·杰夫·沃克的一首歌来形容自己当时的状态。这首歌讲述了一位行驶在公路上的牛仔，他总是一只眼睛看着公路，另一只眼睛还不忘看着身旁的女孩。即使在行驶中，他也总是在掂量着什么时候能停下来。

37. 艾利森知道癌症。他小时候就知道了，尽管当时还不叫癌症。那时候，癌症是个不能说出口的词，是脏话，是诅咒，只能隐晦地称为"C开头的词"。虽然没人说，但吉姆都看在了眼里。从他母亲的眼里，从她摆桌子时松松垮垮的衣服里，从她用沉默和勉强的笑容掩盖的疲惫里。那是得克萨斯州，她是从小跟奶牛一起长大的人——高筒靴、高高的仙人掌，还有奇泽姆牛车道上的家族故事。与牛马相伴的人、真正的得克萨斯人，他们绝不抱怨，即使疾病已不受控制，即使她苍白的皮肤因辐射烧伤而泛红——辐射是科学能阻止疾病的唯一方法。就这样，3个夏天过去了，情况越来越糟，但没人会讨论这件事。吉姆记得，盛夏的某天，一个大人找到他，让他马上回家。50年过去了，他仍记得她的手失去了所有力气，眼中的光熄灭。那个改变了一切的、可怕的、硬邦邦的时刻仍能令他热泪盈眶。那么，他这份工作、深埋在脑海中刺痛的念头，是为了母亲吗？也许我们所做的一切都是为了母亲，只是方式不同罢了。

"我不知道她为什么会得癌症，我只知道她病了。家里没有任何一个人谈过癌症，也没人说是癌症，我当时并不知道她怎么了，也不知道什么是癌症。我只知道妈妈生病了。有一天，我和几个朋友正要去游泳池，有个人从房子里跑出来说：'不，你不能去。你必须回来陪你妈妈。'

"那时，我也还是不知道她怎么了。我是说，她走的时候我一直握着她的手。我不知道怎么回事，只知道她走了。我是后来通过拼拼凑凑才弄明白的，当时太小了，什么都不懂。但是，我很生气。"

艾丽斯不是大城市，艾利森一家就住在它的边缘。他们已经在边缘的边缘了，吉姆母亲的死将他推出了那条边界。他花很长的时间单纯地走路，不知道自己要去哪里，边走边踢土，让双脚一直动着，这样脑子就不会对发生的事情想太多。他就是这样找到了一处定居点。

他是无意中碰到的，树林中一个破败的鬼城。当时他在树林里乱走，努力让自己什么都不去想，但脑子根本停不下来。突然，他意识到自己来到了一个地方。不知什么原因，它保留了下来。在这遍布潮湿落叶的地面和爬满苔藓的墙壁之间，只剩坍塌地窖的潮湿孔眼和失败的一代代农民幽灵的凝视，吉姆·艾利森却想着更广阔的世界。遗传学、环境——从科学角度看，癌症的原因很重要，一切都很重要。从个人角度看，这些根本不重要。癌症是现实，不管你理解与否。你来了，又走了，像这些家庭一样，像这个小镇一样，尘归尘，土归土。他的妈妈因癌症离开了，随后，哥哥也得了癌症，是前列腺癌。不久之后，当吉姆得到同样的诊断时，他只是说："去他的，别闹了。"

38. 事实上，这会在2011年通过审批。获美国食品药品监督管理局批准后，该药品以"伊匹单抗"的商品名上市。整个疗程的费用为120 000美元。

39. 艾利森和克鲁梅尔都出现在临时专利申请中。之后，艾利森的博士后研究员德纳·李奇也会加入进来。

40. 现在的盖泽尔医学院。尼尔斯·莱昂贝格博士和艾伦·科尔曼博士在开发抗CTLA-4和抗PD-1抗体方面的重要工作值得有自己的一章。

41. 小鼠是经过基因改造的，它们的免疫球蛋白（抗体蛋白类型）基因已被人类免疫球蛋白基因取代。因此，它们对外源蛋白（本例中为人类CTLA-4受体）的免疫反应产生了蛋白质抗体，这些蛋白质不会被人体识别为外源，因此可以进入人体而不会引发针对它们的免疫反应。

5 三个E

1. 需要强调的是，艾利森始终明确其实验室中其他研究员也做出了杰出贡献，而且许多都是至关重要的。他对马修·克鲁梅尔博士的贡献尤为赞赏，也清楚地承认杰夫·布鲁斯通博士——当时从芝加哥大学调到了加利福尼亚大学旧金山分校——同时期也发现了CTLA-4是一种下调信号，是免疫刹车而非油门。布鲁斯通的研究成果一直以来都得到了公众的认可，但由于他主要是将其应用于免疫反应下调的进一步研究，而不是用抗体阻断这种下调并进行抗癌测试，因此他的名字与癌症领域的突破并没有那么广泛的联系。布鲁斯通曾担任帕克癌症免疫治疗研究所的主席兼首席执行官，肩负为全球数千名科学家和研究人员寻求资金支持和协同研究的重要职责。

2. 《纽约时报》2011年刊登的欧德博士讣告写道，他对探寻癌症的"生物疗法"贡献巨大。

3. 他是科利的继承人，得到科利女儿的大力支持。同时还与各位任职于斯隆-凯特琳癌症中心的癌症泰斗们维持着友好关系，在那里一直有实验室和办公室，并保有威廉·E.斯内癌症免疫学荣誉席位。

4. 他常被称为"肿瘤免疫学之父"。除了阐明癌症具有独特分子"ID标签"（抗原）且该标签使其成为正确免疫反应的独特靶点这一概念外，欧德对免疫学发展的重大贡献还包括，在科利毒素的基础上找到了一种更合理的细菌治疗法，以卡介苗的形式提供。这是美国食品药品监督管理局批准的首批免疫疗法之一，对某些形式的膀胱癌仍然有效。他相信癌症和免疫系统之间存在基于免疫的相互作用，并在癌症免疫学最黑暗的时期保持了它的活力。他受过广泛教育，是音乐会级别的小提琴手，也是颇有造诣的免疫学家，更是威廉·科利名副其实的火炬继承者。同时，欧德在科利女儿创办的癌症研究所任创始科学家和医学主任，并在这个岗位上辛勤耕耘了40多年。从欧德博士的声誉和数十次采访中不难看出，他有奥斯勒的特质，也有赫胥黎的品性。终其一生，诲人不倦。不幸的是，欧德博士于2011年因前列腺癌去世，享年78岁。死神就降临在首个检查点抑制剂获批前夕。

5. 即使在最黑暗的时期，研究人员仅有微乎其微的数据来支持该理论，欧德也仍然坚信癌症和免疫系统的相互作用。他通过在同行评议的科学期刊和大众媒体上发表文章来推广和解释其理论观点。在1977年发表于《科学美国人》标题为《癌症免疫疗法》的文章中，他为非专业读者详细阐述了癌症免疫学的基本概念。

6. 罗伯特·施赖伯是华盛顿大学医学院病理学和免疫学的校友会捐助教授。他人很好，还记得我，因为本可以把我忘得一干二净。在一个波士顿一贯的糟糕冬日，我坐在科普利酒店的酒吧里。附近的会议中心正举办盛大的癌症免疫治疗会议，远处悬挂的电视上则播放着大学生足球联赛。酒吧里还有一些盆栽蕨类植物，一张空着的桌子，我走过去跟吉姆·艾利森打了个招呼。吉姆说起他里程碑式的发现——一种能在人类身上打开和关闭的东西，可以治疗癌症。然后吉姆把我介绍给施赖伯，毫不犹豫地说："我找到了这个东西，但是鲍勃证明了它。"我把这件事写了下来，也记录下了他的名字。大约一年后，我才终于明白吉姆到底在说什么。

7. 它们虽然不是小鼠，却是近亲，也可以用在小鼠身上，它们的免疫系统不会把抗体识别为异己而排斥。"它们不具备免疫原性，所以甚至能在轻易制造基因剔除小鼠之前进行活体实验。"施赖伯说。另外，使用亚美尼亚仓鼠并不是大多数生物学家的惯用方法，小鼠才是，所以亚美尼亚仓鼠像是幻想中的实验室动物。施赖伯最初在一篇期刊文章中了解到了亚美尼亚仓鼠。他和同事凯西·希恩（博士，免疫监测实验室副主任，病理学和免疫学助理教授）在布兰代斯大学的实验室找到了一些。那里的一位研究员使用同一种近亲交配鼠群已经很长时间了，几乎形成了标准化的基因群体。结果是小鼠体内无法产生抗体——这点至关重要，因为我们现在知道，尤其在免疫研究中，在小鼠体内有效的并不总能在人体内有效，反之亦然。具体来说，很多癌症免疫疗法在小鼠身上并不起作用，这是该科学领域进步的另一个潜在障碍。

另一方面，挽救了数百万人生命的青霉素对小鼠是致命的。但是青霉素在发现后很快直接用于人体试验，一部分原因是战争需要。如果按照美国食品药品监督管理局的常规审批方案，在人体试验前必须经过小鼠模型的验证，那么这一突破可能根本不会发生，数百万人的生命也无法得到挽救。

8. 这项研究就像是先做一把钥匙，然后把它扔向锁，这并不完全错误，除了过程看起来很随机。在研究中，你做了一把自认为适合锁的钥匙，然后将它们配对。如果恰好匹配，就能证明一些东西，但是*匹配*意味着什么呢？通常，比喻的确能帮助理解，但也会引起误会。例如，你可能认为钥匙和锁"匹配"就能转动锁芯并打开锁。事实上，情况正好相反。如果钥匙与锁匹配，也能堵塞锁孔，阻止锁的运作。这更像是停车位，如果堵上它，别的车就进不去了。罗伯特实验室发现他们的分子与细胞因子的锁孔相匹配。

9. 根据施赖伯的回忆。

10. 实验是基于某种猜测，或者用科学术语来说，实验是为了验证假说，如果匹配则反驳了假说，如果不匹配则验证了假说。假说认为，干扰素 γ 增强了肿瘤细胞对免疫系统的异己性（免疫原性），因此在增强免疫反应方面发挥了重要作用。实验是检验这些猜测的唯一方法。

施赖伯回想着，微微一笑。"我说可能存在某种放大系统，"他告诉我，"在干扰素 γ 和 TNF 之间发挥作用的放大系统。"施赖伯认为干扰素 γ 可能放大了信号或 TNF 的作用。也许干扰素 γ 以某种方式使肿瘤更容易被 TNF 识别。"那么，"他说，"如果干扰素 γ 的实际作用是影响肿瘤，使其更具免疫原性，那不是很有趣吗？"

像多米诺骨牌一样，干扰素 γ 是中间那张牌，倒下时能击中两张以上的牌，每张倒下的牌再击中两张牌，以此类推。可以看作放大机制，也可以看作安全机制——这就是免疫系统。它是一把双刃剑，既可以对抗麻疹，也可以表现为艾滋病。免疫系统必须随时准备好对抗任何东西，包括从未遇到过的。当然，它不可能随时都有大量应对措施，但必须至少有一个能识别随机新威胁的措施——每种威胁都至少得有一个。然后，它需要能将这一名准备好与随机威胁作战的士兵变为一支完整的军队。但也需要确保只应对威胁。放大和调节是关键所在。免疫系统需要有放大和安全机制，使攻击信号足够强，能有效传达加入战斗的信息，但也得足够谨慎，不会出现"狼来了"的事件，让免疫系统对自体细胞发起进攻。

11. "这是干扰素 γ 受体的非活性形式，"施赖伯解释道，"小鼠很难建立细胞介导免疫。因此它有严重的缺陷，根据这一标准，其缺陷是免疫缺陷。"

12. 碰巧的是，罗伯特实验室的一个学生想了个方法，制造了表达无效干扰素 γ（可以嵌入但不能发挥作用）的小鼠。他们将欧德的肿瘤移植到无效干扰素 γ 小鼠体内，同时也移植到正常的"野生"小鼠体内。然后给两组小鼠注射TNF。在正常小鼠体内，TNF 杀死了模型肿瘤。在无效干扰素 γ 小鼠体内，TNF 未能杀死模型肿瘤。

13. 著名的骨干免疫学家不会花太多时间去思考肿瘤免疫学，真正思考的科学家更是少之又少。因此，该领域少数几个确实取得成果的人备受质疑。并不是把他们当成了魔术师或巫师，只是他们的实验结果并不总能在其他人的实验室中得到复制。

14. 实际上，没有任何明确答案或证据。理论得到了支持，呈现的证据也能说明一些结论，数据也能证明一些姑且可以称之为答案的东西。但是，如果认为所有问题都得到了完整和肯定的回答，那就是对科学史的彻底无视了。

15. 埃利希非常多产，被称为现代免疫学之父，在其他众多领域也颇有建树。如亚瑟·M.希尔弗斯坦在他第二版《免疫学史》中所说，埃利希曾在罗伯特·科赫位于柏林的实验室工作。在医学研究之外，他终其一生对分子结构与其生物学功能之间的关系抱有浓厚兴趣。这种对结构化学的兴趣和洞察力使他有资格提出抗原和抗体之间的有形立体化学关系——及独特的结合亲和力——这一概念。沿着这个思路往下延伸——他对完美药物的构想——就是免疫机制的基础，也是大部分药物起效的思路。埃利希假设，如果能制造出只被某种病原体或患病细胞吸引的分子或化合物，那么它就像是一枚导弹，或者用19世纪科界的语言来说，是一枚"魔弹"，指引毒性仅作用于疾病，同时保护宿主。

为此，埃利希的实验室针对各种致病细菌测试了数百种不同的化合物。最终，在第606次实验中，他发现了对人类安全但对导致梅毒的螺旋菌却是致命毒药的化合物。此项研究的成品药物被称为砷凡纳明。该药物也是埃利希最为知名的研究成果，也为他后来与梅契尼柯夫共同获得1908年诺贝尔生理学或医学奖做出了贡献。

1915年埃利希去世后，作为对他的纪念，他完成上述发现的著名实验室所在的弗兰克福街道被重新以他的名字命名。在德国纳粹党系统性地将犹太公民从国家记忆中抹去的过程中，这条街道再次被重新命名。

16. 商用实验小鼠出现得相对较晚，大多数来自缅因州巴尔港山漠岛的杰克逊实验室。现代实验室小鼠源于19世纪末至20世纪初被"鼠类爱好者们"当作外来宠物的多种品系，是四种独立且地理上很分散的鼠类亚种的基因组合：西欧家鼠、东南亚家鼠、东欧家鼠和日本家鼠。据杰克逊实验室称，许多近交系小鼠起源于20世纪早期艾比·莱斯罗普小姐培育的品种。她来自马萨诸塞州格兰比奶牛场，是鼠类爱好者和饲养者。

17. 也被称为"无胸腺"或"胸腺缺失"。

18. 2018年1月，帕克癌症免疫治疗研究所的研究人员宣布发现了一种名为BMP4的分子，有助于小鼠的胸腺修复甚至器官再生。这项研究结果发表在《科学免疫学》上，由斯隆–凯特琳癌症中心的马塞尔·范登·布林克博士的实验室与弗雷德·哈钦森癌症研究中心的贾罗德·杜达科夫合作完成。下一步将在人体内开展BMP4的探索，为器官再生和相关人体T细胞应答质量提供药物研发的可能性。胸腺会因疾病而受损，且数量与年龄成反比，理论上可能与老年人更易患某些癌症有关。详见Tobias Wertheimer et al., "Production of BMP4 by Endothelial Cells Is Crucial for Endogenous Thymic Regeneration," *Science Immunology*, 2018, 3:aal2736。

19. 对这样的实验来说，时间就是一切。重要的是，不要恰好遇到一位热衷于"优质科学"的科学家。这样的人或许的确是在尽本职，却总像反派一样对科学理论持怀疑态度，坚持进行严苛的测试。斯图特曼使用的是无胸腺裸鼠。他是对的——它们的确缺乏胸腺，胸腺也的确是T细胞发育和成熟的地方，即使在1974年，T细胞也的确负责适应性免疫反应。但是斯图特曼没有意识到——也没有任何人意识到——这些小鼠还有来自非适应性免疫系统的其他细胞，被称为"天然杀手细胞"。它们在某种程度上是基本免疫防御的最前线，虽然比不上训练有素的T细胞精英特种部队，尤其是"连环杀手"般的CD8杀手T细胞，但它们就时刻守卫在那里，可以消灭一些温且明显的入侵者。也就是说，他并没有排除免疫监视在实验小鼠体内仍完好无损的可能性。也许更重要的是，斯图特曼使用的裸鼠，其特定基因株对他使用的致癌物极为敏感，极易生成肿瘤。小鼠可能已经被肿瘤生长完全压制，到了任何免疫监视都无法跟上的程度。

20. 见Osias Stutman, "Delayed Tumor Appearance and Absence of Regression in Nude Mice Infected with Murine Sarcoma Virus," *Nature*, 1975, 253:142–144, doi:10.1038/253142a0。

21. 后来人们发现裸鼠并不像想象中的那么"裸"，其体内的确有少量T细胞和"天然杀手"细胞，但这些细胞在免疫监视中的作用尚未明确。另外，斯图特曼使用的裸鼠鼠种后来被发现对3–甲基胆蒽特别敏感，而且他使用的还是大剂量。在这种剂量下，即使最强悍的小鼠免疫系统也会发生癌变。

22. 可以制造剔除干扰素 γ 受体的小鼠，或者可以制造缺乏干扰素 γ 正常运转所需的信号蛋白的小鼠。罗伯特实验室已经制造了第二种小鼠。或者，还有一种方法是使用基因剔除小鼠——没有淋巴细胞、没有B细胞或T细胞，也因此没有适应性免疫的小鼠。他们也有一些这样的小鼠可用，被称为"RAG基因剔除小鼠"。这些小鼠体内用以制造淋巴细胞的基因已被剔除。

23. 影响该实验质量（进去的不是"垃圾"）的关键因素是确保使用的致癌物与斯图特曼使用的（特定品种的小鼠对其十分敏感）不同，并确保注入的剂量为肿瘤生长所需的最低有效剂量。斯图特曼无意中使癌细胞以压倒性的规模入侵小鼠，无论小鼠是否具备完整的免疫系统，都无法与之对抗。

24. "另一个问题是，我们经常遇到这样的争论：'我是肿瘤生物学家，工作是制造癌基因驱动的肿瘤，但我从来没有看到免疫系统在癌基因驱动的肿瘤中发挥作用。'"施赖伯说，"最近我们才发现，这些癌基因驱动的肿瘤，也就是肿瘤的实验模型，并不会发生任何突变，或者说几乎不会发生突变。因此，如果它们不具有特异免疫原性，那只是因为它们没有新抗原。"

25. 施赖伯说："你知道吗，我们可以实现肿瘤基因的剔除，彻底消除。可以对肿瘤进行基因改造，所以这可能也是一种想法，我们称之为平衡的休眠状态。可以像改剧本一样修改肿瘤基因，让它变成'更好'的肿瘤。"

26. 后来也刊登在了《自然》杂志上。

27. "我们开始观察体内传代肿瘤，并使用基因组学方法绘制其生长与退化特征。"

28. 其中一个肿瘤在高表达蛋白中显示出了非常强的突变。在体内传代（即肿瘤被移植到活体动物体内）之前，这种蛋白就已经存在，但之后它消失在后长出来的肿瘤细胞（移植肿瘤的子细胞）中。结果证明，那就是免疫系统探知的新抗原。这使肿瘤能自发地被排斥。"这最终演变成了'这是个好想法，因为事实证明，被检查点抗体（如抗PD-1和抗CTLA-4）激活的T细胞实际上是直接针对这些肿瘤特异性新抗原的'。"

29. 见 Gavin P. Dunn, Lloyd J. Old, and Robert D. Schreiber, "The Three Es of Cancer Immunoediting," *Annual Review of Immunology*, 2004, 22:329–360。

30. 吉姆·艾利森找到了检查点、开发了针对性抑制剂，并在尝试将这些药物引入临床以探究是否能将其作为癌症免疫疗法，在人体内发挥作用。

31. 见 Dunn et al., "The Three Es of Cancer Immunoediting"。

32. 见 Daniel S. Chen, Ira Mellman, "Oncology Meets Immunology: The Cancer–immunity Cycle." *Immunity*, volume 39, issue 1:July 25, 2013, 1–10。

33. MDX-010是由艾伦·科尔曼领导的团队在梅德雷克斯用转基因小鼠研发的。

34. 抗CTLA-4抗体（MDX-010）是一种人类免疫球蛋白抗体，源自有人类基因的转基因小鼠。该抗体已被证明可与人体T细胞表面的CTLA-4结合，并抑制CTLA-4与其配体（表达在抗原递呈细胞上的B7分子）的结合。

35. "在临床使用之前，对MDX-010抗CTLA-4抗体在猕猴体内进行了广泛评估，在急性和慢性毒理学研究中，重复静脉注射剂量为3~30 mg/kg时，未引起任何显著的临床或病理毒性。（梅德雷克斯尚未公布的数据。）"见 Giao Q. Phan et al., "Cancer Regression and Autoimmunity Induced by Cytotoxic T Lymphocyte–Associated Antigen 4 Blockade in Patients with Metastatic Melanoma," *Proceedings of the National Academy of Sciences of the United States of America*, 2003, 100:8372–8377, doi:10.1073/pnas.1533209100, http://www.pnas.org/content/100/14/8372.full。

36. 见 Phan et al., "Cancer Regression and Autoimmunity"。

37. "所有这些患者都已接受过切除原肿瘤的手术，近一半已尝试过化疗，近80%已经接受了某种形式的免疫治疗，包括干扰素–α（患者2、5–8、10、12和13）、低剂量IL–2（患者2、5和13）、高剂量IL–2（患者4、7和8）、全细胞黑色素瘤疫苗（患者1、2和6）、NY–ESO–1肽疫苗（患者4和5）或粒细胞–巨噬细胞集落刺激因子（患者9）。"出处同上。

38. 最具戏剧性的患者是一名女性，她的身体状况差点没达到参加研究的要求。她的一侧肺部出现了肿瘤，还有更多肿瘤充斥着肝脏，之前所有的治疗措施都失败了。在注射小剂量的抗CTLA–4抗体后，她的病情迅速缓解。研究结束时，她已经没有任何疾病症状，肿瘤全部消失了。这种全面应答也被证明是持久的，15年后，这位患者的癌症仍然没有复发。安东尼·里巴斯是这项开创性临床研究的负责人，也是使抗CTLA–4获得成功的公认领导者。

39. 见 Phan et al., "Cancer Regression and Autoimmunity"。

40. 只有14人完成了两期的测试。

41. "我们在小鼠模型中对多种肿瘤进行了测试，最终意识到，经过多次突变的肿瘤反应都很好，因为有很多新抗原，"艾利森说，"没有很多突变的，反应也就不好。"

42. 它起源于最容易暴露于紫外线和其他外部致癌物的身体部位（皮肤），生成以大量突变为特征的肿瘤。

43. 微小的突变已经可以使黑色素瘤足够"幸运"，逃脱各种癌症药物的攻击。一种药物可以有效杀死大部分癌细胞，但剩下的细胞会继续变异。如果其中一种突变碰巧对药物产生耐药性，那么该细胞会存活和持续分裂。这种耐药的新肿瘤就会卷土重来，而同样的治疗过程再次上演，效果更差。被纳入实验性治疗临床研究的患者已经尝试过所有可用的治疗方法。他们的黑色素瘤已经打败了所有疗法。

44. 他看到一部分幸运患者的转移性黑色素瘤对化疗产生了应答，病症得到缓解，但仅几个月后，癌症又卷土重来，细胞已发生突变，并且比以往任何时候都更强烈。

45. 其中一个原因是，他十几岁就进入了这个领域，受到了免疫治疗巨擘的指导。另一个则是持续性的研究，这也是他从小养成的习惯。他的父亲是汽车司机工会的官员，晚上在纽约市社区大学教书，母亲是纽约市一名小学老师。（世界各地的优秀医生普遍都在从事这种辛苦的工作，但在我交谈过的免疫肿瘤学家中，他们几乎都最终与实验室合作伙伴或其他免疫肿瘤学家结了婚，这样就不用再谈任何不重要或无趣的事情了。其他人，比如美国国家癌症研究所的罗森伯格，以苦咖啡为生，把实验室当作家。）

沃尔柯克还在上高中时就已经具备了这些特质，他在康奈尔大学免疫学实验室找到了一份暑期工作，直接与患者和疫苗打交道。照理说不会有比这更直接的经验了，但第二年，他上了大学，遇到了罗伊德·欧德。欧德看到了这个神童的潜力和兴趣，于1984年将他介绍给艾伦·霍顿——刚刚获得著名的斯隆–凯特琳癌症中心免疫学部终身主席头衔。癌症免疫学并不是史坦顿岛上学医的孩子们支付学生贷款的首选，他们有更简单的选择。但沃尔柯克充满激情、富有同理心，并极具学术动力。像他在西海岸的朋友丹尼尔·陈一样，他认为没有什么能比得上临床型和科研型博士通力合作，把实验室的研究成果转化为真正能服务于病患的治疗。

有欧德和霍顿这样坚实的后盾，如果他愿意的话，职业道路已是坦途。杰德·沃尔柯克再一次"自告奋勇"。那个夏天，他在靶向黑色素瘤的抗体1期临床研究室帮忙，晚上在实验室，白天跟患者在一起，生活在科学和医学的交叉地带，活生生的证据就是"传闻中的"应答者们。免疫肿瘤学奏效了，真真实实地产生了效果。一切都相互吻合，他的人生轨迹早在19岁时就已经确定。虽然很难想象还有什么癌症免疫学起源故事能有超越这样的阵容，但十多年后，他和吉姆·艾利森合作进行了颠覆性的临床研究。

46. 免疫肿瘤学并不是最安全的职业道路，尤其是你已经接受过正规的教育和培训，能胜任任何工作的时候，也包括实际已取得进展的治疗法。这就是他认识丹尼尔·陈的原因，他怎么可能不认识另一位专门研究黑色素瘤的有临床医学博士学位的X世代肿瘤专家？更何况他也在学术上致力于用免疫战胜黑色素瘤。相较专注于化疗研究的肿瘤学家，像帕多尔、霍迪、巴特菲尔德和胡斯这样的人并不多见。研究用药物攻击肿瘤是"正常"的方法，但寻找释放免疫系统的方法就算不上"正常"了。来自史坦顿岛、前途无量、已接受了数十年的专业教育和训练，且有学生贷款压身的年轻人，一般不会有这样的期待。

47. 对沃尔柯克而言，那一线曙光来自一次看似彻底的失败——测试IL-2是细胞因子或免疫激素的实验。IL-2被誉为时代的成功，游戏规则的改变者。当时也被视为潜在的突破。但当它被克隆到足够数量，在患者身上开展大规模系统性测试时，并没有像人们预期的那样发挥作用。IL-2非但没有成为突破，反而被宣告失败，也标志着利用免疫系统对抗癌症探索的失败。这次失败让免疫治疗的公众形象倒退了几十年。

回顾IL-2的试验数据，其实有3%~5%的患者对免疫激素产生了阳性应答。但应答者都是黑色素瘤和肾癌患者。该实验数据后来被证明是虽然小但可复制的数据。这些数据表明，IL-2可促进T细胞的生长和分化。其确切的生物学机制尚不完全清楚，当时也还没人知道癌症利用了免疫反应受阻这一事实，如T细胞检查点CTLA-4（阻止T细胞最初的免疫聚集）和PD-L1（T细胞将肿瘤作为攻击目标时，肿瘤会表达出该物质，抑制T细胞的功能）。

因此，IL-2是失败的抗癌突破口这种普遍看法，在一些科研人员看来则截然不同。尽管它增强了众多癌症免疫疗法忠实信徒的信念，但这次失败还是挫败了他们的信心。白纸黑字的试验结果表明，一种药物（即细胞因子）可以在一些患者身上产生持久且深刻的免疫反应，使癌症长期消退。虽然数量不多，但它们是可复制的。从药物角度来看，这并不是一次成功，但对沃尔柯克和其他少数几个科学家而言，这是第一线曙光，让我们看到了免疫系统的适当调节可以持久控制肿瘤生长的希望。这是对概念的证明。

"人们说：'哦，IL-2毒性太强了。在很多人身上都不起作用。'这些都没错，"沃尔柯克说，"但它也确实告诉我们，在某些情况下，免疫系统可以识别癌症，虽然我们当时并不完全了解具体情况。以及，免疫系统的确可以控制肿瘤。所以，我们看到了这一线希望。我们开始将不同信息拼凑起来——IL-2少量的可复制性成功、小鼠模型、兽医肿瘤学的进展——这些都是点滴希望的闪现。但是'对更广泛的科学界而言'，这被看作是极为模糊的，有很多点有待连接。"

当时缺少一些坚实的科学基础研究——针对他们观察到的免疫系统的模糊原理。更重要的是，他们当时最需要的是缺失的那块拼图，或者说是几块拼图的组合，这样才能将那些分散的希望联结起来，将轶事转化为科学。化疗专家和大多数肿瘤学家认为没有证据的希望有点儿站不住脚，甚至是误导。但对免疫肿瘤学的忠实信徒来说，这正是复杂的生物学研究应该有的样子。的确，免疫疗法还没奏效，但这并不意味着它不会或不能奏效。就像发动一辆汽车，他们看到过其他汽车运转良好，也观察到引擎噼啪作响，但不能持续运转。他们的确还不明白为什么不能运转，但仍然相信那是一辆车。

他们认为，有某种真实且具体的东西阻止了发动机的正常运转。他们相信，已知的汽车点火装置、发动机等部件都存在，而且对汽车的行驶至关重要。他们偶尔观察到了汽车正常运转，也看到其他汽车行驶，现在终于明白了所有机制——合适的钥匙、油门踏板和线路、发动机的各个方面、燃料与温度的需求以及易燃气体。即便有这些已知条件，还是无法启动汽车。有时，即使能让发动机运转，车却还是无法前进。对免疫治疗研究人员来说，这意味着肯定还有尚未发现的必要部件，一个他们还未能理解的机制。他们相信只要持续尝试，迟早会发现的这个部件。那就会是问题的突破口。这充满希望又鼓舞人心，但同时也像当时大多数免疫疗法一样，令人沮丧。"你可以看到它在小鼠模型中奏效。但挑战在于要把你在一只20克实验室小鼠身上看到的东西转化到70千克的人类身上。而且用于研究的小鼠都是近亲繁殖且基因完全相同，而人类却是远缘动物。"他说。在此基础上，他们才能让汽车开动，然后再研发更好的、不同的车。

48. "我们相信，在某些情况下可以由免疫系统来预防癌症。"沃尔柯克说。

49. 当时沃尔柯克正在研发癌症疫苗，为了克服监管障碍，他们开始在狗身上进行临床试验。它们不是实验室动物，而是宠物，有些他自己也认识。和人类一样，大多数狗在基因上是远交的，也就是说它们是杂交狗。这些宠物狗也和人类一样因为基因和环境的相互作用而患上了黑色素瘤。在狗身上，疫苗起了作用。"我们证明了可以通过接种转移性黑色素瘤疫苗改变狗的预期寿命，"他说，"成果就是，狗和狗主人都很开心，还有了第一批获批的癌症疫苗（只针对犬类适用）。"但更重要的是，沃尔柯克目睹了肿瘤免疫疗法行之有效。疫苗可能不一样，但理论是相同的：免疫系统可以帮助识别突变细胞并消灭癌症。

50. 他展现了独特的风格，与长期统治该领域的信徒们截然不同。

51. 他"三周半花式后空翻"式的职业生涯如数学计算一般精准，现在他准备落地。"哦，是的，非常好，"胡斯简单明了地说，"经过多年的失败和怀疑，正确的事终于在正确的时间出现了。"只有一个问题：他所继承的研究并不会起作用。

52. 作为标准，它被称为"实体瘤疗效评价标准"（简称RECIST）。该标准是一套临床试验管理规则，规定了如何衡量患者肿瘤的变化。

53. 癌症的问题并不在于现存的肿瘤本身，而在于病情的进展。

54. 癌症的独特语言承载着我们与它的共同历史。正如"cancer"（癌症，另一个意思是巨蟹座）一词传递出的形象，癌症是蟹状肿瘤，大多是肉瘤，能发展到从皮肤上破裂的程度。

55. 无进展生存期的标准细微至方寸之间。它假设最坏的情况，也将微小的成功计算在内。它还引申出了一种对这种疾病的具体化思考方式，即化疗、放疗或阻断肿瘤营养摄入的小分子的机制。这些都是科学界已经熟悉的方法。久而久之，这成了学术习惯，也成了学术盲区。

56. 放疗或化疗以肿瘤为目标，作用原理本质上是相同的。放疗是从衰变的同位素中发射出微小的粒子，穿透细胞，像微型手榴弹一样被植入细胞。化疗基本上就是毒死癌细胞。放射和化疗的主要力量都集中在肿瘤本身。

57. 易普利姆玛的主要研究者是史蒂夫·霍迪（现供职于波士顿丹娜法伯癌症研究所）、杰德·沃尔柯克、南加利福尼亚大学的杰夫·韦伯、维也纳的汗·哈努木易、圣莫尼卡安吉利斯诊所的史蒂夫·奥戴、洛杉矶的奥米德·哈米德和瑞巴斯。他们知道数据并不好。

58. "荷马先生"不是他的真名。他是如下论文中的2号病例。Yvonne M. Saenger and Jedd D. Wolchok, "The Heterogeneity of the Kinetics of Response to Ipilimumab in Metastatic Melanoma: Patient Cases," *Cancer Immunity*, 2008, 8:1, PMCID: PMC2935787; PMID: 18198818 (published online January 17, 2008)。

59. 莎伦·贝尔文癌症痊愈已超过12年了。"我们看了她的造影扫描结果，"沃尔柯克回忆道，"癌症消失了，全部消失了，这肯定会有影响。"

60. 见 Saenger and Wolchok, "Heterogeneity of the Kinetics of Response"。

6　蔑视命运

1. 干扰素的历史引人入胜并被普遍误解。（斯蒂芬·S.霍尔的《血液中的骚动》一书对该主题进行了更好的阐述。）这也是关于公众对什么是科学突破和真正的科学进步的看法之间差异的案例研究。这种差异可以用医学一词来总结概括。

与大多数科学故事一样，干扰素的故事也起源于一个神秘的观察。观察最早始于1937年，或至少在医学文献中被阐述和发表。当时，两位英国科学家注意到，被裂谷热病毒感染的猴子对黄热病病毒具备了一定的抵抗力。接种和疫苗的概念已经不再陌生，但这却是新发现，因为这两种病毒之间似乎没有关联。而且裂谷热病毒毒性较弱，不像黄热那样致命。这种现象在各种细胞和动物身上反复出现——感染一种较弱、非致命的病毒后，不知何故能够避免感染第二种较强甚至致命的病毒。可能第一种病毒的感染干扰了第二种病毒在宿主体内立足的能力，这种现象被称为"干扰"。

这一现象的命名很大程度上反映了当时的情况，以及人们对该机制运转方式的看法。人们把第一种病毒看作第二种病毒的信号干扰器，就像一座5万瓦的大型无线电塔覆盖了波段内较小的广播电台那样。实际上，第一种病毒似乎创造了一种无形的力场，排斥第二种病毒并保护宿主，使其免受感染。这种力场可能以某种生成的化学屏障的形式存在，或者也可能是第一种病毒消耗了病毒所需的所有资源，使第二次感染无法实现，再或者可能——好吧，世界各地著名医学研究中心的文献里和午餐桌上都堆满了各种"或许可能"。人们对这一现象的运作机制毫无头绪，但其中奥秘似乎藏在免疫系统及分子和细胞生物学之中。在理解它们之前，这是个巧妙的把戏，就算只是个把戏，也有明显的潜在应用价值。因此，20世纪40年代到50年代，几十个实验室复制了该实验，也使整整一代科学家将病毒和病毒学视为最有趣和最重要的研究课题。

1956年，这项研究的中心位于英国国家医学研究所一群不起眼的建筑中，在伦敦北部一个叫磨坊山的地方。联合国世界卫生组织实验室的总部也设在那里，世界流感预警中心的负责人是C.H.安德鲁斯。他就是在20世纪30年代发现流感病毒的传奇病毒研究学者。

1956年6月，安德鲁斯的实验室里新来了一位31岁的生物学家。他刚从瑞士乘火车和渡轮来到这里，名叫让·林登曼。林登曼在安德鲁斯实验室的研究与脊髓灰质炎有关。第一代脊髓灰质炎疫苗已经取得了成功，安德鲁斯希望在其基础上改进，但他需要大量的病毒才能进行研发。林登曼试图在兔子的肾脏中培养病毒。他失败了，却合作进行了另一项更为成功的实验。

虽然大多数真正的科学研究都发生在实验室，但一个又一个故事表明，午餐厅才是孕育发明的沃土，科学家们在这里谈论他们的发现和兴趣，并与其他实验室的成员交流想法。磨坊山餐厅的午餐桌以拥挤著称。正是在这里的匆忙午餐中，林登曼碰巧与迷人且颇有建树的病毒学家艾力克·伊萨克斯谈起令他着迷的干扰现象。林登曼惊讶地发现伊萨克斯也被干扰的魔力所吸引。伊萨克斯对此充满激情，不单是因为他是个情绪高涨的躁狂型抑郁症患者。碰巧的是，这位年轻的科学家已经着手进行了几项实验。

林登曼构思了一个实验，他相信自己的实验有助于回答一个关键问题：病毒真的需要进入细胞才能给细胞注入神奇的"干扰"吗？他希望在实验室强大的新工具——电子显微镜——的帮助下，答案能够清晰可见，而且是字面意义上的可见。至少，实验将帮助他们更进一步了解干扰力场是否发生在细胞*周围*（细胞表面或其附近），或者开关是否必须从细胞*内部*打开。伊萨克斯已经跃跃欲试。

2. 陈是训练有素的免疫学家和肿瘤学家。对他来说，没有什么比他选择的两个领域的交叉点更有趣的了。但他也没有做好准备，没有全身心加入免疫肿瘤学真正信徒的行列。也许是因为他从小就被培养成务实的人，在职业道路上脚踏实地，只是偶尔地抬头看一眼星星。

3. 陈和他的家人都是很有魅力的人，他们热爱科学，也热爱戏剧艺术，癌症免疫学家倾向于摆脱书呆子和狭隘科学家的刻板印象。丹尼尔·陈热爱音乐、科学，收集派比·凡·温克和其他威士忌，喜欢万圣节"鬼屋"，他和黛布有三个聪明、善良、有才华的孩子——每次去他家拜访都诚惶诚恐。最重要的是，他的日常工作是癌症治疗。"我热爱我的工作，"陈解释道，"我为'癌症免疫治疗研究'而活，我的个人生活和工作之间没有区分。"这是我从致力于该领域的人那里经常听到的。

4. 陈是斯坦福大学霍华德·休斯医学研究所的副研究员。2003年，他在那里完成了内科住院医师和肿瘤医学奖学金项目。

5. 陈再次联系了韦伯博士，想让他参加另一个新的疫苗试验，但他与之前疫苗的较量使他不具备参加此次试验的资格。如果布拉德还有机会的话，他需要别的东西——立刻能够得到的东西。

6. 陈说："这需要以快速、经济的方式对患者和患者癌症的整个基因组进行测序，需要一台性能强大的计算机对所有数据进行生物信息学分析，并确定能对肿瘤产生强烈反应而不会对患者产生反应的最佳抗原靶点，以及将其转化为定制疫苗的能力。这一切，我们现在都可以做到了。"

7. 杰弗里·S.韦伯，临床医学博士，黑色素瘤和免疫治疗肿瘤学家，目前就职于纽约大学朗格尼医学中心。

8. 与布拉德这样的病人如此紧密地合作是丹尼尔·陈在斯坦福很满足的原因之一。他有自己的实验室和肿瘤诊所。他没有特别的兴趣离开大学研究机构去所谓的"行业"——为商业公司工作。他与病人的互动滋养了他，学术环境正是他所向往的。他最想要的也是病人最想要的——答案、希望、新的解决方案。在他考虑这些的时候，2006年有人邀请他加入当地生物技术公司的团队。

他的第一反应是不予理睬。大学里的研究环境重在品德，他担心去营利性的公司可能会变得唯利是图。更何况，他多年来呕心沥血在学术界已经取得了良好的成就。他在实验室组建了一支精干的年轻团队，对自己的研究感到满意，经常发表优秀的论文。他正在事业上升期。大学环境提供了内在的稳定性，他的父母通过学术上的努力实现了这样的稳定，他们也是这样为丹尼尔规划的。所以他不想离开大学，也不想离开病人，尤其那些与他相处多年的病人。但当电话打来时，他想听听对方怎么说，甚至一起开个会，应该也没什么坏处。

9. 发件人：丹尼尔·陈

   主题：黑色素瘤

   日期：2010年2月18日，星期四，下午5:30

   嗨，布拉德，

   我收到了你的信息。当然，我很遗憾，相信你也是。但我很欣慰的是，复发的位置似乎与上次一致。

   ——你在那里接受过放射治疗吗？

   ——是否对肿瘤进行了V600E bRAF突变分析？

   ——关于手术切除你联系过唐·莫顿吗？

   ——现在会考虑用IL-2治疗替代临床研究吗？

10. 见 Leslie A. Pray, "Gleevec: The Breakthrough in Cancer Treatment," *Nature Education*, 2008, 1:37。

11. 所谓的费城染色体，是两个易位基因的融合，被发现存在于95%的特定类型的白细胞癌症——慢性粒细胞白血病。这项研究始于20世纪60年代，是人类首次认识到基因状况与癌症偏好之间的联系。该药物对这部分患者仍有革命性的效果。

12. "虽然不能说艾拉对此保密，但他也肯定没有完全公开。"陈说。癌症免疫治疗专家是一个特殊的小群体。更多癌症生物学家将这个群体视为……异类，而且是不好的那种。"充满激情，"丹尼尔说，"但可能过于激情了。"换成通俗易懂的话就是"疯狂"。感觉这个群体似乎已经被信仰蒙蔽了科学客观性——因为信仰而看不见现实。在制药公司的会议上表明你对癌症免疫疗法的信仰肯定会让你任何提案的可信度都大打折扣。"他们觉得那些都是骗术，"丹尼尔说，"我认为很多癌症生物学家都看到了这一领域的前景。但是他们中的很多人都还觉得生物学没有发展到那一步，因此就是无法相信，认为那不是未来。特别是他们又发现了黑色素瘤的致癌基因——那才是未来，靶向治疗才是未来。"

会议在癌症生物学家和癌症免疫专家之间形成了两极分化。在中间的是谢勒。癌症生物学家们对发现促使细胞突变为黑色素瘤的致癌基因感到兴奋不已。会议室里，如果投票的话，50%~80%的人肯定会想研发针对致癌基因转录入黑色素瘤的药物。

13. 斯坦曼于2011年9月死于癌症，就在委员会通知获奖者的前一天。

14. 艾拉·梅尔曼记得他们会为此争论，却从未说服彼此。

"免疫治疗的挑战在于它是一个耗时百年的承诺，知道吗？而且，下一个突破永远在20年后，"梅尔曼说，"所以，激活人体免疫系统可以对抗癌症这个想法已经至少有一个世纪的历史了，还可能更久。但是这个想法首次出现时，手术也差不多同时间出现，放射治疗也在同期出现，于是它就被推到了角落里，一部分原因是当时人们对免疫系统知之甚少，另一部分原因是从科研角度来看，这项研究简直糟透了。而这个模式延续了数十年！"

"癌症生物学家有了致癌基因这个目标。癌症免疫学家们在免疫治疗研究领域也看到了令人兴奋的新论文和新数据。数据源于实验，但其含义仍有待解释，也将引发偏见，"梅尔曼说，"人们不会争论事实，但会争论对事实的解释。"但是，只要有一项关于促使免疫系统识别癌症的研究指出了一个事实，总会有另一个研究以近乎同样的可信度提出相反的观点。细胞生物学家指出一个事实，免疫学家又会指出另一个。从不缺乏数据、数值、研究或常用小鼠模型，这些他们都见到过。而且小鼠模型也有问题。首先，"小鼠模型很少能适用于人类。"梅尔曼解释说。"小鼠模型总是有各种问题。"也许只有五分之一的实验有成果。但只要成功，就是特别成功。最后，癌症免疫疗法怀疑论者拿到了王牌，用梅尔曼的话来说，这张王牌叫作"你甚至不知道它到底有没有用"。最可怕的是，他们说得没错。他补充道："底层机制，也就是生物学，如果连这都搞不懂，怎么能说自己理解新发现呢？"而事实也的确是，他们并不理解。没人真正理解复杂的生物学。没有基础科学作为支撑，是无法提出可靠的科学论点的。

15. 找出哪些T细胞基因和自毁信号无关，这些基因就能导向受体。

16. 见 Y. Ishida et al., "Induced Expression of PD-1, a Novel Member of the Immunoglobulin Gene Superfamily, upon Programmed Cell Death," *EMBO Journal*, 1992, 11:3887–3895, PMCID:

PMC556898。

17. 现任康涅狄格州纽黑文耶鲁大学癌症中心癌症免疫学项目联合主任。

18. B7–H1 是 B7 家族的第三位成员，协同刺激 T 细胞增殖和白细胞介素 –10 的分泌。参阅 H. Dong et al., "B7–H1, a third member of the B7 family, co–stimulates T–cell proliferation and interleukin–10 secretion," *Nature Medicine*, 1999。

19. 陈列平已经克隆了人类PD–L1基因，并在2001年试图说服一家公司进行其抗体的商业化生产，但没有成功。

20. 测试由苏珊娜·托帕利安博士发起，在美国国立卫生研究院进行。

21. 丹尼尔·陈仿佛又看到了自己童年时的餐桌，好像还能看到父亲就坐在那里，这位物理学家为实现聚变反应的梦想而对方程研究如痴如醉。

"其实是一回事，对吧？一群充满激情的科学家相信核聚变是能源的未来，而成果总是远在20年后，"他说，"我们来到了40年后的今天，还是一群充满激情的人，还要再等20年。担忧在于，的确我们已经迈出了一小步，我们知道生物学是存在的，但成果总在20年后，而那个成果对病人真的有用吗？因此，谁也说不出让这项技术为大多数患者所用的突破什么时候才会到来。"

22. 丹尼尔对免疫疗法的观点之一是其价值主张，他讲了一个故事，是他和黛布在朋友家吃饭时发生的。丹尼尔在厨房喝酒，女主人在切沙拉。丹尼尔回忆道，他开始向女主人介绍他们的研究以及在抗癌方面取得的进展。他沉浸其中，兴奋不已。临床试验结果表明，这种药物可以帮助癌症患者活得更长。

"哦，太好了！"她说，"能延长多久？"

丹尼尔记得自己对她说，有时能到好几个月。

"就这样？"她说，"我还以为你们能治愈癌症呢！"

他记得自己解释说，癌症真的很难，这些数字是平均值。但事实上，他只是在为自己的受挫辩护。是的，他在从事药物研发，这很令人兴奋。是的，他们的确取得了进展，同样的增量进展，几周、几个月，慢慢累积起来就是几年。这就是至少一代人，或许两代人的癌症治疗故事。他在慢慢前行，但没有实现突破，他们中没有一个人实现了突破。

上世纪初，第一批癌症研究实验室成立时，治愈癌症是他们的目标。他们相信这个目标可以实现。为什么不能呢？其他疾病都被治愈了，只要有针对性的研究、优质的科学和大量的资金支持。新技术正在缓慢颠覆困扰人类千百年的瘟疫黑森林。最优秀的人才也都进入了这个领域。100年过去了，他们为癌症患者带来了显著改善，但还没有找到治愈癌症的方法。

23. 当时人们已经知道被发现的分子是在肿瘤细胞上表达的蛋白质，但它与T细胞受体的联系，或者与该受体的相互作用能下调T细胞反应的概念，甚至都还没有雏形。它们被视为肿瘤的潜在靶点，类似于可以用相应抗体瞄准的分子靶心。当时更典型的癌症药物开发方法是将抗体与想要传递给癌细胞的某种毒素结合。当时，药物研发团队正朝这个方向前进，而在场的免疫学家引导他们偏离了航道。

24. "所有人都愿意承认PD-L1可能在黑色素瘤和肾癌中发挥的作用。"陈解释道。抗CTLA-4在治疗这些高度突变的癌症（尤其是黑色素瘤）方面也有很不错的效果。"但即使不说出口，怀疑论者的想法也肯定是'等对肺癌有效了，我才会相信'。"

25. 另一种T细胞叫作调节性T细胞。这些细胞的作用尚未完全明确，但它们在免疫反应中关键的制衡作用已被深入理解。从某种意义上说，它们总是在想办法让免疫战争休战。刺激T细胞反应还是下调调节性T细胞，哪个影响更为重要还尚未明确，但很可能最终会发现这两者同样重要。

26. "我和布拉德走得很近，"陈说，"这种友谊让治疗的高潮更极端，更带个人情感。同样，让治疗的低谷也更有个人情绪。"

7　奇美拉

1. 引自米歇尔·沙德兰博士的评论。

2. 基于麦德华和其他人的研究。

3. "泽里格制造了受体，我把它植入T细胞。"胡这样说道。他们开始使用患者的T细胞对抗黑色素瘤，然后将这些TIL重新定向，用于卵巢癌、结肠癌和乳腺癌的治疗。这三种方法中，卵巢癌重新定向效果最好——基因改造过的T细胞能识别IGROV卵巢癌细胞系的抗原。胡回忆道："第一次成功时，我高兴极了。"但成功的重新定向只是制造抗癌机器的一部分。这样的细胞必须能在人体内存活，复制成一支克隆大军，并选择性地成功消灭靶向癌细胞。从这些角度来看，美国国家癌症研究所基因改造的细胞并没有成功。

4. 这次的CAR-T与1985年的"T-body"完全不同，前者堪称利落精妙的杀戮机器。沙德兰解释说："第一代CAR在植入T细胞后，可以识别目标分子并杀灭细胞。"但它们也必须增殖，必须不断生长并克隆扩张。同时还必须维持T细胞功能，且不会随着时间推移而改变。这需要进一步修正。沙德兰的创新在于引入了共刺激信号，进而创造了"第二代CAR-T"。它可以识别目标、克隆扩展并保留其他T细胞功能。这种细胞是一种"活体药物"，只要患者还活着，它们就会一直存续在患者体内。此项研究基于他在斯隆-凯特琳癌症中心实验室的研究成果，在那里沙德兰担任细胞基因工程中心创始主任，也是基因转移和基因表达实验室的负责人。

   2013年，沙德兰和联合研究员，也是他的妻子伊莎贝尔·里维埃共同创办了名为朱诺医疗的公司，来开发新的CAR-T技术，合伙人有迈克尔·詹森、斯坦·里德尔、雷尼尔·布伦特詹斯和弗雷德·哈钦森癌症研究中心的免疫学家（吉姆·艾利森感恩而死乐队的同好）、免疫疗法的忠实信徒菲尔·格林伯格。将潜在杀戮机器变为更有效抗癌武器的比赛开始了。

5. 2003年，在一场医学会议上听了当时在圣裘德儿童研究医院的达里奥·坎帕纳的报告之后，琼以坎帕纳要求的样本为基础，设计出了自己的CAR。

6. 沙德兰选择的CD19蛋白靶点对CAR-T的成功至关重要。从本质上来看，是它启动了这一领域。"虽然CD19众所周知，但在我选择之前，它可不是明星。"他解释道。CAR识别良好分子靶点的标准是它的癌症特异性——如果抗原在癌细胞中被发现，在正常人体细胞中也有表达，那么CAR-T将同时攻击癌细胞和宿主。CD19是个很好的选择，因为它大量存在于某些癌症（如淋巴瘤）的细胞表面。一些B细胞也表达这种蛋白，这是可承受的附带损失。医生们在没有B细胞的情况下，对维持患者的生命已经很有经验了。"面对晚期癌症，损失B细胞也没那么糟糕了。"

2003年，在一篇发表在《自然医学》上的论文中，他的研究小组宣布可以收集T细胞并引入逆转录病毒载体。该载体编码第二代CAR，能在动物模型（被赋予人类基因和人类CAR-T细胞的免疫缺陷小鼠）中识别并靶向CD19。然后，临床前模型的概念需要在临床环境中得到验证，并且重组DNA咨询委员会和美国食品药品监督管理局需要小心斟酌并决定是否允许在人体中测试靶向人体蛋白的基因工程杀戮机器。

7. 他的CAR也通过表达与CD28相似的共刺激蛋白（4-1BB）获得动力。他们希望，最终的结果是一辆指哪儿走哪儿的"汽车"，同时有足够的燃料使T细胞有充分的时间抵达目的地并完成任务。

8. 1991年，加利福尼亚大学旧金山分校的亚瑟·韦斯研发了一种叫作CD4-zeta的CAR，作为研究T细胞活化的手段。详见 Jeff Akst, "Commander of an Immune Flotilla", *Scientist*, April 2014。

9. GVAX是将基因治疗与免疫治疗前沿研究相结合的结果。研究的焦点是当时被视为癌症免疫疗法最具前景的方向：癌症疫苗的研发。

这种治疗先取患者的肿瘤切片，更改肿瘤细胞的基因使其表达一种细胞因子（名为"粒细胞—巨噬细胞集落刺激因子"，即GM-CSF。这种细胞因子被证明参与树突细胞将肿瘤抗原呈递给T细胞的过程。该研究由拉尔夫·斯坦曼完成），然后再将基因改造后的肿瘤细胞作为双重功能疫苗重新注射回患者体内，使免疫系统靶向肿瘤的同时，生成刺激反应的细胞因子。至少理论是这样的，但就像20世纪90年代和21世纪初的所有癌症疫苗试验一样，它失败了，这项研究也基本在2008年被搁置。当然，失败的原因尚不确定，但现在普遍认为应该与免疫系统、癌症和免疫抑制肿瘤微环境（包括PD-L1的表达）等基础生物学相关。

这是免疫治疗历史上极为精彩的篇章，其中包括了格伦·德拉诺夫、理查德·穆利根、德鲁·帕多尔、伊丽莎白·贾菲等如今已被公认为癌症免疫学名副其实的大师们。他们中的每一位都应该在这本书中拥有独立的篇章，而且几乎每一位目前也都正在进行揭开历史新篇章般的重要研究。（例如，伊丽莎白·贾菲正投身于GVAX与抗PD-1检查点抑制剂纳武利尤单抗联合治疗胰腺癌的相关研究中。阿杜罗生物技术公司与诺华公司正在评估另一种联合疗法。德拉诺夫负责肿瘤药物研发。帕多尔则是巴尔的摩约翰斯·霍普金斯大学癌症免疫学联合主任及造血项目肿瘤学教授。）

1993年阐述GVAX的科学基础和治疗主张的原始论文见 Glenn Dranoff et al., "Vaccination with Irradiated Tumor Cells Engineered to Secrete Murine Granulocyte-Macrophage Colony-Stimulating

Factor Stimulates Potent, Specific, and Long—Lasting Anti—Tumor Immunity," *Proceedings of the National Academy of Sciences of the United States of America*, 1993, 90:3539–3543。

巧合的是，丹尼尔·陈在医学院学习期间就向期刊俱乐部推荐了这篇论文。这篇论文激发了他的兴趣，帮他塑造了职业生涯。数年后，他惊奇地发现，在免疫疗法的小圈子里，那些研究人员已成为他的同僚。至少在突破之前，这还是个小圈子。

生物技术风险投资公司特劳特集团的作家兼研究员尼尔·卡纳万也采访了免疫肿瘤学领域中引人瞩目的关键人物，并撰写著作《体内解药：释放免疫系统消灭癌症的科学家们》。

10. 琼仍然致力于卵巢癌的研究，以及目前CAR-T疗法针对的血癌研究。

11. 接受化疗和放疗的血癌儿童通常可以痊愈，但他们要承受的痛苦却与成年人不同。这也是白血病儿童患者迫切希望跳过这些疗法而直接做CAR-T治疗的原因之一。详见 EmilyWhiteheadFoundation.org。

12. 怀特海德夫妇最初在费城儿童医院寻求其他意见，并希望进行CAR-T治疗，但监管局尚未批准其对儿童患者的治疗。与成人相比，儿科治疗的审查更严格，因此也更缓慢。这让琼这样的医生倍感焦躁，尤其是当患者的生命就掌握在他们手中时。

13. 病毒是无法自行繁殖的感染因子，因此对于病毒是否值得占有我们定义的"生命树"的一个分支，学界的意见并不完全一致。相比于生物，它们更像是微小的有机机器和可移动的分子集合。

14. 当时多家媒体报道了这一幕，令人印象深刻，而且和所有儿童癌症一样令人心碎。埃米莉躺在医院的病床上，穿着闪闪发亮的紫色连衣裙，由于化疗失败而没了头发和眉毛，纤细的手臂上缠着压力带。喂食管绕在她耳朵周围，伸进鼻子里，用儿科胶带牢牢固定，胶带也是紫色的，刚好和她的裙子搭配。

15. 见 James N. Kochenderfer et al., "Chemotherapy—Refractory Diffuse Large B—Cell Lymphoma and Indolent B—Cell Malignancies Can Be Effectively Treated with Autologous T Cells Expressing an Anti—CD19 Chimeric Antigen Receptor," *Journal of Clinical Oncology*, 2015, 33:540–549。

16. 格鲁普既是儿童医院的肿瘤学家，也是CART-19儿童临床试验的首席研究员。详见Jochen Buechner et al., "Global Registration Trial of Efficacy and Safety of CTL019 in Pediatric and Young Adult Patients with Relapsed/Refractory (R/R) Acute Lymphoblastic Leukemia (ALL): Update to the Interim Analysis," *Clinical Lymphoma, Myeloma & Leukemia*, 2017, 17(Suppl. 2):S263–S264。

17. 现在有强有力的证据表明，释放IL-6的不是基因改造的T细胞本身，而是围绕癌细胞发起攻击并释放细胞因子的巨噬细胞（先天免疫系统中的斑点状成分）。2018年6月，斯隆-凯特琳癌症中心的沙德兰博士团队在《自然医学》杂志上发表了一封公开信，详细介绍了通过CRS小鼠模型发现的这一结果。希望能从这一发现中识别细胞因子级联反应中的特定分子链，并阻断那些导致危险症状的分子，同时不干扰协调免疫攻击所必需的细胞因子。这样一来，CAR-T疗法的毒性可能会降低，并且可以在医院外进行。

另一个希望是消除CAR-T疗法的一些变量，因为它作为个性化药物，用药强度也因人而异。CAR-T是可在人体内自我复制的独特药物（不像大多数药物会逐渐耗尽），但不是所有T细胞都完全一样。来自免疫能力强、较为健康的患者的T细胞复制能力高于健康欠佳或年老患者的，或免疫系统因疾病或化疗而受损的患者的。这使临床给药更为困难。CAR-T细胞太少会导致抗癌反应不足，太多又会导致毒副作用和细胞因子释放综合征。参阅 Theodoros Giavridis et al., "CAR T Cell-Induced Cytokine Release Syndrome Is Mediated by Macrophages and Abated by IL-1 Blockade," *Nature Medicine*, 2018, 24:731–738, doi:10.1038/s41591-018-0041-7。

18. 以及另一种抑制细胞因子的药物——依那西普。

19. 现在，托珠单抗也联合用于CRS患者和接受CAR-T治疗的患者。

20. 见 James N. Kochenderfer et al., "Eradication of B-Lineage Cells and Regression of Lymphoma in a Patient Treated with Autologous T Cells Genetically Engineered to Recognize CD19," *Blood*, 2010, 116:4099–4102, doi:10.1182/blood-2010-04-281931。

21. 在《纽约时报》上，作家安德鲁·波拉克转述了一个关于史蒂文·罗森伯格的故事，来源于阿里·贝尔德格林的讲述。在领导风筝制药（美国国家癌症研究所将CAR-T商业化的合作伙伴）之前，贝尔德格林是罗森伯格职业生涯中培训和指导过的数百名研究员之一。当时，贝尔德格林一直想让罗森伯格加入他的公司，而且待遇肯定会让罗森伯格非常富有（2018年，贝尔德格林和他的合伙人以超过110亿美元的价格出售了风筝制药）。

"他就静静地坐在那里，静静地、静静地坐着，"贝尔德格林告诉波拉克，"然后他问：'阿里，为什么你不问问我想做什么？'他说：'每天上班，我都像个小孩子刚到新地方一样兴奋。如果你问我想做什么，我会说我想就在这张书桌旁离开人世。'"参阅 Andrew Pollack, "Setting the Body's 'Serial Killiers' Loose on Cancer," *New York Times*, August 2, 2016。

22. 该CAR-T的类属名为 axicabtagene ciloleucel。

8 淘金热之后

1. 在这个概念验证时代，还有另外一个早期治疗法在伊匹单抗前一年获批，是一家名为丹德里昂的制药公司开发的树突细胞疗法。但其生产的名为 sipuleucel-T 的药物未能实现商业化。

2. PD-1阻滞剂中的一部分始于帕博利珠单抗（商品名为可瑞达，由默克制药公司研发，2014年获批）和纳武利尤单抗（商品名为欧狄沃，由百时美施贵宝研发，2015年获批）。针对肿瘤侧握手（抗PD-L1）的药物不久后开始上市。其中包括阿特珠单抗（商品名为泰圣奇，由基因泰克和罗氏制药研发，2017年首次获批）和度伐利尤单抗（商品名为英飞凡，由阿斯利康公司研发，2018年获批）。

3. 2018年5月，据刊登在《新英格兰医学杂志》的文章，在PD-1检查点抑制剂纳武利尤单抗的第二期临床试验中，一组病患的肿瘤继续生长，未能缩小。这些患者患有一种相对罕见的侵袭性肿瘤，会对T细胞产生影响，名为成人T细胞淋巴瘤白血病。见 Lee Ratner et al.,

"Rapid Progression of Adult T–Cell Leukemia–Lymphoma After PD–1 Inhibitor Therapy," letter to the editor, *New England Journal of Medicine*, 2018, 378:1947–1948。

4. 用战斗做比喻，阻断检查点是告诉军队继续壮大、武装并准备进攻。PD–1/PD–L1则是更靠后的检查点，发生在T细胞军队已完成调动并准备就绪后，更近距离、更点对点。

5. 免疫学家将个体免疫系统与其对应特异性肿瘤之间的相互作用分为三大类：热、冷、温。这种分类有助于描述不同肿瘤类型和不同免疫系统所呈现的一系列动态关系，需要不同药物或药物组合治疗。

"热"肿瘤是T细胞最容易识别的类型。通过显微镜可以看到它们聚集在肿瘤处，并浸润入肿瘤（"肿瘤浸润淋巴细胞"）内部。T细胞虽然在那里，却无法完成攻击并消灭肿瘤的任务。此外，热肿瘤还可能有各种方式"消耗"T细胞，使其无法被"重新激活"。（免疫系统有一系列安全措施、类似于断路装置或计时器的元件，防止免疫反应产生滚雪球效应而演变成一场自体免疫噩梦。即使有效的疫苗也需要"增强剂"来重新激活T细胞反应。）因此，T细胞即使在场也因消耗过多而无法进攻。很多这类肿瘤都出现在与致癌物（比如阳光、烟）接触最多的身体部位。这类肿瘤包括皮肤癌（黑色素瘤）、肺癌（小细胞癌和非小细胞癌），以及在处理高浓度进入人体物质的器官（如膀胱、肾脏和结肠）容易出现的癌症。对正在进行自我复制的DNA来说，这些致癌物就像持续轰炸。像是写处方时，一直有人向你扔高尔夫球，大概率你会犯很多错误。在细胞中，这些错误就是突变。应该也能想到，在这些暴露于致癌物的器官中出现的癌症以其DNA中数量最多的"错误"及最高的突变水平来分类。突变（因为这些或其他遗传原因）使其对免疫系统高度可见，也使它们成为"热"肿瘤。此类癌细胞虽然被免疫系统识别但没被消灭，这就意味着还发生了别的事情——使变异细胞虽然招摇过市也还能幸存。

某些情况下，肿瘤的PD–L1表达就是其中一种手段，而且此类肿瘤最有可能表达PD–L1——告诉免疫系统即使识别抗原也不要理会的秘密握手。也正因如此，热肿瘤也是对检查点抑制剂（抗PD–1或抗PD–L1）最敏感的类型。目前，这类肿瘤的患者是"幸运"的，因为最有可能对现有的免疫治疗药物产生应答。而且应答的影响会很深远。肿瘤学家愿意使用*治愈*这个词来表述此类肿瘤。

而"冷"肿瘤的问题就完全不一样了。

免疫系统对冷肿瘤几乎完全没有反应。显微镜下，你可能会误认为我们根本没有免疫系统，这就是为什么冷肿瘤有时被描述为"免疫荒漠"。由于各种原因，此类肿瘤很少或根本不对T细胞可见。与热肿瘤不同的是，很多冷肿瘤——虽然不是全部——都并非高度突变，也不具高抗原性，这意味着它们不通过呈现明显外源性抗原来被免疫系统快速识别。在这种情况下，可以采用"加热"肿瘤并使其更可见（更具抗原性）的免疫疗法，例如用病毒靶向肿瘤，将其标记为更明显的外源性抗原。冷肿瘤也可能采用其他手段来阻止T细胞的识别，可能与肿瘤微环境——肿瘤自己创造的小世界——相关，其中的分子（以各种方式）禁用或抑制了完全免疫反应（也被称为"抑制性肿瘤微环境"）。大多数这类肿瘤不是癌症，而是肿瘤微环境的组成部分。而且这是T细胞很难渗透的区域。

大自然是保守的，如果简单的方法有效，就不会进化出更复杂的机制。总体来说，这就是大多数冷肿瘤对检查点抑制剂无应答的原因：它们是最不可能需要像PD-L1这样的秘密握手才能存活和成功的肿瘤类型。低突变特征已经使它们在免疫系统中没有那么明显。再加上没有检查点被肿瘤利用，抑制剂也起不到什么作用。

冷肿瘤也不出所料地对现有的检查点抑制剂应答很差，有几种甚至完全不应答。究其原因，可以从进化的角度来思考。如果变异细胞对免疫系统显而易见，那么免疫系统就会发现并将其歼灭。突变越多越明显，也就越不可能存活、生长并发展成我们所说的癌症，除非能进化出什么手段避免被发现，PD-L1就是这样一种手段。而冷肿瘤却根本不需要这样的手段。

第三种当然就是"温"肿瘤了。这些肿瘤可以被免疫系统识别，T细胞大军也会聚集，但由于某种原因而无法发动进攻。T细胞不浸润肿瘤细胞，就无法将其摧毁。免疫学家有时会把它比作一支听到了开战号角、集结在城堡周围、但无法越过护城河的军队。该类别涵盖了多种癌症和突变类型，用任何单一因素来区分这些癌症都不准确。与温肿瘤这个名称不符的是，此类肿瘤成功躲过免疫的攻击并不仅仅是因为冷热属性的某种平均或组合，尽管它们确实同时拥有两者的一些属性。更准确的理解是，温肿瘤有独特的免疫防御结构，可以在对免疫系统不完全可见的情况下生存并发展壮大。此类肿瘤包括一部分但不是所有的腺体肿瘤。癌症的类型比发病位置往往更为重要。

在某些情况下，使它们不冷不热的原因是，尽管它们很显眼，却存在于免疫细胞很难渗透的地方。它们可能有更坚实的外层结构抵御免疫细胞的渗透，也可能已经进化出了非常了不起的外部防线。但一般来说，其典型特征是PD-L1的中度表达、中度突变负荷、中度抗原呈递，并且通常有免疫抑制微环境，在门口就调低了T细胞的免疫反应。有些针对此类肿瘤的单一治疗法还在测试中，但可以说，对抗冷热肿瘤的疗法中的各种要素——检查点抑制剂、"加热"肿瘤使其更具免疫原性，以及对抗肿瘤微环境中抑制因子的方法——都应该考虑，以使此类肿瘤更易被免疫系统识别、靶向、渗透并消灭。在温肿瘤的治疗中，也同样要针对癌症免疫周期的各个阶段，帮助T细胞越过护城河（转化为肿瘤浸润淋巴细胞）、激活并充电。

9　更待何时

1. 该片段被纳入梦龙官方音乐视频中。详见 Jesse Robinson, "Imagine Dragons—for Tyler Robinson," YouTube, October 27, 2011, https://www.youtube.com/watch?v=mqwx2fAVUMO。

2. 泰勒·罗宾森基金会，更多信息请访问 www.TRF.org。

3. 金·怀特并不在乐队里，但她曾是盐湖城乐队的成员。她也是摩门教徒，第一次见到主唱时，两人都是青少年。杰夫·施瓦茨对她的印象是又高又漂亮的年轻金发女孩——"非常漂亮，金发碧眼"——有时会跟丈夫一起来看演出。杰夫在她的慈善义演上又见到了她。

4. 金用文字记录了她的癌症之旅，最初刊登在《小种子》上，可访问新闻网站查阅：https://www.deseretnews.com/article/865667682/Utah-mother-I-am-now-and-will-forever-be-grateful-I-was-diagnosed-with-cancer.html。

5. 页面于2014年7月正式上线，已募集16 075美元，新目标为5万美元。

6. 金·怀特说："我丈夫曾联系过麦克（歌星丹·雷诺斯的兄弟、梦龙乐队的经纪人），他说'当然'。原计划是整个乐队参与，但所有人的日程安排都很紧，而且他们正在出国巡演的中途，所以只有丹飞到犹他州做了这场慈善义演，筹集了4万美元善款，第二天清晨就飞回去了。"原计划还要制作腕带，大家可以购买并佩戴以示对善举的支持，于是需要给活动取个名字印在腕带上。最后定名为"KimCanKickIt"（金能踢飞它）。"它"当然指癌症，名字也包含了她对足球的热爱。

想了解更多关于她的故事，可关注她的同名社交媒体照片墙。

7. 她称她的医生博斯伯格为"天使医生"。

8. 默克公司生产的可瑞达最常用于治疗黑色素瘤。2013年，在安吉利斯诊所和其他机构公布了研究结果后，默克公司申请了该药物的突破性疗法认证，以使药物能立即上市并快速获批。2014年9月，默克获得认证。2016年夏天，治疗小细胞肺癌的检查点抑制剂的临床试验被终止。该药物极为有效，因此药品公司和监管局都希望研究项目中的所有人都有权获得该药物，而不是剥夺对照组（接受安慰剂或其他治疗的患者）的生存机会。2017年3月，该药物获得用于此类癌症治疗的正式批准。

同样在2017年，该药物获批用于治疗出现特异性突变或遗传标记（微卫星不稳定性）的肿瘤，成为首个被批准用于此类适应证的药物，以及首个以肿瘤基因标记而非突变细胞起源器官来分类的抗癌药物。该药物的获批也有望开启更优质的肿瘤生物标记和癌细胞基因分类方法。如果已知具有某种生物标记的肿瘤对药物有反应，那么这是确定哪些患者能从中受益的更高效方法。这种高效不仅对选择治疗方案的患者至关重要，对那些要针对每种癌症进行漫长而昂贵的临床试验的药物公司也同样意义非凡。

9. 药物的临床试验针对的是该药物所治疗的特定癌症。虽然此类药物获批后也可用于未经验证的适应证，但这需要新的临床试验，以确保该疗法相对于其他疗法的安全性和有效性——对没有足够时间或健康水平再次尝试的患者而言，这点至关重要。

10. 最初的临床试验针对黑色素瘤，帕博利珠单抗当时的名称是"兰布利珠单抗"。见 Omid Hamid et al., "Safety and Tumor Responses with Lambrolizumab (Anti-PD-1) in Melanoma," *New England Journal of Medicine*, 2013, 369:134–144。

11. 金患罕见癌症的经历使其他肾上腺皮质癌患者深受鼓舞。"据我所知，目前只有4个人在用这种药，"金告诉我，"大多这种癌症的患者都没有应答。"但她有应答，而且立即在脸书上分享给了患有此病的患者小组，让他们也可以尝试一下。抗PD-1药物的确让她的免疫系统成功治愈了肺部的几乎所有病变，但这并不是她癌症之旅的终点。终于，盐湖城的肿瘤医生告诉她可以在本地获得可瑞达，这样就不用每三周飞一次洛杉矶了，那样既不方便又不便宜。"那太棒了。"她说。连停车也更方便了。"到了洛杉矶，得租一辆车，在诊所停1小时（治疗时间是1小时）左右。我第一次意识到要付停车费，大概15美元1小时。我心想：'这是什么鬼事情？'我确实不在犹他州了！"开始康复后的第一个月，也是她第一次不再以绝症患者的身份跟女儿相处。"这真的很重要，"她说，"这一切开始的时候，她只有18个月大。所以那几个月，我们背包旅行、露营，真的在用心享受那段时光。"

尽管治疗还在继续，"不知道是什么原因，可瑞达不喜欢我的肝脏，"她说，"它不想帮我杀死那里的癌细胞。"几个月后，她发现剩下的病变还在继续生长。需要再一次手术（"一次大手术，差点失败，我差点死在手术台上"）来切除她肝脏的70%和一侧肺的25%。"手术的康复花了我一年时间。"她说。

金仍然患有癌症。尽管她没有痊愈，每天都要靠注射液体稀释血液，仍然在接受常规化疗以及各种检查和保养，但她还活着，享受着生活。"我知道这是对我的恩赐，"现在她谈到患病时说，"我已经脱胎换骨。"她感恩每一天的生命，她对更高力量的信念随着她的持续战斗而日益坚固。"它救了我的命，我十分感恩，"金说，"如果没有免疫疗法，我永远也无法拥有现在的一切。"

附录A　现有和即将出现的免疫疗法类型

1. 总结免疫学现状就会发现这个无法完成的清单，可能还没写完就已经过时了。除此之外，这个清单很长而且还在不断增长。每个月，来自世界各地的新研究和正在进行中的数千项临床试验的新数据都在不断增长。预测即将出现的疗法会很有意思，但这不是本书的目的。

2. 其中包括安进公司开发的新型双特异性T细胞接合器，简称BITE。BITE针对CD19阳性B细胞恶性肿瘤，并于2015年获监管局批准，通用名为贝利尤单抗，商品名为倍力腾。

3. 包括CD19、CD20、CD33、CD123、HER2，以及上皮细胞黏附分子、BCMA、CEA等。

4. 2018年4月在美国癌症研究协会年度会议上发布的CheckMate 227第3期临床试验的数据显示，在新诊断的具有高肿瘤突变负荷的晚期非小细胞肺癌患者中，接受纳武利尤单抗与伊匹单抗联合治疗的患者与之前接受标准护理化疗的患者相比，无进展生存率显著提高。

   会议的新闻稿中引用了斯隆–凯特琳癌症中心副主治医师马修·赫尔曼博士的备忘录，报告称接受联合免疫治疗的患者与接受化疗的患者相比，出现疾病进展的可能性降低了42%，一年内无进展生存率几乎是原来的3倍（43%∶13%，最低随访时间为11.5个月）。报告称，接受检查点抑制剂联合治疗的患者客观应答率为45.3%，而接受标准护理化疗的患者为26.9%。

5. 尼古劳斯·查克阿拉基斯等，《体细胞突变的免疫识别导致转移性乳腺癌的完全持久消退》，《自然·医学》，2018年，24:724—730。

6. T细胞基因工程有几种方式，既能与患者自体组织相容（不会将其作为外来物发起攻击），也不会被患者的自身免疫系统当成异己细胞而被攻击。有些方式是使用从癌症患者身上提取的T细胞，对其进行针对患者所患癌症的定制化基因改造；另一种方式则是使用捐赠的

T细胞，制造多种与不同免疫类型相匹配的现成治疗方案。沙德兰博士等研究人员还提出了颇具前景的第三种方式。他们试图从零开始，创造一种"万能供体"T细胞，然后对其进行改造以识别所选择的任何肿瘤抗原。CRISPR技术的出现大幅推动了基因插入T细胞的进展，使构建第三代CAR–T细胞成为可能。第三代CAR–T细胞在干细胞培养物中制成，能够识别多个靶点，最大限度地降低细胞因子过度释放的毒性，甚至可以对CAR–T细胞进行改造（更准确地说，是对其进行基因编辑），使其不易受到任何癌症手段、肿瘤微环境因子的下调或耗竭的影响。

7. 该领域的研究工作由匹兹堡大学医学系丽莎·巴特菲尔德博士的实验室和波特兰大学伯尼·福克斯领导。

8. 例如，笔者开始撰写本书时，靶点OX40是最受瞩目的研究之一，但现在看来却希望渺茫。OX40和其他TNF总科成员需要受体三聚体才能被激活。可能新一代OX40抑制剂才能实现靶向该途径的潜在优势。另一种吲哚胺2,3–双加氧酶会分解T细胞增殖和反应所需的燃料（色氨酸）。初步的联合研究数据较为混杂。

译名对照表

人名

阿布拉哈·阿什拉姆 Abraha Ashram

阿克塞尔·胡斯 Axel Hoos

阿列克谢·苏沃林 Alexei Suvorin

阿琳·夏普 Arlene Sharpe

阿尼西姆斯 Onesimus

埃米尔·格鲁布 Emil Grubbe

埃米莉·怀特海德 Emily Whitehead

艾拉·梅尔曼 Ira Mellman

艾力克·伊萨克斯 Alick Isaacs

爱德华·奥斯本·威尔森 E. O. Wilson

爱德华·沃特利·蒙塔古勋爵 Lord Edward
　　Wortley Montagu

爱德华·詹纳 Edward Jenner

安托瓦内特·施泰特勒 Antoinette Stettler

奥斯阿斯·斯图特曼 Osias Stutman

奥托·韦斯特法尔 Otto Westphal

保罗·埃利希 Paul Ehrlich

本庶佑 Tasuku Honjo

比利·乔尔 Billy Joel

彼得·博斯伯格 Peter Boasberg

彼得·兰辛 Peter Lansing

彼得·林斯利 Peter Linsley

布拉德·麦克米林 Brad MacMillin

布莱恩·欧文 Brian Irving

查尔斯·梅特兰 Charles Maitland

陈列平 Lieping Chen

戴维·萨克斯 David Sachs

黛布拉·扬·比贝尔 Debra Jan Bibel

丹尼尔·S.陈 Daniel S. Chen

德纳·李奇 Dana Leach

法夸尔·弗格森 Farquhar Ferguson

菲尔·格林伯格 Phil Greenberg

菲丽帕·马拉克 Philippa Marrack

弗雷德·斯坦 Fred Stein

弗里德里希·费莱森 Friedrich Fehleisen

弗里德里希·霍夫曼 Friedrich Hoffmann

弗里德约夫·南森 Fridtjof Nansen

戈登·弗里曼 Gordon Freeman

海伦·科利·诺茨 Helen Coley Nauts

H.B.得温 H. B. Dewing

J.F.A.P.米勒 J.F.A.P. Miller

加里·福克 Gary Fowlke

简月秀 Yueh–Hsiu Chien

杰德·沃尔柯克 Jedd Wolchok

223

杰夫·布鲁斯通 Jeff Bluestone

杰夫·莱德贝特 Jeff Ledbetter

杰夫·施瓦茨 Jeff Schwartz

杰弗里·S.韦伯 Jeffrey S. Weber

金·怀特 Kim White

卡尔·琼 Carl June

康斯坦丁·阿菲利加努斯 Constantinus Afr-
　icanus

科顿·马瑟 Cotton Mather

科尼利厄斯·罗德斯 Cornelius Rhoads

克雷格·汤姆森 Craig Thompson

克里斯蒂·布林克利 Christie Brinkley

拉尔夫·斯坦曼 Ralph Steinman

腊泽斯 Rhazes

莱斯利·斯塔尔 Lesley Stahl

老奥利弗·R.格蕾丝 Oliver R. Grace Sr.

勒加德·斯帕汉姆 Legard Sparham

理查德·谢勒 Richard Scheller

利根川进 Susumu Tonegawa

琳达·泰勒 Linda Taylor

鲁道夫·菲尔绍 Rudolf Virchow

罗伯特·F.威尔 Robert F. Weir

罗伯特·科赫 Robert Koch

罗伯特·施赖伯 Robert Schreiber

罗伊德·欧德 Lloyd Old

马克·戴维斯 Mark Davis

马特·托托内斯 Matt Tontonoz

马修·"麦克斯"·克鲁梅尔 Matthew "Max"

Krummel

玛丽·沃特利·蒙塔古夫人 Lady Mary
　Wortley Montagu

麦德华 Tak Mak

米歇尔·沙德兰 Michel Sadelain

M.O.塞姆斯 M. O. Symes

纳尔逊·洛克菲勒 Nelson Rockefeller

尼古拉斯·森 Nicholas Senn

帕特里克·胡 Patrick Hwu

皮埃尔·戈尔茨坦 Pierre Goldstein

普罗科匹厄斯 Procopius

乔治·斯塔克 George Stark

琼·杰特 Joan Jett

让·林登曼 Jean Lindenmann

莎拉·内尔姆斯 Sarah Nelmes

莎伦·贝尔文 Sharon Belvin

史蒂文·罗森伯格 Steven Rosenberg

斯蒂芬·S.霍尔 Stephen S. Hall

斯蒂芬·格鲁普 Stephan Grupp

斯图尔特·卢兹克 Stuart Lutzker

S.L.潭舟 S. L. Tanchou

泰勒·罗宾森 Tyler Robinson

汤姆·布罗考 Tom Brokaw

威廉·B.科利 William B. Coley

威廉·T.布尔 William T. Bull

威廉·奥斯勒爵士 Sir William Osler

威廉·伦琴 Wilhem Röntgen

文森特·T.德维塔 Vincent T. DeVita

悉达多·穆克吉 Siddhartha Mukherjee

小约翰·D.洛克菲勒 John D. Rockefeller Jr.

辛西娅 Cynthia

修昔底德 Thucydides

雅各布·里斯 Jacob Riis

雅各布·皮拉里尼 Jacob Pylarini

亚瑟·M.希尔弗斯坦 Arthur M. Silverstein

亚森–伊伯特·沃捷 Arsène–Hippolyte Vautier

伊恩·克尔 Ian Kerr

伊丽莎白·达希尔 Elizabeth Dashiell

伊曼纽尔·蒂莫尼 Emanuele Timoni

约翰·菲肯 John Ficken

泽里格·埃什哈尔 Zelig Eshhar

扎布迪尔·博伊尔斯顿 Zabdeil Boylston

詹姆斯·P.艾利森 James P. Allison

詹姆斯·达内尔 James Darnell

詹姆斯·德安吉洛 James D'Angelo

詹姆斯·尤因 James Ewing

佐拉 Zola

地名

艾丽斯 Alice

奥斯汀 Austin

巴尔港 Bar Harbor

贝塞斯达 Bethesda

波特兰 Portland

布朗克斯 Bronx

恩西尼塔斯 Encinitas

卢肯巴赫 Luckenbach

罗彻斯特 Rochester

马里兰州 Maryland

磨坊山 Mill Hill

莫里斯平原 Morris Plains

普罗沃 Provo

沙伦 Sharon

山漠岛 Mount Desert Island

史密斯维尔 Smithville

史坦顿岛 Staten Island

坦帕 Tampa

威尔希尔大道 Wilshire Boulevard

韦科 Waco

西罗克斯伯里 West Roxbury

专有名词

阿特珠单抗 atezolizumab

阿瓦斯汀 Avastin

癌症研究所 Cancer Research Institute

安吉利斯诊所 Angeles Clinic

白细胞介素–2 interleukin–2/IL–2

百时美施贵宝公司 Bristol–Myers Squibb

贝伐珠单抗 bevacizumab

贝利尤单抗 belimumab

倍力腾（商品名）Benlysta

博纳吐单抗 blinatumomab

程序性死亡抗原（T细胞侧）PD-1

程序性死亡抗原配体（肿瘤侧）PD-L1

度伐利尤单抗 durvalumab

分化群 cluster of differentiation (CD)

风筝制药 Kite Pharma

弗雷德·哈钦森癌症研究中心 Fred Hutch-
　　inson Cancer Research Center

辉瑞制药 Pfizer

基因泰克公司 Genentech

急性淋巴细胞白血病 acute lymphoblastic
　　leukemia (ALL)

甲安菲他明 A Meth A

检查点抑制剂 checkpoint inhibitors

卡介苗 bacillus Calmette-Guérin (BCG)

卡妥索单抗 catumaxomab

科利毒素 Coley's Toxins

可瑞达（商品名）Keytruda

灵杆菌 Bacillus prodigiosus

罗克斯伯里退伍军人医院 Roxbury VA hos-
　　pital

MD 安德森癌症中心 MD Anderson Cancer
　　Center

梅德雷克斯公司 Medarex

美国癌症协会 American Cancer Society

美国国家癌症研究所 National Cancer Institute
　　(NCI)

美国国立卫生研究院 National Institutes of
　　Health (NIH)

梦龙乐队 Imagine Dragons

纳武利尤单抗 nivolumab

奈克斯达制药公司 NeXstar

诺华制药 Novartis

欧狄沃（商品名）Opdivo

帕博利珠单抗 pembrolizumab

奇美拉 chimera

嵌合抗原受体T细胞 chimeric antigen receptor
　　T cell (CAR-T)

人乳头状瘤病毒 HPV

赛特斯生物科技公司 Cetus

圣安东尼之火 St. Anthony's Fire

圣佩莱格灵 St. Peregrin

斯隆-凯特琳癌症中心 Memorial Sloan
　　Kettering Cancer Center (MSKCC)

索坦 Sutent

泰圣奇（商品名）Tecentriq

特劳特集团 Trout Group

替西木单抗 tremelimumab

托珠单抗 tocilizumab

T细胞受体 T cell receptor (TCR)

沃尔格林 Walgreens

无疾病证据 no evidence of disease (NED)

无进展生存期 progression-free survival (PFS)

细胞毒性T淋巴细胞相关蛋白4号 cytotoxic
　　T-lymphocyte-associated protein #4 (CTLA-4)

细胞因子释放综合征 cytokine release syndrome
　　(CRS)

伊匹单抗（商品名）Yervoy

易普利姆玛（伊匹单抗）Ipilimumab

英飞凡（商品名）Imfinzi

查士丁尼大瘟疫 Plague of Justinian

肿瘤坏死因子 tumor necrosis factor (TNF)

肿瘤浸润淋巴细胞 tumor-infiltrating lymph-
ocytes (TIL)

主要组织相容性复合体 major histocompatibility
complex (MHC)